TRAITÉ

D'ÉLECTROTHÉRAPIE

OCULAIRE

PAR

Le Dr P. PANSIER (d'Avignon)

AVEC UNE PRÉFACE

DE

M. le Dr E. VALUDE

De la Clinique nationale ophtalmologique des Quinze-Vingts.

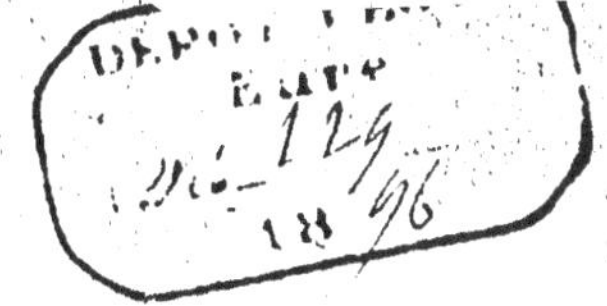

PARIS

A. MALOINE, ÉDITEUR

21, PLACE DE L'ÉCOLE-DE-MÉDECINE

1896

TRAITÉ

D'ÉLECTROTHÉRAPIE

OCULAIRE

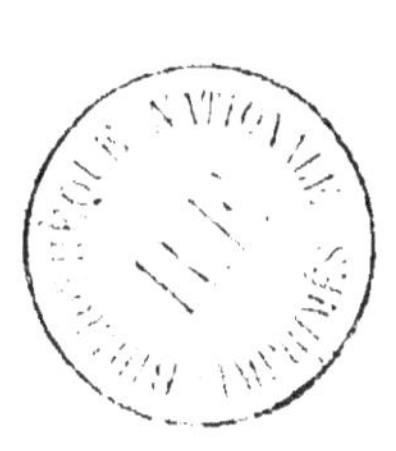

Te
561

DU MÊME AUTEUR

Les Manifestations oculaires de l'hystérie. — *Paris,
Alcan, 1892, in-8°, avec planches en couleur.*

Traité de l'œil artificiel. — *Paris, Maloine, 1895, in-18,
avec figures dans le texte.*

ÉVREUX, IMPRIMERIE DE CHARLES HÉRISSEY

TRAITÉ

D'ÉLECTROTHÉRAPIE OCULAIRE

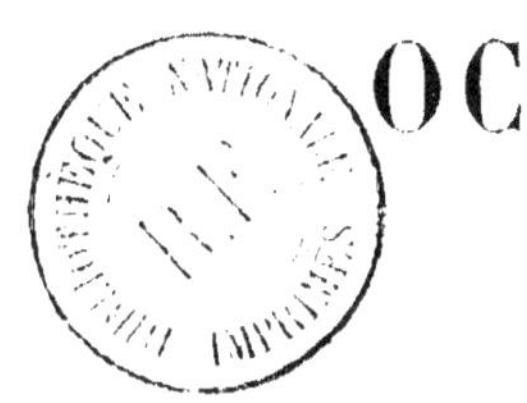

PAR

Le Dʳ P. PANSIER (d'Avignon)

AVEC UNE PRÉFACE

DE

M. le Dʳ E. VALUDE

De la Clinique nationale ophtalmologique des Quinze-Vingts.

———

PARIS

A. MALOINE, ÉDITEUR

21, PLACE DE L'ÉCOLE-DE-MÉDECINE

———

1896

PRÉFACE

Les auteurs classiques, quand il s'agit du traitement d'une affection telle que l'atrophie optique, ou les paralysies oculaires, par exemple, ont tôt fait de mentionner en une brève phrase que l'emploi de l'électricité est recommandable. Si, parfois, ces auteurs poussent le détail jusqu'à indiquer le genre des courants, et qu'ils doivent être, ici continus, là interrompus, il ne faut pas, d'ordinaire, espérer trouver chez eux des données plus précises sur la façon de les appliquer. Indication du sens du courant, du lieu d'application des pôles, et surtout de l'intensité du courant, autant d'inconnues pour le lecteur.

Que de fois n'avons-nous pas dû rester à court de réponses vis-à-vis des élèves, qui s'étonnaient qu'on ne leur apprît nulle part le maniement de l'électricité oculaire, comme on fait pour les autres agents thérapeutiques dont dispose l'art de l'ophtalmologiste.

Poursuivi par le souci de cette lacune dans notre enseignement, j'avais précisément songé, avec l'aide de quelques amis du laboratoire de physique de la Faculté de médecine, à établir un manuel d'électrothérapie technique, applicable à notre spécialité.

M. Pansier vient de nous le donner, ce formulaire d'électrothérapie oculaire, et, sous sa plume, il est devenu un important Traité. Nous nous sommes d'autant plus réjoui de le voir réaliser notre vœu, que, chez lui, la connaissance la plus approfondie de l'électrothérapeutique se trouve alliée à une compétence d'ophtalmologiste qui n'est plus à établir.

Le livre débute par un de ces chapitres historiques tel que M. Pansier aime à les écrire, et que, bien plus encore, aiment à les lire ceux qui s'intéressent au côté artistique d'un travail. Ces premières pages sont remplies de détails curieux, amusants même, de faits, de documents, et la lecture en est captivante. Un pareil ensemble de recherches bibliographiques, pour ceux qui savent la somme de travail qu'elles représentent, est, pour le lecteur, la sûre garantie qu'il trouvera dans la suite de l'ouvrage une étude sérieuse et complète de la question. L'électrothérapeutique oculaire y est, en effet, traitée sous toutes ses faces, et l'on y apprend aussi bien la construction des diverses piles, que les effets de l'électricité et des aimants sur les multiples affections oculaires.

Nous ne voulons pas analyser le livre de M. Pansier dans ses nombreuses parties ; disons seulement que rien n'a été oublié ni négligé, de tout de ce qui se rapporte aux applications à la clinique ophtalmologique.

En ce qui concerne les courants électriques, par exemple, nous savons combien ces applications en sont mal réglées et les effets peu connus. M. Pansier, en traitant la question complètement, nous aura rendu le grand service de nous montrer quel exact parti on peut tirer de l'électricité pour le traitement des maladies des yeux. Et le nombre de celles qui peuvent bénéficier de cette thérapeutique est plus grand qu'on ne le croit généralement. Il convient de citer à ce propos les iritis chroniques et, en général, les affections plastiques du tractus uvéal, qui se trouveront fréquemment améliorées par le traitement électrique ; M. Pansier nous a donné, à l'appui de cette doctrine, d'intéressantes et probantes observations.

Il ne faudrait pas toutefois, ainsi que le fait prudemment remarquer l'auteur, tomber dans l'exagération et tenir l'électricité pour une panacée universelle ; mais, aujourd'hui comme en 1834, on peut dire, avec Guépin, que l'électricité, si elle ne s'adresse pas à tous les cas, peut être utile dans de nombreuses affections oculaires.

E. VALUDE.

Paris, le 21 mars 1896.

TRAITÉ
D'ÉLECTROTHÉRAPIE
OCULAIRE

PREMIÈRE PARTIE
HISTORIQUE

CHAPITRE PREMIER
HISTOIRE DE L'AIMANT

I

1. Les propriétés attractives de la pierre d'aimant, connues dès la plus haute antiquité, avaient frappé l'esprit des observateurs, qui s'ingénièrent plus ou moins heureusement à utiliser ce corps en thérapeutique.

La connaissance des phénomènes électriques est de date beaucoup plus récente. Le phénomène primordial, la propriété attractive de l'ambre frotté pour les corps légers, avait été noté très anciennement, mais des siècles s'accumuleront avant que ce germe fructifie, et de longtemps la similitude si frappante de ces deux ordres de phénomènes ne fera point naître l'idée de les attribuer à une même cause.

II

2. L'aimant était en grande faveur dans la thérapeutique des anciens mages, chez les Chaldéens, les Égyptiens et les Hébreux. Les Égyptiens en faisaient usage dans la préparation de leurs amulettes prophylactiques : Kircher (1) appuie ce dire sur un témoignage historique (lib. I, part. I, cap. v, p. 22).

3. L'aimant a joué un grand rôle dans l'art superstitieux des charmes : il était propre à exciter l'amour, calmer la jalousie, découvrir l'adultère, réunir les couples désunis.

Si nous en croyons Marbod (2), l'aimant avait une autre propriété bien connue des voleurs :

> *Si fur claustra domus spoliis gazique refertæ*
> *Ingrediens, prunas ardentes per loca ponat,*
> *Et supraspergat magnetes frugmina prunis,*
> *Mentibus eversis velut impendente ruina*
> *Diffugient omnes, in ea quicumque manebunt,*
> *Et fur securus rapiet quæcumque libebit.*

4. Anselme de Boodt (8) nous raconte que l'ingestion de six grains d'aimant trouble l'esprit au point que ceux qui ont eu le malheur d'avaler ce funeste breuvage abandonnent leurs maisons et quittent leur patrie.

Aussi Pierre d'Apono (6), vers la fin du xiii⁰ siècle, classe-t-il l'aimant au nombre des poisons : ses antidotes sont la limaille de fer et la poudre d'or.

Pour Arnaud de Villeneuve, l'aimant écartait des

femmes les mauvais esprits et les préservait de tout maléfice : Albert le Grand le considère comme propre à exalter l'imagination et à la remplir de visions fantastiques.

Quand nous aurons ajouté que les peuples de l'Inde étaient persuadés qu'étant pris à l'intérieur en petite quantité, il conservait et prolongeait la jeunesse, nous en aurons fini avec l'histoire fabuleuse de l'aimant.

III

5. Si nous en arrivons à l'histoire thérapeutique de l'aimant, nous voyons que son emploi à l'intérieur et à l'extérieur est très ancien.

Galien vante sa vertu purgative dans l'hydropisie.

Dioscoride en donne trois oboles pour évacuer les humeurs épaisses de la mélancolie.

La connaissance de cette vertu purgative, d'après Hannase (3), remonterait aux Hébreux.

6. Pline (4) le Naturaliste nous dit qu'on emploie la pierre d'aimant pulvérisée pour les maladies des yeux. Rueus (7) la fait entrer dans différents remèdes contre les ophtalmies. Zwinger (11) rapporte qu'elle sert à préparer des topiques recommandés contre certaines affections oculaires telles que l'épiphora ou larmoiement.

Mylius (9) assure que l'emplâtre magnétique, dont il donne la composition, extrait des plaies toute espèce de venin, et guérit les morsures faites par des animaux envenimés,

Les emplâtres magnétiques avaient la réputation de guérir les hernies, et Ambroise Paré rapporte sur la foi d'un chirurgien plusieurs guérisons ainsi obtenues.

8. Ces emplâtres magnétiques auraient été employés dans le cas suivant d'après Oswald Crollius (12) : « Un paysan des environs de Prague, qui se faisait un amusement de s'enfoncer un couteau dans la gorge, eut le malheur de le pousser trop profondément ; le couteau se précipita dans l'estomac. Au bout de sept semaines, on le retira à la faveur d'une incision que l'on fit au tégument et aux viscères. Un fait pareil a eu lieu en Prusse en 1635 : Becker (13) nous en a conservé l'histoire dans une dissertation intitulée *Historia Cultrivori*. Dans ces deux cas on eut recours aux emplâtres magnétiques qui parurent attirer la pointe du couteau vers les téguments et qui servirent de la sorte à déterminer l'opération en indiquant le lieu où l'incision devait être pratiquée » (d'après Andry et Thouret).

9. Les alchimistes se vantaient de pouvoir augmenter considérablement l'action de l'aimant. Paracelse (10) avait annoncé une préparation particulière propre à donner à l'aimant assez de force pour attirer, étant mis en emplâtre, un fer de flèche engagé dans une blessure.

L'emplâtre d'aimant en médecine comme en oculistique se bornait à des compositions, à des amalgames sans valeur, où la pierre d'aimant pulvérisée, perdait toutes propriétés magnétiques. A l'intérieur, l'aimant pouvait avoir l'action des sels de fer ; mais en application topique, son action était nulle.

Paracelse était convaincu que l'aimant ne pouvait agir dans les emplâtres que par l'action astringente des sels de fer qu'il contient. En vain, pour qu'il ne perde pas ses propriétés magnétiques par la trituration, conseille-t-il de le griller au préalable : le remède était pire que le mal, l'ignition faisait perdre ses vertus attractives à la pierre d'aimant.

IV

10. Quand on fut convaincu de l'inanité des préparations de pierre d'aimant, on en revint aux vieilles coutumes d'Égypte, à l'amulette.

Cette mode égyptienne est citée par Ætius d'Amida, médecin du viiie siècle, comme une tradition.

Marcel l'Empirique (5), médecin de Bordeaux vers 388, recommande la pierre d'aimant suspendue au cou pour calmer les douleurs de tête.

Les alchimistes l'emploient, ornée de caractères cabalistiques, pour chasser le venin, les songes, les fantômes, apaiser les querelles, guérir la folie, rendre invulnérable.

Kircher raconte que, tenue dans la main, elle facilite l'accouchement.

11. Borel (14) rapporte que l'on s'en servait contre les douleurs d'yeux, de dents, d'oreilles, en frottant avec l'aimant les parties affectées.

Paracelse remet cet usage en honneur. Il la recommanda pour les attaques hystériques, l'épilepsie, et les fluxions sur les yeux, les oreilles, le nez, les membres. Persuadé en ce temps que l'aimant atti-

rait par un pôle et repoussait par l'autre, il se servait de celui qui repousse pour réprimer la portée
trop vive des humeurs, de celui qui attire, pour les
rappeler à leur source.

Les éphémérides d'Allemagne (1686, décembre 2.
Année 5, 437) citent le cas d'une femme attaquée de
goutte sereine, qui en fut manifestement soulagée
en lui appliquant à la nuque du cou une pierre d'aimant de la meilleure qualité, et sur les yeux de petits
sachets remplis de limaille de fer, pour diriger les
courants magnétiques vers les nerfs optiques.

V

12. En chirurgie générale, les succès de l'aimant
pour attirer les corps étrangers enfoncés dans les
plaies furent assez médiocres : surtout étant donné
qu'on l'employait pulvérisé ou en pommade : en
sorte, disent Andry et Thouret, que le fer engagé
dans la plaie devait plutôt attirer la poudre d'aimant
que d'être extrait par elle.

13. Fabrice de Hilden (15) et Kerckringius (16)
furent les premiers qui employèrent la pierre d'aimant pour extraire les petits corps étrangers de la
cornée.

Fabrice employa ce moyen sur le conseil de sa
femme : *Rusticus quidam... cum chalybem apud
mercatorem emeret... et proinde frustum contra
frustum alideret, scintilla ipsi in illam corneæ par-
tem, ubi iris conspicitur, prosiliit, ibidemque mem-
branæ fermiter inhæsit idque non sine dolore*

maximo... Primo instrumentis per aliquot dies tentavi... sed operam et oleum perdidi. En uxor mea remedium longe aptissimum excogitat. Interim enim, dum ego ambabus manibus palpebras aperio, illa magnetem oculo, quam proxime æger id sufferre potuit, admovet. Id cum aliquoties et repetitis vicibus fecissemus tandem scoria ex oculo nobis omnibus videntibus prosiliit. Postea applicato collyrio breve convaluit.

Kerkringius assure qu'il tenait d'un charlatan la connaissance de ce moyen.

Stokerus (17) a fait mention de cet emploi de l'aimant.

Morgagni (18) a extrait par ce procédé une parcelle de fer qui s'était engagée dans la cornée.

Guérin (19) cite ce procédé, et la médecine moderne rapporte un nouvel exemple de l'utilité de cette intervention.

En 1745, un Anglais, Milhes, suit l'exemple de Fabricius, et déloge, à l'aide de la pierre d'aimant, un débris de fer implanté à la surface de la cornée.

VI

14. Jusque vers le milieu du xviiie siècle, on ne connaissait que les aimants naturels : aussi étaient-ils rares et d'un prix excessif. Voulait-on obtenir un effet considérable, il fallait employer des pierres très volumineuses et incommodes.

Vers 1746, après les travaux de Knight, Michell, en Angleterre ; Duhamel et Antheaume, en France, on peut substituer aux aimants naturels, les barreaux d'acier aimantés dont on variait à volonté le nombre et la force.

La découverte de l'électricité avait incité les médecins à employer ce nouvel agent dans le traitement des maladies. Par similitude, on en revint aux anciennes méthodes d'emploi de l'aimant. Le fluide magnétique et le fluide électrique se disputèrent à cette époques l'honneur de guérir toutes les maladies.

15. Weber (22), en 1767, communique à l'Académie Royale de Gottingue un mémoire sur l'efficacité de l'aimant artificiel dans le traitement de certaines affections des yeux.

Quatre observations sont relatées :

La première a trait à un homme qui avait contracté dans une violente colère un dérangement de la vue, qui lui faisait voir double et triple de l'œil droit tous les objets près de lui. Cet œil était faible, affecté de larmoiement, douloureux toutes les fois qu'il toussait. En seize jours le malade fut guéri par des applications quotidiennes d'aimant.

Dans la seconde observation, il s'agissait d'une inflammation aux deux yeux, dont un jeune homme fut attaqué, pour avoir eu froid dans l'eau.

Dans la troisième, d'une femme âgée affectée de grands maux de tête, de goutte sereine et de douleurs continuelles dans les yeux.

Dans la quatrième, d'un homme âgé de soixante ans, sujet aux catarrhes et affligé depuis vingt ans d'une faiblesse de l'œil droit.

Tous ces malades furent guéris en peu de temps.

16. Mesmer (24) a guéri par l'aimant quelques malades atteints de cécité.

17. Bauer (23), par la méthode de Mesmer, a guéri un jeune homme somnambule qui, outre les accidents généraux, présentait une grande douleur aux yeux. En peu de jours, par l'application des aimants, les douleurs et la rougeur des yeux furent dissipées, en même temps que disparaissaient les autres symptômes.

Mais bientôt Mesmer et ses disciples abandonnèrent le « fluide magnétique médicinal » pour le magnétisme animal.

18. De Harsu (25) emploie les aimants comme adjuvant de la nouvelle méthode de Mesmer : il a obtenu un grand soulagement dans les fluxions des yeux et dans l'affaiblissement de la vue avec ophtalmie. Il recommande l'emploi d'aimants très forts et volumineux.

Les expériences se multipliaient : « malheureusement l'enthousiasme et le charlatanisme entrèrent de moitié dans ces travaux et détruisirent la confiance que des recherches sages et bien dirigées auraient pu inspirer. » (Andry et Thouvret.)

VII

19. En 1779, la Société royale de médecine chargea MM. Andry et Thouret (26) de vérifier les résultats des travaux publiés et de constater quelle était l'efficacité du magnétisme dans le traitement des maladies.

Le long mémoire qu'Andry et Thouret présentèrent à la Société est divisé en deux parties : la première est consacrée à l'historique de la question ; la seconde renferme les expériences faites par les auteurs du mémoire.

Les conclusions de ce mémoire de plus de 150 pages peuvent être résumées en ces quelques propositions :

« L'aimant appliqué en amulette a une action réelle et salutaire.

« Cette action de l'aimant paraît être une action immédiate sur les nerfs, sur lesquels il paraît avoir une influence non moins réelle que sur le fer.

« L'aimant convient surtout aux affections purement ou plus purement nerveuses.

« Cette action antispasmodique et nerveuse de l'aimant ne paraît être que palliative, mais rien n'annonce qu'elle ne puisse pas devenir curative. »

Le mémoire d'Andry et Thouret sur les propriétés thérapeutiques de l'aimant est l'oraison funèbre après laquelle il restera enseveli dans l'oubli pendant près d'un siècle, jusqu'au jour où l'école de la Salpêtrière viendra le ressusciter pour de nouvelles expériences.

Abandonnant donc l'histoire du magnétisme, passons à l'étude de la genèse de l'électrothérapie.

Bibliographie de l'aimant.

1. ATHANISII KIRCHERI Opus de arte magnetica. Rome, 1641.
2. MARBODOEI GALLI, poetæ vetustissimi : de lapidibus pretiosis Enchiridion. Coloniæ, 1539.
3. ABRAHAM BEN HANNASE. De lapidibus pretiosis.
4. PLINE. Histoire naturelle, t. II, lib. XXXVI, cap. XXV.

5. Marcel l'Empirique. De medicamentis empiricis, lib. I,
   cap. i, p. 35. Basil., 1536.

6. Petrus de Abano, seu Apponensis. Tractatus de venenis,
   p. 29. Mantuæ, in-4°, 1473.

7. Franciscus Rueus. De Jemmis. Parisiis, 1547.

8. Anselmus Boetius de Boot. Gemmat. et lapid. historia·
   Lugduni Batav., 1647.

9. Joannis Danieli Myli Basilica chimica. Francof., 1618,
   lib. IV, cap. xviii, de Magnete.

10. Paracelse. De preparationibus mineralium et metallo-
    rum, lib. I, t. IV, cap. iv, p. 169. Francof., 1603.

11. Zwinger. Theatrum vitæ humanæ. Bâle, 1565.

12. Oswaldi Crollii Basilica chimica. Francof., 1609.

13. Danieli Beckeri De cultrivoro prussiaco observatio et
    curatio. Lugd. Batav. apud Joa. Maire, 1638.

14. Borel. Historiarum et observationum medico-physicarum
    centuriæ IV. Parisiis, 1656.

15. Fabricii Hildani Observationum et curationum chirurgi-
    carum centuria quinta, obser. 21. Francof., 1627.

16. Kerckringii Spicilegium anatomicum, obser. 44. Amster-
    dam, 1670.

17. Stokeri Silloges. med. arcanor. Tubingæ, 1663, p. 563.

18. Morgagni De sedibus et causis morborum, epistola 13,
    art. 21. 22. Bataviæ, 1765.

19. Guerin. Traité des maladies des yeux. Lyon, 1769.

20. Worm. Museum seu historia rerum rariorum. Lugd.,
    1655.

21. La médecine moderne, ch. xix, de l'aimant. Edit. de
    Paris, 1777.

22. Christophe Weber. Die Wirkung des Kunstlichen Magnets
    in der Augenh. Hanovre, 1767.

23. Guillaume Bauer. Avis donné au public sur l'efficacité du
    remède de l'aimant. *Journal encyclopédique*, 15 décembre
    1776.

24. Mesmer. Cures nouvelles opérées par l'aimant. *Gazette
    salutaire*, 1777, n° 20.

25. De Harsu. Journal encyclopédique, 1776, p. 24, 128.

26. Andry et Thouret. Mémoire sur le magnétisme médicinal.
    Histoire de la Société royale de Médecine, année 1779,
    p. 531.

CHAPITRE II

HISTOIRE DE L'ÉLECTRICITÉ STATIQUE

VIII

20. La science de l'électricité est de date toute récente : les connaissances des anciens sur ce point se bornaient à peu de chose. Le philosophe grec Thalès (600 ans avant J.-C.) remarqua que l'ambre, après avoir été frotté, attire vivement les corps légers. On en conclut que l'ambre avait une âme et tout fut dit.

21. Ces premières notions sur la production de l'électricité auraient trouvé leur application en oculistique.

Sennert (1), dans son chapitre « *De iis, quæ in oculos inciderunt eximendis* », indique le moyen suivant pour extraire les petits corps étrangers de l'œil : « *Succinum quoque ad pannum affricatur, donec incalescat, quo supra oculum posito, palea, pilus, vel puliusculus attrahatur ut ferrum a magnete.* »

IX

22. Dans les dernières années du xvie siècle, Guillaume Gilbert (2), médecin de la reine Elisabeth, se livre à l'examen approfondi des phénomènes magnétiques. Dans son traité « de Magnete », il énumère les différents corps qui possèdent aussi bien que l'ambre la vertu électrique. Il observe que les effets sont d'autant plus marqués que l'air dans lequel on opère est plus sec. Il rassemble ces quelques faits, qui, réunis, commencèrent à former un corps de doctrine qu'on appela électricité, du mot « ἤλεκτρον ».

23. Vers 1672, Otto de Guericke (3) construit la première machine électrique. Elle est perfectionnée par le physicien anglais Hauksbée en 1709.

24. Gray, en 1729, classe les corps en deux séries : les corps électriques et les corps non électriques. Ce seront plus tard les corps conducteurs et les corps non conducteurs de l'électricité. Il découvre que le corps de l'homme est capable de s'électriser.

25. Dufay (3) (de 1733 à 1745) distingue l'électricité vitrée et l'électricité résineuse : il montre pour la première fois qu'on peut tirer des étincelles du corps humain électrisé.

26. Quelques faits, quelques observations sur la production et les circonstances qui favorisent le développement du fluide, voilà tout ce que cette science avait produit depuis son origine jusqu'en 1746. « Si l'on me demande, écrivait alors Watson (5), quelle peut être l'utilité des effets électriques, je ne puis répondre autre chose sinon que jusqu'à présent nous ne sommes pas avancés dans nos découvertes au point de pouvoir les rendre utiles au genre humain. »

X

27. Dès 1740, nous dit Mauduyt (6) dans son second mémoire sur l'électricité, on avait tenté en Italie des cures par le moyen de l'électricité.

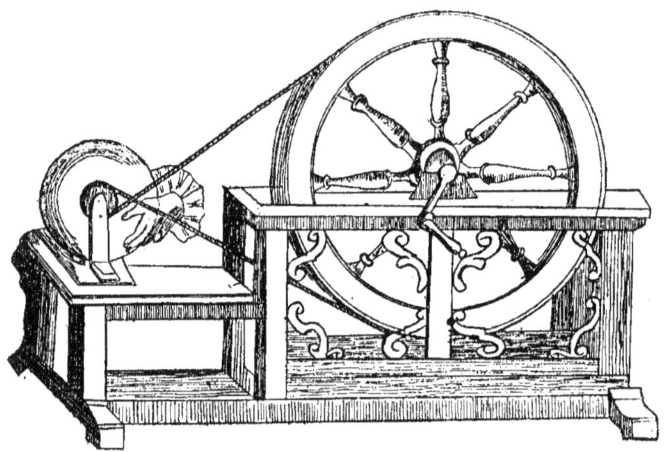

Fig. 1. — La machine électrique de l'abbé Nollet.

L'abbé Nollet à la séance publique de l'Académie royale des sciences, du 20 avril 1746, rapporte les premières guérisons qu'il a obtenues par l'emploi du fluide électrique.

En 1749, Deshais (8) dans sa thèse expose la méthode employée à Montpellier pour le traitement des hémiplégies par bains et étincelles électriques.

29. Sauvage (9) a traité par l'étincelle le nommé Garouste qui était privé d'un œil et y voyait fort peu de l'autre dont il ne pouvait distinguer les menus caractères d'impression. L'œil duquel on tirait les étincelles pleurait abondamment pendant l'électrisation, et cet écoulement de larmes persistait jusqu'au lendemain matin. Sa vue s'étant rétablie et fortifiée, il distingua les plus petites lettres.

Sauvage se trouve rapidement en concurrence avec un chaudronnier « qui s'était érigé en médecin électrisant, et qui offrait ses secours à tous ceux qui croiraient en avoir besoin ». (Sigaud de la Fond.)

Dans le mémoire de Quelmaz (13), en 1753, on trouve des faits relatifs à la goutte sereine et à la paralysie.

Le Roy (14) rapporte deux cas de goutte sereine traités par l'électricité :

Le premier a trait à un enfant de sept ans qui fut traité « par des commotions de la jambe à la tête et qui guérit en cinq jours parfaitement de son infirmité, laquelle était à la vérité très récente ». Le second malade, aveugle et sourd depuis trois mois, fut traité sans succès par la même méthode.

29. De Haen (15), dans les ophtalmies des doreurs (par vapeurs mercurielles), conseille d'introduire doucement le fluide dans l'œil par le moyen d'une pointe.

Il a guéri après trois mois d'électrisation une jeune fille qui apercevait continuellement des mouches et des étoiles voler devant ses yeux.

Bertholon (20) recommande l'électricité contre le glaucome et la cataracte : « Rien n'est plus propre à combattre cet épaississement de l'humeur vitrée qui a lieu dans le glaucome et cette espèce de condensation qui altère la transparence du cristallin dans la cataracte. »

30. Hey (19), en 1777, rapporte l'observation suivante : « Une femme, après une chute qu'elle avait faite il y a six semaines, perdit la vue. Une plaie qui avait eu lieu au front s'était guérie promptement : la malade avait cependant ressenti une douleur interne à la tête jusqu'au moment où elle devint aveugle. On l'électrisa deux fois par jour, chaque fois on lui tirait des étincelles autour de l'orbite pendant une demi-heure, et on lui faisait éprouver pendant autant de temps de légères commotions à travers les parties affectées. La guérison fut complète en moins de trois mois. »

31. Mazars de Cazelles (17) a traité par le fluide : 3 ophtalmies chroniques sans résultat, et 5 amauroses, dont 2 avec succès.

XI

32. Nous arrivons à l'époque de la grande vogue de l'électricité : elle guérit toutes les maladies. Nairne (25), en Angleterre, construit une machine spécialement destinée aux usages médicaux.

L'abbé Nollet (14) se transporte en Italie pour étudier les mirifiques expériences sur le transport des agents médicamenteux par le fluide, *les intonacatures :* « Des remèdes appropriés à chaque maladie, renfermés dans des tubes de verre, ne manquaient pas, disait-on, de passer au dehors, dès que le frottement avait dilaté les pores du vaisseau et la vertu électrique les faisait pénétrer profondément dans le corps du malade : les purgatifs passaient de même jusque dans les entrailles lorsqu'on se faisait électriser en les tenant dans sa main. » L'abbé Nollet rapporta de son voyage la conviction de l'inanité absolue de cette méthode.

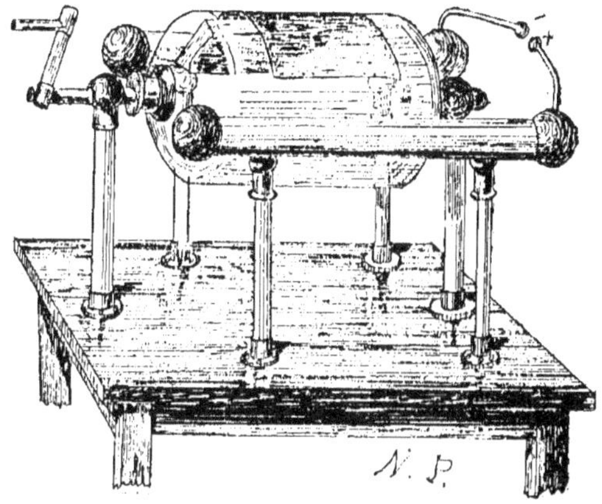

Fig. 2. — La machine médicale de Nairne.

33. L'électricité est en tel honneur que l'on bâtit des hôpitaux spéciaux destinés à son administration : « Le gouvernement éclairé sur l'efficacité de l'électricité vient de bâtir à Paris un hôpital destiné à son administration, auquel préside M. Comus, savant physicien. On en fait bâtir un autre à Lyon dont le soin est confié à M. Bonnefoy » (Duché) (26).

Mauduyt se plaint que la faveur et non le mérite ait présidé à ce choix. Et de fait, il paraît avoir raison, car aucun travail n'est sorti de cette école, qui n'est connue que par les deux citations que nous venons de rapporter.

34. Le mémoire de Mauduyt, en 1784, nous résume l'état de la science à cette époque : il donne l'analyse et des extraits des publications les plus intéressantes.

35. Dans la goutte sereine, Mauduyt emploie soit l'étincelle, soit la commotion.

36. Pour l'étincelle, il use d'un excitateur composé d'un tube de verre traversé par une tige de laiton : on tire les étincelles de l'orbite ou du globe de l'œil ou de la nuque. Mauduyt a emprunté cet instrument à l'abbé Adam qui, dans un mémoire lu à la Société royale de médecine, raconte avoir guéri par ce moyen deux gouttes sereines complètes ; l'une en trois semaines, l'autre en trois mois.

37. Mauduyt a employé la commotion sur la foi de M. de Saussure, qui par ce moyen aurait rendu la vue à une femme atteinte de goutte sereine complète.

On donne la commotion avec la bouteille de Leyde : « On la prend par le bas, en observant de n'en pas toucher le crochet et de ne l'approcher d'aucun corps avec lequel il puisse se trouver en contact. On porte la bouteille proche du malade, qui n'a pas besoin d'être isolé : on attache l'extrémité de la chaîne en contact d'une partie quelconque du corps du malade, puis on touche avec le bouton une autre partie quelconque de son corps. La commotion passe à travers les parties comprises entre celle que touche l'extrémité de la chaîne et le point duquel on a approché le bouton du crochet de la bouteille.

« Dans la goutte sereine, la commotion traverse du derrière de la tête au globe de l'œil. On peut en donner 12 à 14 si on opère sur les deux yeux, et recommencer trois ou quatre fois par jour. Cette opération rougit le blanc de l'œil, excite une abondante sécrétion des larmes, et elle occasionne souvent d'assez forts maux de tête tant à la malade traitée par M. de Saussure qu'aux deux personnes que j'y ai soumises... Elles n'ont point guéri. »

38. A propos des observations de guérison rapportées par Wilkinson (20), d'après Westleius et Fleyer, Mauduyt fait remarquer « que la goutte sereine, si elle date de plus d'un an, est regardée comme difficile à guérir par l'électricité et comme incurable par ce moyen si elle date de deux ». Aussi il se demande si le cas de Westleius, dans lequel la cécité datait de quatorze ans, n'est pas une coïncidence « et un de ces exemples où la vue perdue depuis un grand nombre d'années s'est subitement rétablie sans usage d'aucun remède et sans cause apparente ».

39. Une observation lui paraît indéniable, c'est celle de Partington (21) : « Un homme de trente-six ans devint aveugle en fort peu de temps par l'effet d'une violente ophtalmie.

« Deux mois après l'accident, le malade ne pouvait ouvrir les yeux : si on soulevait ses paupières en le plaçant en face du jour, il ne voyait qu'un globe de feu et il souffrait de très vives douleurs d'une tempe à l'autre.

« M. Partington eut recours à l'électricité : dès le troisième jour, l'inflammation était sensiblement diminuée et dissipée au bout de quinze jours. Cependant la pupille était encore contractée. On continua l'électricité pendant cinq semaines : la pupille se dilata graduellement : les douleurs cessèrent, le malade fut guéri. »

40. Indéniable aussi lui paraît le cas de Ware (19) : « Une jeune fille de dix-sept ans, à la suite d'une fluxion, fut, le 27 janvier, attaquée de paralysie sur les paupières des deux yeux, et elle devint en même temps aveugle.

« Le 7 février, on l'électrisa sur l'œil gauche...

« Dès le lendemain, la malade ouvrait et fermait les paupières facilement et distinguait les objets de l'œil qui avait été électrisé sans que l'état du droit eût changé. Il fut électrisé comme le gauche avec un succès un peu moins considérable... La vue se rétablit parfaitement. »

41. D'où viennent ces différences dans les résultats obtenus ? « De ce que la goutte sereine, nous dit Mauduyt, peut avoir une origine très différente et que, par conséquent, elle peut être curable par un moyen déterminé dans un cas et que, dans un autre cas, elle est incurable par le même procédé.

« Malgré ces doutes, trop de personnes éclairées attestent avoir guéri la goutte sereine par le moyen de l'électricité pour qu'on ne regarde pas son usage comme très utile et comme une ressource contre cette maladie, contre laquelle on en connaît si peu. »

42. Cavallo (18), Wilkinson (20) sont d'accord sur « l'heureux effet de l'électrisation dans l'ophtalmie traitée par le moyen des pointes ».

Mauduyt a traité de cette façon : « une demoiselle de seize ans pléthorique, mal réglée, attaquée d'ophtalmic depuis dix-huit mois..., les paupières étaient gonflées, lourdes..., les yeux étaient rouges et les membranes en paraissaient comme abreuvées et infiltrées. »

La malade fut électrisée en dirigeant le fluide par deux pointes, une derrière la tête, une sur l'œil. « L'effet sensible sur l'œil était un vent doux agréable à la malade. A peine était-elle montée sur l'iso-loire, qu'elle ouvrait assez aisément les paupières, pesantes et incapables de mouvements un instant auparavant... Le souffle électrique augmentait la rougeur des yeux et faisait couler les larmes, mais ces effets étaient dissipés fort peu de temps après la fin de l'électrisation, au lieu que la netteté plus grande de la vision et la légèreté acquise des pau-pières se conservaient habituellement jusqu'à la fin de la journée. »

La malade fut très améliorée par quinze séances, quand « intimidée par des craintes chimériques », elle abandonna le traitement.

43. Cavallo et Wilkinson rapportent que la fistule lacrymale peut être guérie par l'électricité. Le trai-tement consiste à tirer le fluide avec une petite pointe de bois en petites étincelles sur la partie affectée : on électrise une fois par jour pendant trois à quatre minutes.

Voici l'observation rapportée par Cavallo : « Une fistule lacrymale au grand angle de l'œil avait été traitée huit fois et à chaque traitement avec un succès apparent. Cependant le mal s'était toujours renouvelé. On employa l'électricité au huitième retour des accidents, on tira des étincelles de la partie affectée et on obtint enfin la guérison. »

Mauduyt se demande si, au lieu d'une fistule lacrymale, il n'y avait pas un simple engorgement.

44. Notons que Knox (22) a guéri par l'électricité un individu « qui était atteint d'une cataracte sur les deux yeux : ajoutons au chapitre des succès de l'électricité dans la goutte sereine les noms de Hemmer (23), Ellinger (24), Richter (27) et Scarpa (28) Saussure, Sigaud de la Fond (12), et nous en aurons fini avec l'électricité statique.

CHAPITRE III

LE GALVANISME ET LE FARADISME

XII

45. L'invention de la pile par Volta, en 1799, ouvre une ère de nouvelles recherches. Le courant galvanique sera d'un emploi plus commode que l'effluve de la machine statique : ses effets seront aussi plus énergiques, plus tangibles.

46. Jean Aldini(29), neveu de Galvani, après avoir expérimenté la galvanisation sur les aninaux, va jusque sous le couperet de la guillotine continuer ses expériences sur les cadavres encore chauds des suppliciés. Ses recherches l'amènent à appliquer le courant de la pile aux traitements de différentes affections : dans les amauroses en particulier le galvanisme lui aurait donné des résultats satisfaisants.

47. Grapengiesser (30), dans les amauroses, recommande l'emploi du galvanisme, il applique le pôle positif dans la narine, le pôle négatif sur les branches du nerf pariétal ou directement sur la cornée.

48. Magendie (32), en 1826, présente à l'Académie

de Médecine une note sur l'heureuse application du galvanisme aux nerfs de l'œil. Ayant remarqué que les principaux organes de la vue, le nerf optique, le globe oculaire cessent d'agir dès qu'ils sont soustraits à l'influence de la cinquième paire, Magendie pensa qu'il existe deux sortes d'amaurose : l'une qui a pour cause une affection spéciale de la rétine, l'autre qui dépend d'une maladie du nerf de la cinquième paire.

Pour agir sur celui-ci, Magendie enfonce des aiguilles métalliques dans le nerf lui-même.

Dans une première expérience, Magendie traite un jeune homme atteint d'une amaurose complète qui avait résisté à tous les traitements. Il enfonce une aiguille dans le nerf frontal là où il émerge du trou sourcilier : il pique ensuite le nerf sous-orbitaire au point où il sort de l'orbite. Ces piqûres sont peu douloureuses, le sujet accuse une sensation analogue à celle que l'on ressent quand on se heurte le coude. Magendie fait alors communiquer les deux aiguilles avec une pile de 12 éléments de 6 pouces carrés de Daniell. Après quinze jours de ce traitement, répété chaque jour en variant les points d'application des aiguilles, l'amaurose s'améliora sensiblement, et la pupille reprit ses dimensions normales.

Bécquerel (33) fait remarquer que Magendie n'a obtenu des résultats satisfaisants que sur des amauroses incomplètes. Il note également que la douleur est plus vive quand le courant chemine dans le sens opposé aux ramifications nerveuses.

49. Magendie a traité de la même façon les para-

lysies des nerfs moteurs de l'œil. Un cas de paralysie de la troisième paire a été guéri, en deux
séances, par le courant passant dans des aiguilles
enfoncées dans le sus et dans le sous-orbitaire. Dans
un cas de paralysie de la sixième paire, la guérison
ne fut obtenue qu'après quinze applications de
courant.

50. Dumas (34), dans ses consultations et observations de médecine, raconte qu'il a traité par étincelle
une femme qui présentait un affaiblissement de la
vision. Elle voyait les objets d'une manière plus
nette pendant qu'on employait l'électricité ; mais la
vision revenait au même point dès qu'on cessait
l'électricité.

51. Malgré ces efforts incontestables, l'usage du
galvanisme paraît avoir été en discrédit pendant
longtemps, et Carron du Villars, dans son traité
des maladies des yeux, en 1838, exprime ainsi son
opinion sur l'électrothérapie oculaire : « L'électricité
et le galvanisme convenablement appliqués sont
des moyens fort importants ; malheureusement, le
charlatanisme les a exploités à son profit, ce qui a
fait jeter quelque défaveur sur leurs avantages thérapeutiques » (t. II, p. 587).

XIII

52. Vers 1840, la science de l'oculistique entre
dans une voie nouvelle.

Florent Cunier a commencé en 1838 la publication
de ses annales : il centralise et vulgarise les publi-

cations éparses des divers ophtalmologistes. Les recherches sur l'application de l'électricité à la thérapeutique oculaire se multiplient.

53. Newmann reprend les idées de Knox et essaie de guérir la cataracte par le galvanisme.

54. James et Brunache appliquent la pile aux paralysies des muscles de l'œil suivant la méthode de Magendie.

55. Crussel (de Saint-Pétersbourg) traite par l'électricité les taches de la cornée.

56. Son compatriote Kabat emploie des douches et bains électriques médicamenteux dans le traitement des affections oculaires rhumatismales.

Dans l'amaurose, Pearson, Usiglio, Finella, publient quelques cas de guérison.

XIV

57. En 1830, Faraday découvre l'électricité d'induction produite par les aimants.

Pixii, en 1832, construit la première machine magnéto-électrique.

Un simple ouvrier, Rhumkorff, en 1851, construit la bobine qui porte son nom.

Les courants induits sont introduits dans la thérapeutique.

Schlessinger, en 1845, applique les courants magnéto-électriques au traitement de l'amaurose.

Hœring, en 1846, au milieu de beaucoup d'insuccès dans le traitement des affection oculaires par les courants faradiques, cite quelques cures heureuses : un leucome et plusieurs amauroses ont été complètement guéris.

58. Guépin, en 1856, dans son très consciencieux mémoire sur « les agents thérapeutiques dans les maladies des yeux », consacre un long et intéressant chapitre à l'électricité.

Guépin a employé l'électricité sur une large échelle, puisque, rien que de 1830 à 1834, il n'a pas employé l'électricité moins de 1200 fois. « Quelques-uns, dit-il, laissent de côté cet agent si énergique, d'autres en font une panacée universelle. L'électricité ne mérite ni cet excès d'honneur, ni cette indignité. »

Guépin a employé la machine statique, la pile, les appareils d'induction : « On obtient, à peu de chose près, les mêmes résultats par ces trois moyens. »

59. En 1835, dans une lettre adressée à Ribes et rééditée dans son exposé de 1856, voici quelles étaient les idées de Guépin sur la cure de l'amaurose : « Je me crois fondé à dire que, sur 6 amaurotiques, 5 obtiendront une amélioration très grande au moyen du galvanisme (car ici l'électricité proprement dite ne produit pas grand'chose), tandis que, par les traitements habituels, 3 au plus obtiendraient d'heureux résultats. Il est fâcheux sans doute de quitter ce sujet sans jeter quelque lumière sur l'essence de l'amaurose, mais ici comme partout ailleurs la science a encore beaucoup à trouver. *C'est au moins quelque chose que d'avoir pour une aussi affreuse maladie un remède meilleur que ceux usités.* »

Déjà Mauduyt nous avait dit à propos du traitement de la goutte sereine par l'étincelle et la commotion : « *Malgré ces doutes, on doit regarder l'usage de l'électricité comme très utile et comme une ressource contre cette maladie contre laquelle on en connaît si peu.* »

Un siècle plus tard, alors que les moyens d'investigation du fond de l'œil auront jeté un peu de lumière sur cette grande série d'affections diverses et permis de les mieux catégoriser, Boucheron dans un essai d'électrothérapie oculaire en 1876, parlant de l'électrothérapie de l'atrophie optique, s'exprimera en des termes à peu près analogues : « *L'amélioration que produit l'électricité est généralement modeste, mais dans ces affections scléreuses, quel est l'agent thérapeutique qui puisse en offrir de plus multipliées.* »

60. Guépin employait de préférence le galvanisme : « On galvanise de deux manières : par frictions ou par commotions, toutes deux sont bonnes, mais les frictions l'emportent dans certains cas, comme les commotions dans d'autres circonstances..... Il faut éviter les frictions et surtout les commotions qui produisent de grandes douleurs, ou n'y arriver que graduellement. »

61. Les résultats que Guépin a obtenus dans les paralysies du facial sont remarquables ; malheureusement ils ne sont souvent que momentanés : « C'est encore un fait dont l'explication m'échappe que la facilité avec laquelle le galvanisme fait disparaître momentanément la paralysie du muscle de la paupière et permet de fermer l'œil pendant qu'on en fait usage. »

62. Guépin a employé le bain électrique médicamenteux mais de la façon curieuse que voici : « Fabré Palabrat est le premier médecin qui ait songé à varier le liquide de la pile. J'ai fait à ce sujet bon nombre d'expériences. J'ai d'abord chargé des piles avec de l'eau tenant en dissolution les sels suivants : Hydriolate de potasse, sulfate de quinine, sulfate de soude, arséniate de potasse, et quelques autres. J'ai varié ensuite ces expériences, qui sont souvent coûteuses, en suivant toutes les indications données par nos connaissances actuelles sur le galvanisme. Mais les résultats que j'ai obtenus ne sont pas de nature à être publiés. J'attends à savoir plus nettement tout le parti qu'on peut tirer de cette méthode et tous les moyens que l'on peut employer pour appliquer cette homœopathie aux diverses affections qu'elle peut guérir. »

Par cette singulière méthode, Guépin « croyait pouvoir introduire dans le corps, au moyen du courant galvanique, de très petites doses de médicaments, réduits à l'état de molécules ».

63. Les appareils nécessaires pour faire de l'électricité ne sont ni très compliqués ni d'un emploi difficile, et, dans les lignes suivantes, Guépin, comme Carron du Villars, s'élève contre la manière de faire de certains praticiens de la capitale et l'exploitation indigne dont les malades sont l'objet : « Je puis vous affirmer, et vous m'en croirez, je l'espère, sur parole, qu'il n'est nullement nécessaire, pour faire des traitements électriques, de recourir à ces appareils coûteux qu'un charlatan de Paris préconise comme presque indispensables. Pitié pour ce mal-

heureux qui ose écrire à des médecins : Je vous ferai une remise d'une centaine de francs par malade que vous m'adresserez. De pareilles saletés sont pénibles à voir et même à lire, ainsi passons outre. »

Les Morticoles seraient-ils donc autre chose qu'une utopie littéraire, et l'unique tort du pamphlétiste serait-il d'avoir pris pour une page de l'histoire contemporaine ce qui est une page de l'ignominie humaine, qui a existé et existera de tout temps.

64. Dans son travail de 1856, Guépin est moins enthousiaste de l'électricité pour le traitement des amauroses : « En 1835, je coyais que l'électricité était le meilleur remède à opposer aux amauroses non congestives, et si depuis j'ai changé d'opinion en présence des faits et d'expériences comparatives, cependant j'ai souvent encore recours au galvanisme. »

65. Dans l'iritis chronique, il a employé une fois l'électricité avec succès, mais depuis de nouvelles tentatives ont été sans résultats.

66. Comme appareil d'induction, Guépin conseille le suivant, que tout praticien peut construire :

« Prenez du fil de fer doux ou d'acier non trempé, de la grosseur d'une aiguille à tricoter, et faites-en une colonne grosse comme le petit doigt : de haut en bas et de bas en haut, appliquez sur cette colonne un fil de cuivre recouvert de soie, placez cette colonne sur le trajet du fil de cuivre de votre pile ; établissez, au moyen d'un marteau oscillant, une communication entre le sommet de votre aimant artificiel et le fil du pôle zinc de votre pile ; prolongez par deux fils les fils de vos pôles, l'un, celui qui s'enroule autour de la colonne et l'autre qui vient du pôle zinc, et vous aurez un appareil d'induction. »

« L'emploi de cet appareil, ajoute Guépin, m'a donné les mêmes résultats que la machine électrique et la pile. Avec lui on obtient tout ce que donne une pile à auges de 45 couples. »

XV

67. Willebrand, en 1849, reprend les expériences de Crussel et d'Usiglio, sur le traitement des taches de la cornée par le galvanisme. Turk, Quadri et plus tard Philipeaux continuent ces recherches avec succès dans certains cas, sans aucun résultat dans d'autres.

68. Vers 1850, nous voyons apparaître en oculistique la galvanocaustique introduite en chirurgie par Récamier et Pravaz vers 1840.

Bernard traite le nævus de la paupière au moyen d'un fil de platine chauffé au rouge par le courant galvanique.

69. Tavignot propose d'opérer la pupille artificielle avec le galvanocautère : il construit un instrument spécial pour cette opération. Il espère par ce moyen éviter les hémorragies, et dans les cas de synéchie, la dislocation du cristallin ou l'ébranlement du corps ciliaire. Plus tard, il applique la méthode galvanocaustique au traitement de la cataracte. Il fore avec le galvanocautère un pertuis dans l'épaisseur du cristallin : c'est par ce trou que

s'effectuera la vision. Ce n'était, en réalité, que la discission ignée du cristallin.

70. Restelli essaie de triompher des obstructions lacrymales par la galvanocaustique : il ouvre le sac et introduit dans le canal une sonde en platine, qu'il porte au rouge par le courant galvanique.

Signalons également dans les travaux de Duchenne de Boulogne : en ce qui concerne l'oculistique, le traitement de l'amaurose et des paralysies des muscles par le galvanisme ou le faradisme.

XVI

71. Rodolfi et Cadei, en 1875, traitent, sans succès d'ailleurs, le trachome par le galvanisme directement appliqué sur la muqueuse.

Hirschmann, en 1875, plus tard Ombini et Simi, détruisent les granulations par la galvanopuncture.

72. L'électroaimant est employé avec succès par Mac-Keown en 1874, pour extraire les corps métalliques du vitré. Jusque-là on s'était servi de l'aimant pour attirer seulement les corps étrangers enclavés dans les membranes ou dans les lèvres de la plaie : Mac-Keown, le premier, introduit la pince aimantée dans le vitré à travers une plaie scléroticale.

73. Dans les paralysie des muscles de l'œil, l'action de l'électricité est étudiée par Bénédick en 1864, Arcoleo 1867, Erb 1871, Driver 1873.

74. Giraud Teulon, en 1871, Carnus et Le Fort, en 1874, signalent l'action remarquable des courants continus dans les troubles du vitré.

75. En 1876, Boucheron essaie de rassembler ces notions éparses : il les réunit dans sa thèse, qui pourrait être intitulée : *Essai d'Electrothérapie oculaire*.

Dans ce travail Boucheron rapporte à côté de celles des auteurs les nombreuses recherches qui lui sont personnelles.

Le travail de Guépin et celui de Boucheron sont les deux plus importants que nous rencontrions dans l'histoire de l'électrothérapie oculaire. Nous avons donné de nombreux extraits de celui de Guépin, sur lequel nous n'aurons plus à revenir. Le travail de Boucheron sera cité trop souvent pour qu'il soit nécessaire de nous y arrêter dans cette introduction historique.

Ici, d'ailleurs, nous arrêtons notre étude chronologique. Les publications se multiplient ; une analyse en leur lieu et place vaudra mieux qu'une sèche énumération.

XVII

76. La science électrothérapique date d'un siècle environ. Trop souvent abandonnée au début entre les mains des charlatans et des exploiteurs, elle est aujourd'hui complètement rentrée dans le domaine de la pratique médicale. Tout au plus quelques « morticoles », les vrais ceux-là, essayent-ils d'exploiter encore la crédulité publique en décorant d'inoffensives solutions aqueuses de propriétés thérapeutiques merveilleuses dues au fluide accumulé en leur intérieur, propriétés variables selon la cou-

leur du fluide. Les électricités bleues ou vertes sont les seules qui soient aujourd'hui dans le domaine du charlatanisme.

Certes, nous devons le reconnaître, l'électricité n'est pas la panacée universelle qu'on nous avait promise à ses débuts : mais, aujourd'hui comme en 1834, nous pouvons dire, avec Guépin, que si elle ne s'adresse pas à tous les cas, elle peut être utile dans de nombreuses affections.

D'autre part, son emploi, en oculistique surtout, n'exige pas des installations bien coûteuses ni bien compliquées.

Aussi croyons-nous faire œuvre utile, après avoir réuni les mémoires épars, de donner, de toutes ces publications une étude d'ensemble ; nous n'avons pas la prétention de faire un travail entièrement personnel : nous reproduisons ou analysons tout ce qui a été dit, rapprochant, quand nous le pourrons, nos recherches de celles des auteurs.

Le praticien, parcourant ces chapitres, pourra se rendre compte de tout ce qui a été tenté par nous et nos devanciers, des conditions d'expérimentations, des résultats obtenus : à lui de juger ce qu'il y a à retenir et ce qu'il y a à laisser.

Bibliographie de l'électricité et du galvanisme.

1. SENNERTI Opera. Witteberg, 1627 et Lyon, 1656, t. III, lib. I, pars. III, sect. 2, de iis quæ in oculos inciderunt eximendis, p. 201.
2. GUILIELMI GILBERTI De magneto magneticisque corporibus, et de magno magneto tellure ; physologia nova plurimis et experimentis demonstrata. Londinio, anno 1600.

3. Otto de Guericke. Experimenta nova ut vocant Magdeburgica. Amsterdam, 1672.

4. Dufay. Histoire de l'électricité. *Mémoires de l'Académie des Sciences de Paris.* 1733, in-4°, p. 22.

5. Watson. Expériences et Observations de Watson, dans le *Recueil des Traités sur l'électricité*, traduits de l'allemand et de l'anglais. Paris, 1748.

6. Mauduyt. Premier mémoire sur l'électricité relativement à l'utilité dont elle peut être en médecine. *Histoire et mémoires de la Société royale de Médecine de Paris*, 1776, p. 461.
Second mémoire sur l'électricité médicale. *Ibid.*, p. 511.
Mémoire sur les différentes manières d'administrer l'électricité, in-8°. Paris, 1784.

7. Jallabert. Expériences sur l'électricité avec quelques conjectures sur la cause de ses effets. Paris, 1748.

8. Desuais. Dissertatio de hemiplegia per electricitatem curanda. Thèse, Montpellier, 1749.

9. Sauvage. Sur l'électricité médicale. Lettre à M. Bruhier, 1749.
Dissertation sur l'électricité médicale (in recueil sur l'électricité médicale, t. II, p. 378).
Observations sur l'électricité médicale.

10. L'abbé Bertholon. De l'électricité du corps humain à l'état de santé et de maladie, Lyon, 1780.

11. L'abbé Nollet. L'électricité du corps. 3° édition 1753 et 5° édition, Paris, 1771.

12. Sigaud de la Fond. Précis historique et expérimental des phénomènes électriques. Paris, 1781.

13. Quelmalz. Dissertation sur la vertu médicale de l'électricité. Leipzig, 1753, publié in *Recueil sur l'électricité médicale.* Paris, 1761.

14. Le Roy. Mémoire sur l'électricité. *Mémoires de l'Académie des Sciences de Paris*, 1755, p. 60.

15. De Haen. Ratio medendi, 6 vol. Vindobonae, 1757-1762.

16. Hey. Observation sur les effets de l'électricité dans l'amaurose, par M. Hey, chirurgien à Leeds. *Gazette salutaire*, 1777, n° XXXV.

17. Mazars de Cazelles. Mémoires sur l'électricité médicale. Toulouse, 1780 et 1782.

18. Cavallo. Essai sur la théorie et la pratique de l'électricité médicale. Londres, 1780.

19. Ware. Observation sur une goutte sereine et une paralysie des paupières guéries au moyen de l'électricité tirée des

remarques de Jacques Ware sur l'ophtalmie, 1781. *Gazette salutaire*, n° VIII.

20. WILKINSON. *Tentamen philosophico-medicum* de electricitate. Edimbourg, 1783.

21. PARTINGTON. Kur des schwarzen Staares durch die Electricitat. *The London journal for the year* 1788, part. IV.

22. KNOX. D'une cataracte sur les deux yeux, guérie par l'électricité; dans les commentaires médicaux d'une Société des médecins d'Edimbourg, t. II, traduit de l'anglais en allemand, par Diel. Altembourg, 1789.

23. HEMMER. Gutta serena electricitate feliciter sublata, in Historia et commentariis academiæ electoralis Theodoro Palatino, vol. IV. Manheim, 1790.

24. ELLINGER. Ueber die Anwendung der Electricitat in der Augenheilkunden; dans les nouveaux Traités philosophiques de l'Académie des sciences de Bavière. Munich, 1794.

25. NAIRNE. The description and uses of Nairnes patent electricitat machine, with the additions of some philosophical experiments and medical observations. London, 1783.

26. DUCHÉ. Tentamen medicum de acorastatum usu in medicina applicando. Thèse Montpellier, 1784.

27. RICHTER. De amaurosi. Golt, 1793.

28. SCARPA. Prakt. Abhandlung uber die Augenkrankheiten. Leipzig, 1803.

29. ALDINI. Essai théorique et expérimental sur le galvanisme, avec une série d'expériences faites en présence des commissaires de l'Institut national de France et en divers amphithéâtres anatomiques de Londres, Paris, an XII (1804).

30. GRAPENGIESSER. Versuch den Galvanismus zur Heilung einigen Krankheiten anzuwenden. Berlin, 1801.

31. FABRE PALABRAT. Du galvanisme appliqué à la médecine, in-8°, 1828.

32. MAGENDIE. Note sur l'heureuse application du galvanisme aux nerfs de l'œil. *Archives générales de médecine*, t. II, 1826.

33. BECQUEREL. Traité expérimental d'électricité et du magnétisme. 1835, t. IV, p. 312.

34. DUMAS. Consultations et observations de médecine, 1824.

35. JALLAGUIER. Des effets de l'électricité sur le corps vivant. Thèse, 1836.

36. MONTETY. Quelques mots sur l'électricité. Thèse, Montpellier, 1842.

DEUXIÈME PARTIE

ÉLECTROTHÉRAPEUTIQUE

CHAPITRE PREMIER

NOTIONS GÉNÉRALES

77. L'électricité peut être produite sous trois formes différentes, ou plutôt selon le mode de production, selon le générateur, le fluide se présentera à nous avec des qualités différentes, manifestes surtout dans leurs effets. Ces différences d'état et d'action sont dues aux variations des deux facteurs : la quantité, la tension. Correspondant à ces différents états nous avons trois sortes d'appareils pour produire l'électricité : par ordre chronologique ce sont : la machine statique, la pile, les appareils d'induction :

1° L'électricité statique produite par la machine de Ramsden plus ou moins modifiée autrefois, par la machine de Wimshurst aujourd'hui, est le type de l'électricité à haute tension sous une petite quantité ;

2° L'électricité galvanique, produite par la pile, est à faible tension, mais en grande quantité ;

3° L'électricité faradique des machines d'induction réunit les attributs des deux groupes précédents :

la quantité et la tension peuvent varier dans des limites voulues.

78. Les effets de l'électricité sont différents selon les variations de ces deux facteurs : la tension et la quantité.

Mettons en contact avec un électroscope à feuille d'or les fils d'une batterie de Bunsen : il n'y a pas d'écartement sensible ; prenons un morceau d'ébonite légèrement frotté, approchons-le de l'électroscope : les feuilles d'or sont écartées avec une telle violence qu'elles peuvent être déchirées.

Mettons un voltamètre en communication avec les deux pôles d'une machine statique : il n'y a pas d'action chimique appréciable. Faisons communiquer le voltamètre avec les fils des deux éléments Bunsen, nous voyons immédiatement se produire un actif dégagement gazeux.

L'action électrolytique dépend en effet de la quantité d'électricité mise en jeu, l'écartement des feuilles d'or de l'électroscope dépend seulement de la tension du fluide.

L'électrophysiologie devrait nous apprendre à quelle source d'électricité nous devons avoir recours pour obtenir les effets thérapeutiques désirés : malheureusement les données de cette science sont encore bien vagues, et l'électrothérapeutique est surtout une science d'empirisme.

I. — Electricité statique.

79. *Bain électrostatique.* — Le malade est placé sur un tabouret isolé et mis en communication

avec la machine : il est le siège d'une décharge lente et continue. Celle-ci peut être localisée et activée au moyen d'excitateurs.

Le *souffle* est produit en approchant un excitateur en pointe à 15 ou 20 centimètres du malade : la sensation éprouvée est celle d'un courant d'air frais.

L'*aigrette* se produit si l'on rapproche la pointe jusqu'à 8 ou 10 centimètres : on voit alors un faisceau conique de fines stries lumineuses partant du corps.

Pour obtenir l'*étincelle* on se sert d'un excitateur à boule que l'on approche du patient : la douleur éprouvée est celle d'une piqûre avec soubresaut du muscle sous-jacent.

80. On emploie généralement le bain électronégatif. Mauduyt, l'abbé Nollet, avaient établi que le bain négatif a une action sédative, le bain positif une action excitante ; mais ces faits semblent appeler de nouvelles démonstrations.

81. Comme générateur on emploie aujourd'hui les machines de Wimshurst de différents modèles.

Ces machines se composent essentiellement de deux plateaux en ébonite sur la surface extérieure desquels sont collées un certain nombre de lames d'étain.

Ces deux plateaux sont animés l'un par rapport à l'autre d'un mouvement de rotation en sens inverse.

Dans ce mouvement les lames d'étain sont amenées en contact avec de petits balais en clinquant faisant l'office de frotteurs, puis elles passent en regard des peignes qui communiquent avec l'armature intérieure des condensateurs par l'intermédiaire des supports des peignes.

D'autres modèles sont dépourvus de secteurs métalliques sur les disques isolants, et sont munis d'un nombre de balais frotteurs plus considérable ; comme pour les usages médicaux l'action des condensateurs

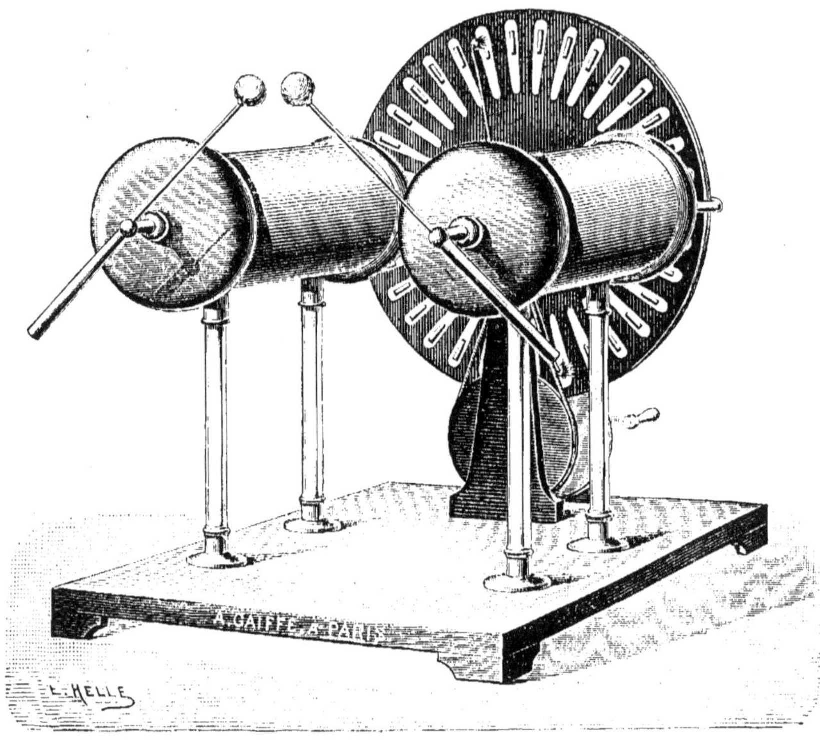

Fig. 3. — La machine statique de Wimshurst, modèle Gaiffe.

doit être annihilée, Gaiffe a remplacé ceux-ci par deux cylindres métalliques (voir fig. 3).

82. L'électromètre de Lane ou de Henley permet de se rendre compte de la charge et du débit de la

machine. Mais ces électromètres ne sont que des appareils d'appréciation et ne peuvent avoir la prétention d'être des moyens de mesure comparables, comme exactitude, aux galvanomètres.

II. — **Electricité galvanique.**

Celle-ci est fournie par des piles. Elle peut être employée soit sous forme de courant constant et continu, soit sous forme de courant interrompu.

83. Le courant interrompu, peu employé, est fourni par une pile ordinaire dans le circuit extérieur de laquelle est placé un métronome dont on peut varier la cadence.

84. Dans les courants constants il faut distinguer le courant constant du courant continu : le type des piles à courant continu, mais non constant, est celui donné par les piles de Volta ou les chaînes ; il s'affaiblit de plus en plus, vu la diminution de la force électromotrice des plaques métalliques ; il finira par s'annuler tout à fait et cela en très peu de temps.

Le courant constant est celui qui dure longtemps, même si la résistance est très faible, sans perdre son intensité.

Si les électrodes sont immobiles sur la peau, on réalise l'application du courant en repos : si on promène les électrodes sur la surface de la peau, mais sans interruption de passage, on réalise l'application du courant en mouvement (*stabile et labile strôme*).

Le courant en repos se reconnaît à l'immobilité

de l'aiguille du galvanomètre quand le circuit est fermé par l'intermédiaire du corps humain, et le courant en mouvement aux oscillations de cette aiguille dans les mêmes circonstances.

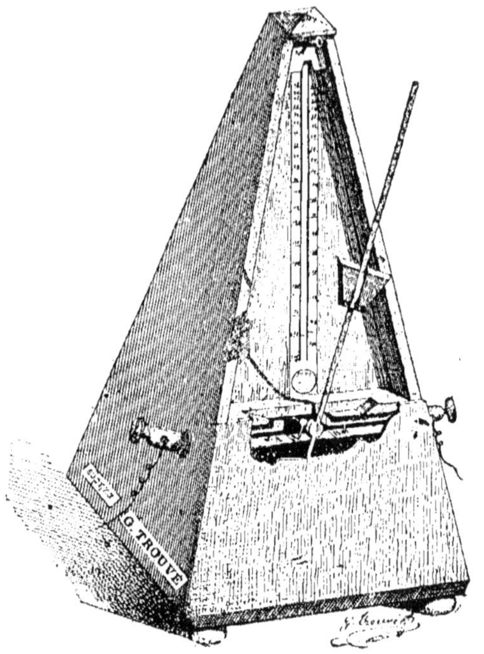

Fig. 4. — Métronome interrupteur de Trouvé.

En général, l'action du courant en mouvement est excitante, l'action du courant en repos est calmante. (Remak.)

85. Au point de vue des pôles : l'action excitatrice du pôle négatif paraît être plus grande que celle du pôle positif. L'action calorifique paraît être aussi plus grande au pôle négatif qu'au pôle positif. (Duchenne.)

« Pratiquement, dit Vigouroux, les propriétés physiologiques de deux pôles sont en parfait contraste. Le pôle négatif excite, congestionne ; le pôle positif a une action déplétive et sédative. Toutefois l'opposition n'est pas absolue ; ainsi que le fait remarquer Ziemssen, l'action sur les vaisseaux est en réalité la même, c'est-à-dire que les deux pôles provoquent d'abord leur contraction. Mais au pôle négatif la contractilité s'épuise presque immédiatement pour peu que le courant soit intense, tandis qu'elle persiste beaucoup plus longtemps au pôle positif. »

86. Au point de vue du lieu d'application, on distingue le courant ascendant ou centripète et le courant descendant ou centrifuge.

Le courant centripète est celui dans lequel le pôle négatif est plus rapproché du centre médulo-encéphalique que le pôle positif.

87. Le courant continu de la pile peut être changé en courant alternatif sinusoïdal au moyen du transformateur de d'Arsonval ou de Larat.

88. Comme beaucoup d'auteurs donnent seulement, au lieu de l'intensité du courant qu'ils emploient, le nombre d'éléments qu'ils mettent en jeu nous allons donner une courte nomenclature des piles en usage.

89. *Pile de Wollaston, pile à auges.* — La lame de cuivre de chaque élément est repliée de manière à envelopper complètement la lame zinc ; le zinc de chaque élément est joint au cuivre de l'élément suivant. Tous les éléments sont fixés sur une traverse de bois, mobile le long de deux montants : cette dis-

position permet de les enlever à volonté des vases de verre qui contiennent de l'eau acidulée.

D'autres modèles sont constitués par zinc et charbon trempant dans des verres pleins d'une solution

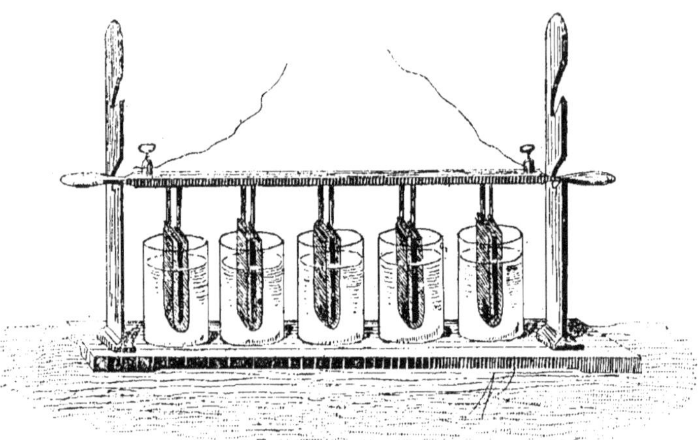

Fig. 5. — Pile de Wollaston (pile portative de Stœhrer).

d'alun ou de chlorure ammonique (pile portative de Stœhrer).

90. *Pile de Daniell.* — Le zinc plongé dans l'eau acidulée entoure un vase de terre poreuse : celui-ci renferme un cylindre de cuivre plongé dans une dissolution de sulfate de cuivre le courant va, en dehors de la pile, du cuivre (P. P.) au zinc (P. N.).

Afin de maintenir toujours au même degré la concentration de la dissolution on met dans le vase en terre poreuse quelques cristaux de sulfate de cuivre, ou bien on fait plonger dans le liquide le col d'un ballon plein de cristaux de ce sel (pile à ballon).

91. *Pile de Remack*. — C'est un élément Daniell modifié. Le pôle cuivre est composé d'une tige de cuivre qui se termine par plusieurs bifurcations et plonge dans une dissolution de sulfate de cuivre. Autour de la dissolution, on place une lamelle cir-

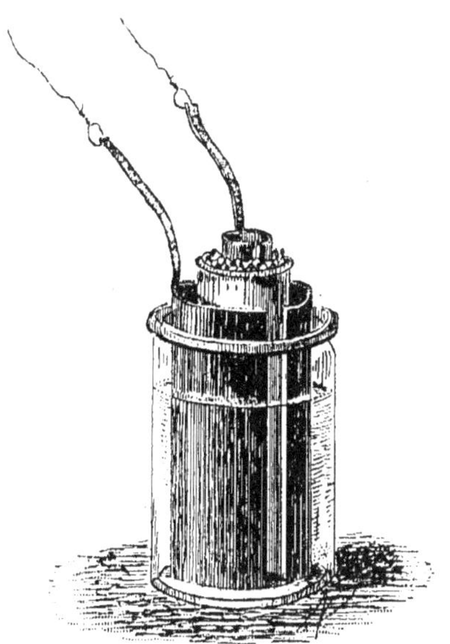

Fig. 6. — Pile de Daniell.

culaire en terre poreuse prolongée par un tube de verre dans l'intérieur duquel passe le pôle cuivre. Sur la lame poreuse une couche de papier mâché et enfin un cylindre de zinc amalgamé.

92. *Pile de Callaud-Trouvé, pile de Morin*. — C'est une pile de Daniell sans diaphragme poreux. Elle est fondée sur la différence de densité des deux liquides de la pile de Daniell, différence qui leur permet de se superposer sans mélange. La dissolution de sulfate de cuivre occupe le fond du vase et l'eau acidulée surnage.

On suspend par trois crochets sur les bords du vase le cylindre de zinc qui plonge dans l'eau aci-

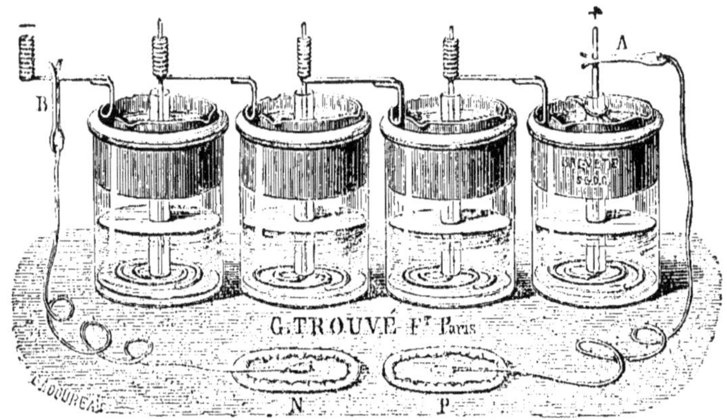

Fig. 7. — Pile Callaud-Trouvé, au sulfate de cuivre
(pile de Morin).

dulée et l'on fait pénétrer au fond dans la dissolution de sulfate de cuivre, une tige formée d'un gros fil de cuivre recouvert de gutta-percha et terminé par une lame de cuivre roulée en spirale.

93. *Pile de Siemens.* — Cet élément est une modification de la pile de Daniell.

94. *Pile de Bunsen.* — L'élément de Bunsen se compose d'un vase en verre ou en porcelaine plein d'acide sulfurique étendu et dans lequel plonge un cylindre de zinc. A l'intérieur de celui-ci est placé un vase poreux plein d'acide nitrique et dans lequel plonge une lame de charbon de cornue.

95. *Pile de Grove.* — C'est la pile de Bunsen dans laquelle la lame de charbon est remplacée par une lamelle de platine.

96. *Pile Marié-Davy.* — Cette pile est disposée comme celle de Bunsen. Le vase poreux rempli d'une bouillie de sulfate de mercure, dans laquelle plonge le charbon, est complètement immergé dans le second vase plein d'eau simple ou salée et contenant le zinc.

Un modèle simplifié consiste en un seul vase contenant une dissolution de sulfate de mercure dans laquelle plongent le zinc et le charbon.

97. *Pile Leclanché.* — Elle se compose d'un

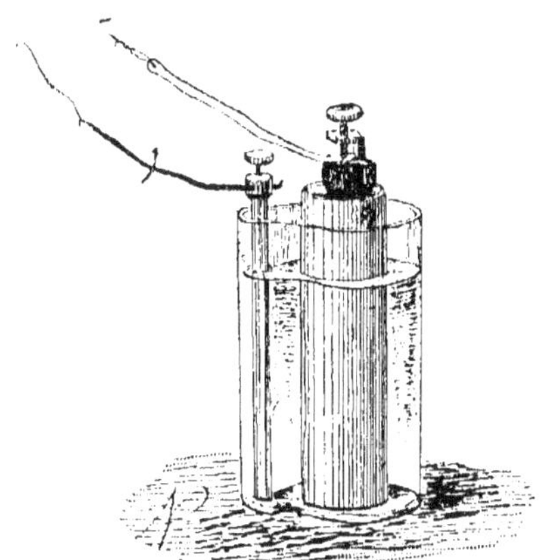

Fig. 8. — Pile Leclanché.

bâton ou d'une lame de zinc; d'une lame de charbon fixée dans un vase poreux au milieu d'un mélange de peroxyde de manganèse et de coke; le tout est plongé dans une dissolution de chlorure ammonique.

98. *Pile de Stœhrer.* — Le charbon a la forme d'une auge et est rempli de sable arrosé d'une solution concentrée d'acide chromique. Un cylindre de zinc amalgamé entoure le charbon et plonge avec lui dans un vase rempli d'eau acidulée.

La pile portative de Stœhrer est une modification de la pile à auge de Wollaston.

99. *Pile de Grenet.* — Elle se compose d'une lame

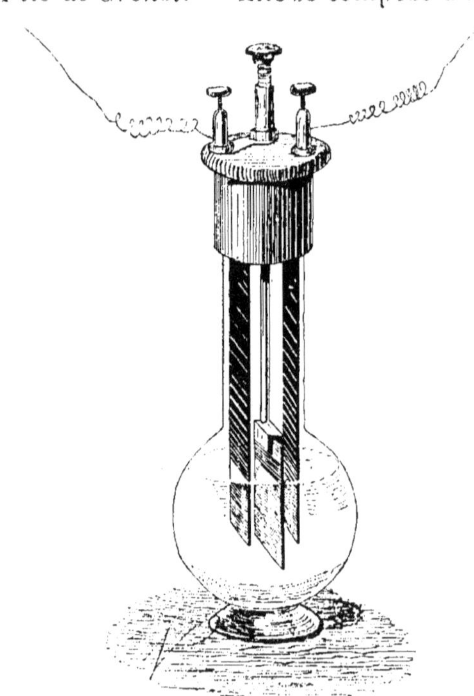

Fig. 9. — Pile Grenet.

de zinc qui peut être abaissée ou élevée entre deux lames de charbon de cornue. Le tout plonge dans une solution de bichromate de potasse et d'acide sulfurique.

100. Ces modèles plus ou moins modifiés reçoivent une dénomination particulière selon chaque fabricant.

Quelle que soit la pile employée elle doit être munie d'un galvanomètre destiné à mesurer l'intensité du courant que l'on emploie.

Aucun médecin, dit Eulenburg, ne doit acheter une batterie, si elle n'est munie d'un instrument de

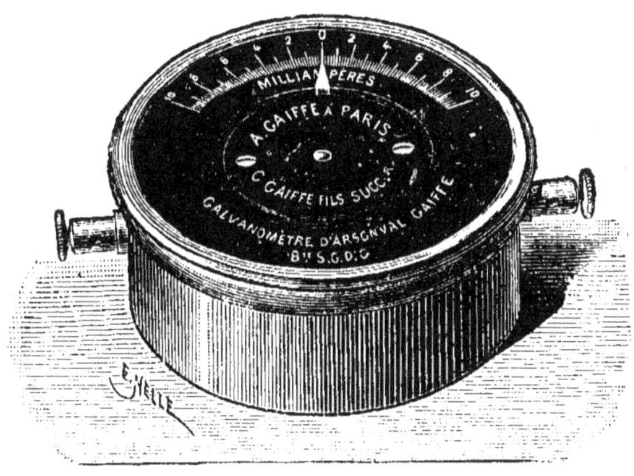

Fig. 10. — Galvanomètre Gaiffe-Darronval.

mesure constitué par un excellent galvanomètre horizontal.

A défaut de galvanomètre on pourrait connaissant la résistance du circuit et la force électromotrice de la pile, déduire de la formule $I = \dfrac{E}{R + r}$ l'intensité du courant.

La force électromotrice des piles employées en

médecine a été notée une fois toutes et est la suivante :

PILES	Force électromotrice.
Type Grenet au bichromate..	2,028 volts
Leclanché au chlorhydrate d'AzH³ . . .	1.43 —
Gaiffe au chlorure de zinc.	1,35 —
Gaiffe au chlorure d'argent	0,915 —
Chardin au bichlorure d'Hg..	2,03 —
Type Marié Davy au sulfate d'Hg. (Chardin, Trouvé). . . . . de 1, 52 à 1,55	—
Pile de Daniell	1 volt
Bunsen	1,7 —

Mais la résistance du corps humain est loin d'être constante et compliquerait singulièrement le problème.

Ajoutons, en terminant, que les piles à action chimique faible, nous ont paru agir plus efficacement que les piles à action chimique forte ; rien cependant ne nous permet d'expliquer la cause de cette différence d'action.

III. — Electricité faradique

101. Elle est fournie par les différentes machines voltafaradiques ou magnétofaradiques. Les courants d'induction sont toujours instantanés et précipitent avec une extrême rapidité une certaine quantité d'électricité dans l'organisme.

Ils diffèrent essentiellement du courant galvanique. Le courant fourni par une pile atteint rapidement une intensité proportionnelle à la force électromotrice, et inversement proportionnelle à la résistance du circuit : il se maintient à cette intensité aussi longtemps qu'il reste fermé.

On peut le comparer à l'écoulement d'une colonne d'eau contenue dans un vase, le niveau étant maintenu constant par un tuyau d'afflux (fig. 11).

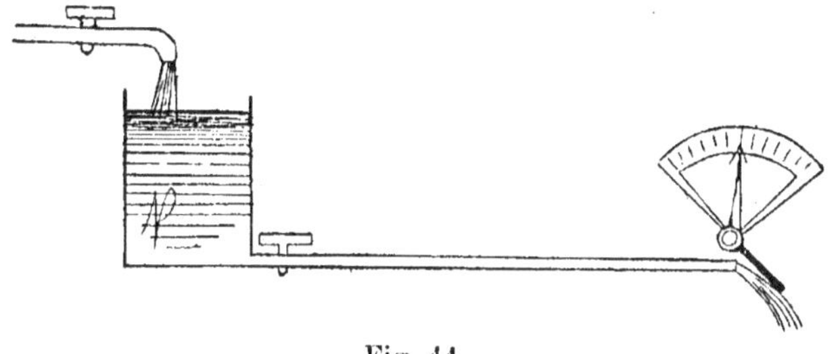

Fig. 11.

Les courants d'induction fournissent des ondes périodiques dans lesquelles, si rapprochées qu'elles soient, la quantité diminue par le fait même de l'écoulement et l'intensité varie d'un instant à l'autre suivant une courbe différentielle : c'est un vase qui se vide et se remplit consécutivement ; si court que soit ce mouvement, l'écoulement n'est pas constant en tous ses instants.

102. « Pour ces courants on ne peut songer à des évaluations d'intensité [1], mais l'on peut mesurer à l'aide d'un galvanomètre la quantité du courant, c'est-à-dire le produit de son intensité par sa durée.

Or la quantité d'un courant d'induction dépend :

1º De l'intensité du courant galvanique inducteur;

2º Du nombre plus ou moins considérable des

---

[1] Ceci ne s'applique pas aux courants produits par les générateurs mécaniques : machines magnéto-électriques.

tours de fil dont se composent les bobines primaires et secondaires;

3° Du degré d'emboîtement de ces deux bobines : le maximum de courant étant atteint quand l'emboîtement est complet ;

4° De l'absence ou de la présence du noyau de fer dans l'intérieur du circuit ;

5° De la résistance totale du circuit induit.

Ces facteurs influent sur la quantité du courant.

103. « Mais leur action physiologique peut être modifiée profondément par des procédés qui ne font nullement varier la quantité.

Le plus ou moins de brusquerie dans la fermeture du courant du circuit inducteur modifie la forme de la courbe. La présence ou l'absence d'un circuit voisin dans lequel peuvent naître des courants d'induction, agit d'une manière analogue, car l'on sait que l'on peut faire varier l'effet physiologique du courant primaire (extra-courant) par l'emboîtement d'une bobine secondaire dont le circuit est fermé.

Pour produire par le courant induit la même contraction dans un muscle, toutes choses égales d'ailleurs, les phénomènes douloureux seront d'autant plus intenses que le fil induit sera plus fin.

De même le tube en cuivre de Duchenne, que l'on introduit entre la bobine inductrice et la bobine induite, ne fait pas varier l'état galvanométrique des courants mais influe profondément sur leurs effets physiologiques[1].

---

[1] On pourrait expliquer ce phénomène par l'action des courants de Foucault qui produiraient une sorte de condensation du courant induit.

104. Les appareils d'induction employés en médecine sont extrêmement variés : les uns sont construits sur le modèle du chariot de Dubois-Raymond et composés de bobines dont le degré plus ou moins complet d'emboîtement servira à augmenter ou à diminuer l'effet physiologique. Pour d'autres la graduation de l'action physiologique se fait par le déplacement du noyau de fer doux, ou par l'introduction du tube de Duchenne.

Il est difficile de comparer entre eux des appareils construits sur des modèles différents, et il est impossible, même en faisant usage des instruments de mesure exacts (galvanomètre balistique), d'arriver à une graduation, je ne dis pas exacte, mais seulement approximative. Nous n'en citerons qu'un exemple. Avec les appareils dans lesquels la graduation est obtenue par l'emboîtement plus ou moins complet des bobines, les déviations galvanométriques, comme du reste les effets physiologiques, diminuent avec l'écartement; il est donc possible de les graduer d'après les amplitudes de ces déviations. Par contre nous ne pouvons graduer au galvanomètre un appareil d'induction dont l'action physiologique est modifiée par l'introduction du tube de cuivre de Duchenne; que le tube soit introduit tout à fait ou retiré complètement, la déviation galvanométrique reste la même et pourtant l'effet physiologique est très différent. La présence du tube ne fait, en effet, que modifier la forme de la courbe et diminue l'intensité en augmentant la durée du courant, le produit, c'est-à-dire la quantité, restant le même » (Stauffer).

Ce n'est donc que pour les appareils à chariot que l'on peut tenter la graduation au galvanomètre.

105. Mais cette graduation en microcoulombs est illusoire, car les chiffres obtenus varient non seulement suivant l'intensité du courant inducteur, que l'on peut à la rigueur maintenir constant, mais surtout suivant la résistance du circuit induit.

Pour arriver à apprécier en unité de quantité la valeur de la décharge, il faudrait dans chaque cas mesurer la résistance du corps humain. Or cette mesure de la résistance du corps est impossible par le seul fait qu'elle varie d'un instant à l'autre et particulièrement sous l'influence même des courants qui le traversent.

Depuis longtemps il est établi que les courants galvaniques diminuent la résistance de la peau. Gaertner a établi que la résistance du corps humain est aussi variable sous l'influence des courants d'induction ; qu'elle est plus petite pour le courant d'ouverture que pour celui de fermeture. Cette différence tient à la différence de tension des deux courants : la résistance est plus petite pour les courants à haute tension que pour ceux à faible tension.

106. Enfin un autre fait à faire ressortir, c'est que deux instruments d'induction dissemblables, mais gradués identiquement (microcoulombs, par exemple) ne sont pas comparables entre eux. A égalité de décharge, de quantité, les effets physiologiques pourront être tout différents.

107. En physiologie, dit Weiss, il faut être très circonspect dans l'emploi des bobines d'induction.

En ophtalmologie, nous n'avons pas besoin d'une

si grande précision qu'en physiologie ; mais nous agissons sur un organe délicat, souvent même notre excitation électrique influence directement les masses cérébrales, aussi ne saurait-on être trop prudents.

Leur emploi est difficile à réglementer : les expérimentateurs ne peuvent nous renseigner sur l'intensité, sur la quantité du courant employé ; les différentes expériences ne sont pas comparables entre elles. Le seul guide en cette matière est l'élément douleur. Ce sera donc à chacun de réglementer l'emploi des courants faradiques d'après sa propre expérience et d'après la machine qu'il emploiera.

Dans l'électrisation des muscles de l'œil en particulier, Larat conseille comme meilleur moyen de se rendre compte de l'effet du courant d'employer comme excitateur la main de l'expérimentateur lui-même.

108. Au point de vue spécial qui nous occupe, nous devons rappeler pour les appareils volta-faradiques que le courant de la deuxième hélice excite plus vivement la rétine que le courant de la première hélice : il excite aussi plus vivement la sensibilité cutanée.

Si donc nous avons à traiter une paralysie d'un muscle moteur, c'est au courant de la première hélice que nous nous adresserons ; au contraire, s'agit-il de réveiller la sensibilité de la rétine, nous emploierons le courant de la deuxième hélice.

Bibliographie.

REMAK. Applications du courant constant au traitement des névroses. *Gazette des hôpitaux*, 1865.

STAUFFER. Etude sur la quantité des courants d'induction employés en électrothérapie. Berne, 1890.

IMBERT. Physique médicale, 1895.

LARAT. Précis d'électrothérapie, 1890.

CASTEX. Résistance électrique du corps humain à l'état normal et pathologique. *Montpellier médical* et Thèse, Montpellier, 1892.

VIGOUROUX. L'électrothérapie, sa méthode, ses indications. *Progrès médical*, octobre 1891.

EULEMBURG. Zur medicinischen Electrotechnik. *Deutsche med. Wochenschrift.*, 1895, n° 3.

CHAPITRE II

ÉLECTRO-PHYSIOLOGIE OCULAIRE

La nutrition de l'œil est sous la dépendance de plusieurs centres d'innervation : l'action des uns a été mise à jour par des expérimentateurs (trijumeau, sympathique); d'autres, la clinique nous en a dévoilé l'existence et les effets (plexus ciliaire); certains enfin sont contestés, et leur action absolument hypothétique (tubercules quadrijumeaux, cellules rétiniennes). Voyons cependant ce que nous savons de chacun d'eux en particulier; nous étudierons ensuite quelles modifications produira le courant électrique sur l'organe visuel en le faisant agir soit simultanément, soit séparément, sur ses divers centres trophiques.

I. — LE TRIJUMEAU

109. *Expériences sur les animaux.* — Pour se rendre compte de son influence, les physiologistes ont sectionné le nerf, dans l'intérieur du crâne, au niveau ou au delà du ganglion de Gasser.

Les expériences de Magendie, de Claude Bernard, de Vulpian et d'autres nous démontrent que les altérations consécutives sont localisées dans le segment antérieur du globe : insensibilité de la cornée et de la conjonctive, la cornée se trouble, prend une teinte leucomateuse, s'ulcère superficiellement d'abord, ensuite l'ulcération gagne en profondeur s'étend en surface et aboutit à la nécrose complète de la cornée. Il en résulte, avec ou sans expulsion du cristallin, l'atrophie du segment antérieur du globe.

Ces expériences ont été faites en laissant l'œil ouvert exposé aux traumatismes et en contact avec l'air. Mais si on le protège, si on empêche le contact de l'air par la suture des paupières, comme dans l'expérience de Snellen, les phénomènes sont moins graves.

Boucheron a suivi la marche de l'affection jour par jour. Pour arriver à ce but, au lieu de suturer les paupières, il a recouvert l'œil d'un enduit imperméable qu'il écartait chaque jour de façon à se rendre compte de l'état des membranes et des altérations trophiques qui se produisent, le globe étant soustrait à l'action des agents extérieurs.

« Nous avons toujours trouvé un trouble cornéen diffus, avec injection vasculaire périkératique et sécrétion muqueuse et muco-purulente, toutes les fois que nous avions obtenu une insensibilité même non permanente de la cornée et de la région sus orbitaire. Mais avec la protection du globe par le collodion, nous n'avons pas vu se produire la perforation de la cornée, ni surtout l'atrophie du globe. De sorte que pour nous, les troubles trophiques observés dans l'œil après section du nerf ophtalmique ou du nerf trijumeau sont bien sous la dépendance de la cessation de l'influence nerveuse ; l'aggravation des lésions devant seule être mise à la charge des agents extérieurs.

« En d'autres termes il nous semble que le nerf ophtalmique et le trijumeau n'ont d'influence directe que sur le segment antérieur du globe, que la section de ces nerfs provoque des désordres dans la nutrition du segment antérieur de l'œil seulement, et que le segment postérieur de l'œil n'est atteint que consécutivement par le fait matériel de la perforation cornéenne et de ses conséquences. »

Expériences cliniques. — Krause a extirpé le ganglion de Gasser chez des malades atteints de névralgie rebelle du trijumeau.

Chez cinq de ses opérés il a pu faire pendant plusieurs années des recherches et des observations minutieuses pour contrôler les données physiologiques que nous possédons sur la cinquième paire. La cornée est restée limpide malgré l'anesthésie complète qui atteignait cette membrane et la conjonctive. Il n'y eut pas de kératite neuro-paralytique et la paralysie du trijumeau n'empêcha pas la guérison de kératites même avec hypopion survenues accidentellement : leur guérison, il est vrai, exigea un temps assez long.

La sclérotique et la conjonctive ont conservé leur aspect normal, à part un certain degré de sécheresse. L'occlusion réflexe de l'œil anesthésié ne s'effectuait qu'autant que l'incitation périphérique s'exerçait sur l'œil sain. Du côté anesthésié l'œil présentait une résistance moindre aux agents phlogogènes : les troubles pupillaires se réduisaient à un peu de paresse irienne. De ce même côté la sécrétion lacrymale était diminuée d'une façon permanente. La fonction visuelle n'a pas été influencée.

II. — LE CERCLE CILIAIRE

110. Ici les observations sont plutôt cliniques qu'expérimentales.

Nous savons cliniquement que les blessures de la région ciliaire entraînent l'atrophie du globe en conservant intacte la transparence de la cornée.

Toute plaie du globe qui intéresse la cornée ou la sclérotique sans toucher le corps ciliaire guérit facilement. Au contraire la plaie intéresse-t-elle la zone ciliaire, le tableau change : tout le segment postérieur de l'œil paraît en voie d'atrophie, même sans qu'il se produise de phénomènes inflammatoires excessifs. le globe perd sa tension normale et s'affaise; les muscles droits impriment sur l'œil une dépression considérable. En même temps les membranes profondes perdent leur fonction ; la sensibilité de la rétine disparaît ; la vitalité du segment postérieur de l'œil s'éteint. Pendant que se passent ces phénomènes dans le segment postérieur, le segment antérieur ne décèle aucun changement, la cornée reste transparente, n'est le siège d'aucune inflammation.

Ces phénomènes sont la conséquence de la destruction d'éléments nerveux du plexus ciliaire.

« Le plexus, ajoute Boucheron, constitue un anneau

complet dans la région du muscle ciliaire et renferme un grand nombre de ganglions microscopiques observés par Krause et H. Müller. C'est probablement à ce ganglion circulairement étalé qu'il faut attribuer l'influence trophique sur le globe oculaire.

« Il est difficile de s'expliquer comment une section linéaire antéro-postérieure du plexus puisse anéantir les fonctions de ce centre nerveux au point de produire l'atrophie du globe.

« La destruction d'un certain nombre d'éléments nerveux provoque probablement une dégénérescence assez étendue des éléments voisins de manière à intéresser une grande partie du ganglion ciliaire et par conséquent à soustraire à son influence trophique un territoire considérable. »

Nous aurions donc là un second centre trophique de l'œil, celui-ci cependant sous la dépendance médiate du trijumeau.

III. — LE SYMPATHIQUE

111. Pour se rendre compte de l'influence du sympathique sur la nutrition de l'œil, on a sectionné ce nerf au cou.

a. Les phénomènes observés à la suite de cette section sont les suivants d'après Claude Bernard : la pupille se resserre, une rétraction assez considérable du globe oculaire se produit dans le fond de l'orbite, l'œil paraissant ainsi notablement plus enfoncé que celui du côté opposé ; par suite de ce retrait les paupières se rapprochent un peu et l'ouverture palpébrale paraît diminuée. On explique le resserrement de la pupille par la paralysie des fibres rayonnées de l'iris : la rétraction du globe serait due à la paralysie du muscle orbitaire de Muller.

On observe également la dilatation de tous les vaisseaux de la moitié correspondante de la face et du crâne.

Dans l'œil l'ophtalmoscope permettrait de constater la congestion des vaisseaux de la rétine.

On observe sur un thermomètre mis sous la paupière et dans la capsule de Ténon une élévation de température pouvant aller de 0,6 à 2° centigrades, conséquence de la suractivité circulatoire dans toute la moitié de la tête et de l'augmentation de la tension artérielle dans les branches de la carotide du côté correspondant.

b. L'ablation du ganglion cervical supérieur ne produit pas de phénomènes permanents autres que la persistance plus longue des phénomènes oculopupillaires.

« Il existe, dit Boucheron, dans les parties innervées par le sympathique cervical d'autres fibres vasomotrices qui ne sont pas comprises dans le filet cervical, ni même ganglion supérieur. Ces fibres jouent un rôle secondaire à l'état normal, mais lorsque les fibres principales ont été détruites, le rôle principal revient aux fibres secondaires, et ainsi s'exécute la suppléance des nerfs vaso-moteurs coupés. »

c. Le sympathique a également une action sur l'accommodation. Morat et Doyon ont établi par des expériences sur les animaux que la section du sympathique amène une exagération légère de la courbure du cristallin, tandis que son excitation détermine une diminution de courbure, un aplatissement de la lentille. Le nerf sympathique se comporterait comme un nerf d'arrêt et agirait par un phénomène d'inhibition sur les fibres du plexus ciliaire émanant du moteur oculaire commun.

d. Angelucci pense que les lésions des centres bulbaires du sympathique produisent des troubles circulatoires vaso-moteurs se manifestant dans les tissus oculaires par des troubles trophiques sur le tractus uvéal et la cornée.

Chez des animaux nouveau-nés et adultes, il déchire le ganglion cervical supérieur. La déchirure, selon lui, est préférable à la section en ce que toutes les communications entre la périphérie et le centre restent intactes, tandis que les troncs qui émergent du ganglion dégénèrent vers la périphérie après quelques jours.

Par la déchirure du ganglion cervical supérieur, Angelucci obtient des troubles fonctionnels momentanés que suivirent des altérations permanentes de structure. Le myosis persista chez le chien et le chat seulement.

Chez le chien nouveau-né on note un arrêt de dévelopement de la cornée, de la sclérotique et de tout l'œil. Après un certain temps il y avait dystrophie appréciable. La rétine ne subit aucune altération, la tension ne semble pas diminuée, la vision reste la même.

Les réactions inflammatoires seraient facilitées

dans ces yeux par la dilatation des vaisseaux consécutive à la paralysie des vaso-moteurs. Cliniquement Angelucci croit que la cause de l'hydrophtalmie secondaire siège dans une trophonévrose congénitale des vaisseaux par lésion des centres du sympathique.

L'observation d'Arnaud de Fabre [1] vient à l'appui de la thèse d'Angelucci. Arnaud de Fabre a conservé pendant trois ans un lapin qui avait subi la section du sympathique gauche. Un an et demi après la section il note les particularités suivantes : « La cornée de l'œil gauche est plus saillante, elle a un aspect laiteux, la pupille moyennement dilatée est immobile. Le diamètre transverse de la cornée est à gauche de 20 millimètres, à droite de 15 millimètres. »

En août 1888, trente-sept mois après la section du sympathique, Arnaud de Fabre note : « La chambre antérieure a continué de croître; le diamètre de la cornée est de 25 millimètres à gauche et de 16 millimètres à droite. Un nuage gris à la périphérie de la cornée, ne laisse transparent que le centre où l'on distingue l'iris immobile. L'œil est saillant deux fois plus que l'autre. » Le lapin meurt au milieu de septembre : « La comparaison des deux globes oculaires a montré que l'accroissement de l'œil portait aussi sur le segment postérieur, mais moins que sur le segment antérieur. »

---

[1] Hydropisie de la chambre antérieure de l'œil consécutive à la résection du sympathique cervical, 1888.

IV. — QUELS SONT LES CENTRES TROPHIQUES
DE LA MEMBRANE SENSORIELLE DE L'ŒIL

112. Boucheron croit que le nerf optique et la rétine sont, dans une certaine mesure, indépendants l'un de l'autre ; il rappelle, à l'appui de sa thèse, que, chez de vieux ataxiques, Poncet a trouvé au microscope les fibres du nerf optique seules atrophiées, toutes les parties juxtaposées à la choroïde étant intactes, les cônes et les bâtonnets parfaitement conservés.

« Le nerf optique n'exerce donc pas d'action trophique sur la rétine, puisque celle-ci peut vivre indépendamment du nerf détruit. De plus les sections expérimentales du nerf optique, telles que celles faites par Krenkel, dans l'intérieur du crâne, sans léser donc les vaisseaux, ne sont suivies d'aucun trouble rétinien. »

Par contre, Boucheron croit que la rétine exerce une action trophique sur le nerf optique ; il appuie sa théorie sur les lésions du nerf optique que l'on observe consécutivement aux décollements de la rétine : « Poncet nous montre que souvent le nerf optique est dégénéré lorsque la rétine est décollé depuis longtemps. Comme le processus se passe dans l'intérieur de l'œil, il semble que si le nerf optique dégénère, c'est qu'il a perdu une partie de sa vitalité. Nous serions assez disposés à attribuer cette dégénération du nerf à la destruction des cellules ganglionnaires de la rétine. Ces cellules, en effet, possèdent tous les caractères des cellules des centres gris de la moelle ; et, comme elles se transforment en globules colloïdes dans le décollement de la rétine, il est possible que la destruction de ces cellules entraîne la destruction consécutive d'un certain nombre de fibres nerveuses. Donc, l'action trophique du nerf optique serait dévolue, d'une part, aux cellules ganglionnaires de la rétine ; d'autre part, aux cellules grises des corps genouillés et des tubercules quadrijumeaux. »

La nouvelle conception de la structure de la rétine résultant des recherches de Cajal semblerait venir à l'appui de cette théorie.

Rappelons encore l'observation de Gall, confirmée par les expériences de Gudden, sur l'atrophie des organes où se terminent les fibres rétiniennes (corps genouillé externe, pulvinar, tubercule quadrijumeau antérieur) consécutivement à la perte des yeux.

Etudions maintenant l'action de l'électrisation sur le symphatique cervical, sur le trijumeau, sur la rétine et ses origines.

A. — ÉLECTRISATION DU SYMPATHIQUE CERVICAL

113. Brown-Séquard, en galvanisant le sympathique non coupé, ou immédiatement après sa section, a observé les effets suivants : « 1° la pupille se dilate ; 2° les paupières s'ouvrent et les contractures des muscles de la face et de l'oreille cessent d'exister ; 3° la vascularisation diminue, mais si l'on cesse la galvanisation, les vaisseaux ne tardent pas à se dilater de nouveau, et cela à un plus haut de-

gré qu'auparavant ; 4° la température s'abaisse. »

Mais de même, si l'on continue l'excitation par le courant interrompu ou continu, la constriction vasculaire cesse bientôt malgré la persistance de l'excitation. Ainsi, pour les vaisseaux de la rétine, la durée du resserrement est très courte : c'est un éclair ; tout à coup, la pupille pâlit, plus de vaisseaux visibles, ni artères, ni veines : puis bientôt les artères et les veines se remplissent instantanément, et cependant l'électrisation continue. On observe ensuite une dilatation légère. Les mêmes phénomènes se produisent lorsqu'on cesse l'électrisation et la reprend ensuite (Boucheron)

L'action vaso-motrice est donc passagère malgré la permanence de l'excitation.

Ces modifications des vaisseaux ont été étudiées par Chéron à l'aide de l'ophtalmo-microscope.

« Avec l'ophtalmoscope, c'est à peine si on observe une différence de coloration sous l'influence des variations de courant ; aussi est-ce parfaitement impossible de mesurer les modifications que les vaisseaux subissent dans leur diamètre.

« Depuis plusieurs années nous avons étudié, en compagnie de M. Nachet, la construction d'un micro-ophtalmoscope permettant de mesurer les variations de diamètre des vaisseaux de la rétine. Après plusieurs années de travail et d'essais souvent infructueux, nous sommes arrivés à produire un instrument qui réalise absolument notre but.

« Lorsqu'un courant ascendant fourni par 10 à 12 éléments, est appliqué sur le sympathique cervical, le premier phénomène observé du côté de la rétine est une diminution de la circulation, diminution qui met quelques instants à se produire ; bientôt cependant elle devient plus active, sans jamais être, tant que dure l'application, ce qu'elle était auparavant. A la rupture du courant on observe le même phénomène qu'à la fermeture.

« Si, au contraire, le courant est descendant, c'est-à-dire si le pôle positif est plus loin du crâne que le pôle négatif, on observe à la rupture et à la fermeture, les mêmes phénomènes que dans l'application précédente, mais pendant l'application du courant, le diamètre des vaisseaux est plus considérable et le fond d'œil beaucoup plus vascularisé.

« Si on place l'un des rhéophores au niveau des troisième et septième dorsales, on obtient les mêmes résultats. Il n'est pas possible de mesurer les variations absolues des vaisseaux de la rétine, mais il est facile, à l'aide du micromètre annexé à notre ophtalmoscope, de mesurer les variations relatives de l'artère rétinienne.

« Si l'on applique un courant intermittent (courant induit) aux mêmes points, c'est-à-dire au niveau du sympathique cervical, la blancheur de la papille s'accentue davantage, et la circulation intime de la papille disparaît complètement. Cet état persiste même après cessation de passage du courant ; il est d'autant plus marqué que le courant est plus intense.

« Comme avec le courant continu, l'application de l'un des rhéophores au niveau de la troisième et de la septième dorsale amène les mêmes résultats.

« L'application d'un courant continu ou d'un courant intermittent sur d'autres points, sur les tempes par exemple, peut amener une modification de la circulation cérébrale, accusée par la variation de diamètre de l'artère rétinienne et par celle des petits vaisseaux de la papille ; mais cette modification est légère ; elle met à se produire un temps assez long et n'est accusée bien nettement qu'à la rupture du courant lorsque la sensation de vertige est assez forte.

« Du côté du muscle ciliaire nous avons vu que l'excitation du sympathique produisait l'aplatissement du cristallin. » (Chéron.) Cette dernière action a été récemment encore mieux mise en lumière par les recherches de Morat et Doyon.

B. — Électrisation du trijumeau

114. L'excitation du trijumeau produit une augmentation de tension dans tous les vaisseaux de la tête et par suite dans l'œil. Mais cette augmentation de tension se produit non seulement dans l'œil correspondant au côté excité, mais encore dans l'œil opposé.

Cela semblerait donc indiquer que le trijumeau n'agit sur la tension vasculaire que par une action réflexe tendant à se généraliser ; cette action vasomotrice, se produit toutes les fois qu'on électrise un nerf sensitif de l'économie.

Von Hippel et Grundhagen admettent au contraire que le trijumeau dilate activement les vaisseaux de l'intérieur de l'œil et agit directement sur la tension oculaire. Ils s'appuient sur ce fait que l'excitation du trijumeau fait monter la pression dans l'œil même après l'ablation du ganglion cervical supérieur.

Mais nous savons que Vulpian a constaté que les actions vaso-motrices reparaissent à la tête après que le ganglion supérieur a été enlevé et qu'il conclut qu'il existe donc d'autres fibres vaso-motrices que celles qui passent par le ganglion cervical supérieur et que ces fibres peuvent se suppléer.

D'autres expériences de Vulpian n'ont pu démontrer l'action vaso-dilatatrice directe des branches supérieures du trijumeau. L'excitation du bout périphérique du nerf ophtalmique dans l'orbite incomplète du chien ne produit pas de dilatation active directe dans la conjonctive. Le nerf sous-orbitaire excité de même n'a pas non plus fait dilater directement les vaisseaux de la lèvre comme le fait pour la langue l'excitation du lingual : et l'on sait que l'action vaso-motrice du lingual est due à l'anastomose de la corde du tympan (facial). Vulpian conclut : « Si donc les différentes autres branches du trijumeau contiennent des fibres vaso-dilatatrices directes, on n'a pas mis leur existence encore hors de doute par leur expérimentation. »

En tout cas, l'augmentation de tension oculaire consécutive à l'électrisation du trijumeau est de courte durée comme toutes les actions vaso-motrices expérimentales.

C. — ÉLECTRISATION DE L'ŒIL ET DE SES CENTRES

115. Pratiquement, lorsque nous électrisons l'œil, notre action porte et sur ses centres trophiques (plexus ciliaire, trijumeau, sympathique, tubercules

quadrijumeaux) et sur les membranes elles-mêmes.

Les phénomènes que nous observerons seront la résultante de l'action propre des courants sur chacune de ces parties, action inconnue pour certaines.

a. Le premier phénomène que l'on observe lorsqu'on applique un des pôles sur le cou au niveau du ganglion cervical supérieur, l'autre, au-dessus de l'œil, sont des mouvements pupillaires.

Boucheron, sur un individu atteint de névrite optique spécifique et n'ayant plus aucune sensation lumineuse, a étudié ces mouvements pupillaires pendant l'électrisation. Les actions réflexes, lumineuses et accommodatives étaient donc éliminées. Il employa dix éléments Trouvé petit format de 5 centimètres de diamètre. Le pôle positif était placé sur le cou au niveau de la carotide et du grand sympathique, un peu au-dessous de l'angle de la mâchoire, le négatif sur le milieu du front. Il constata : « dilatation très faible, se produisant lentement pendant le passage du courant ; contraction brusque à la rupture du courant, deux ou trois oscillations, puis arrêt dans la position du repos. »

b. De ses expériences sur les lapins, Gillet de Grandmont conclut que les courants activent la circulation de l'œil et de ses annexes, augmentent la tension de l'ondée sanguine au point de rompre les vaisseaux, produisent une diminution de la quantité de l'humeur aqueuse et un enfoncement du globe dans l'orbite, congestionnent enfin la portion du cerveau correspondant au côté électrisé.

Gillet de Grandmont croit, contre l'avis de Duchenne de Boulogne, qu'il est inutile d'avoir recours à un grand nombre d'éléments. Ses expériences lui ont prouvé qu'il suffisait pour obtenir des effets puissamment modificateurs sur l'œil de recourir à une association en tension de dix éléments Leclanché de moyenne grandeur au maximum.

Le plus souvent il n'a recours qu'à six éléments. Les rhéophores sont constitués par des disques de charbon de cornue recouverts de peaux de chamois. Le pôle négatif est placé au-dessus de l'orbite sur le trajet du nerf sus-orbitaire ou dans le voisinage de ce filet. Le pôle positif est placé sur le cou en arrière de l'angle de la mâchoire dans la direction du ganglion supérieur. Il évite les phosphènes en maintenant immobiles les rhéophores. Le courant ne passe que pendant quatre à cinq minutes au maximum.

A l'aide d'un thermomètre placé dans le cul-de-sac conjonctival, il a constaté pendant le passage du courant un abaissement de température de 2 à 6 dixièmes de degré.

« En plaçant les pôles comme nous l'avons indiqué, on agit sur tous les organes qui séparent les électrodes l'une de l'autre. Par conséquent, on agit sur les nerfs sensitifs, moteurs, trophiques et vaso-moteurs.

« Il est établi que l'incitabilité des nerfs diminue à mesure que l'excitation se prolonge et augmente d'intensité ; l'excitation du nerf est d'autant plus prononcée que l'excitation est moins longue.

« Or, lorsque nous faisons traverser le ganglion cervical supérieur par un courant électrique de faible intensité et de courte durée, nous réveillons et nous excitons les nerfs vaso-moteurs qui se rendent à l'œil.

Il n'est donc pas surprenant que le thermomètre indique dans ce cas un abaissement de température.

« Quand on prolonge ou augmente l'action du courant, on épuise l'incitabilité des nerfs vaso-moteurs et le sang afflue dans les vaisseaux congestionnés des membranes ; c'est ce qui nous explique les congestions de la conjonctive, de la choroïde, du cercle ciliaire et de la rétine.

« Si le courant est très énergique et de longue durée, le sympathique finit par perdre toute son excitabilité, il est paralysé et l'on observe du côté de l'œil les mêmes symptômes que si le ganglion cervical supérieur avait été arraché : rétrécissement de la pupille, enfoncement du globe dans l'orbite. »

c. Le sens du courant a-t-il une importance? Gillet de Grandmont prétend que l'action des courants centrifuges est plus nette que celle des courants centripètes.

On entend par courants centrifuges ceux dans lesquels le pôle positif est plus rapproché du bulbe ou de la région cervico-médullaire que le pôle négatif.

d. Quand nous électrisons l'œil, nous pouvons nous demander quelle est la zone d'action du courant.

Pour arriver à cette détermination, Boucheron a utilisé comme moyen de contrôle le phosphène lumineux produit par le passage du courant dans la rétine.

Il a expérimenté sur lui-même avec dix petits éléments Trouvé.

« Le pôle positif appliqué à la nuque sert à ouvrir
et fermer le courant : le pôle négatif est placé successivement sur les diverses régions suivantes :

Milieu du front. Ouverture : éclair général.
           Fermeture : arc lumineux étendu d'une
                région sous-orbitaire à
                l'autre.
A la tempe gauche. Ouverture : éclair lumineux du côté
                gauche.
           Fermeture : arc nasal semblant faire
                partie d'une circonfé-
                rence dont l'œil occupe
                le centre.
A la région sous-orbitaire. Ouverture : éclair faible.
           Fermeture : éclair faible.
A la racine des dents de Ouverture) sensation lumineuse
la mâchoire inférieure. Fermeture)   très faible.

« En d'autres termes, les courants n'excitent pas
seulement les éléments situés entre les deux pôles,
mais encore les éléments compris dans une zone
assez étendue. »

e. Pflüger a essayé de déterminer l'action des courants continus sur la tension oculaire et il est arrivé
aux conclusions suivantes :

« Avec un courant constant de cinq éléments le
catode peut élever la pression oculaire de 10 à 25
millimètres. Si l'on change le sens du courant il n'y
a pas de diminution. Toutefois cette augmentation
par le catode (pôle N.) se fait avec des oscillations
qui paraissent jouer un grand rôle dans l'action de
l'électricité. »

f. Tscherbatscheff et Ellaby ont étudié l'influence
des courants sur les phénomènes visuels. Ils ont
trouvé que l'électricité augmente d'une façon appré-

ciable l'étendue du champ visuel pour le blanc et les couleurs.

Pour atteindre le maximum d'effet, il faut plus d'une application, et ce maximum n'est atteint que vingt-quatre heures après l'application. L'extension du champ visuel du rouge et du vert est plus rapide et plus grande que celle du blanc et du bleu, et le rétrécissement après la cessation de l'électricité se fait d'une façon plus rapide et plus notable pour le rouge et le vert.

Le champ visuel de l'autre œil ne présente pas d'écart du champ visuel normal pendant toute l'expérience.

Enfin comparativement l'influence de l'électricité est moins rapide que celle de la strychnine, mais elle persiste plus longtemps et décroît plus lentement.

Résumons l'exposé de ces différents travaux.

Pour nous rendre compte de l'action de l'électricité sur l'organe de la vision il faudrait connaître exactement les fonctions dévolues aux différents centres d'innervation que le courant excitera. L'imperfection de nos connaissances sur ce point explique le peu de précision des notions que nous possédons en électro-physiologie oculaire. Que savons-nous des fonctions des différents centres nerveux de l'œil? En premier lieu, le trijumeau : les expériences chez les animaux semblent démontrer que la section du trijumeau produit seulement une diminution de la résistance de la cornée aux agents extérieurs; l'action de ce nerf est limitée au segment antérieur de l'œil,

Boucheron). Chez l'homme l'extirpation du ganglion

de Gasser, faite dans un but thérapeutique, outre les troubles de sensibilité inhérents, rendrait également le globe plus sensible à l'action des agents phlogogènes (Krause).

Le cercle ciliaire et ses ganglions microscopiques sont-ils blessés, la clinique nous montre que la désorganisation porte sur le segment postérieur de l'œil, le segment antérieur restant relativement indemne.

La section du sympathique cervical produit le resserrement de la pupille, la rétraction du globe, une élévation de température (Brown-Séquard, Claude Bernart), une exagération de la courbure du cristallin (Morat et Doyon). Les lésions du sympathique produiraient aussi des troubles circulatoires se manifestant par des troubles trophiques sur le tractus uvéal et la cornée : hydrophtalmie (Angelucci, Arnaud de Fabre).

Quant aux centres trophiques de la rétine Boucheron pense que le nerf optique n'exerce pas d'action trophique sur la rétine, tandis que la rétine exercerait une action trophique sur le nerf optique : théorie à l'appui de laquelle viendrait la conception nouvelle de la rétine due aux recherches de Cajal.

L'ablation des yeux chez les animaux jeunes entraîne l'atrophie des organes où se terminent les fibres rétiniennes (Gall, Gudden).

Voyons ce que produit la galvanisation portée sur ces différents centres.

La galvanisation du sympathique cervical produit la dilatation pupillaire, une diminution de la température, et une action vaso-motrice passagère malgré la permanence de l'excitation (Brown-Séquard, Chéron, Boucheron); du côté de l'appareil cristallinien aplatissement de la lentille (Chéron, Morat et Doyon).

La galvanisation du trijumeau produit une augmentation de tension des vaisseaux de la tête et par suite de l'œil.

Les autres centres ne peuvent être excités séparément. Quand nous faisons passer le courant à travers deux électrodes placées l'une à la nuque, l'autre sur l'œil, nous agissons sur les différents centres : trijumeau, sympathique, plexus ciliaire, éléments rétiniens et leurs origines. Les phénomènes que nous observons seront la résultante de l'action propre du courant sur chacune de ces parties. Nous observons alors des mouvements pupillaires (Boucheron), une augmentation de l'apport sanguin, diminution de la sécrétion de l'humeur aqueuse, enfoncement du globe dans l'orbite, diminution de la température (Gillet de Grandmont), augmentation de la tension oculaire (Pfluger); augmentation de la sensibilité rétinienne se traduisant par un élargissement du champ visuel (Tcherbatscheff et Ellaby).

Bibliographie.

Boucheron. Etude sur la nutrition de l'œil et sur l'emploi thérapeutique de l'électricité dans quelques affections oculaires. Thèse, Paris, 6 août 1875.

Boucheron. Etudes physiologiques et emploi de l'électricité dans la thérapeutique oculaire. Paris, Baillère, 1878.

Gillet de Grandmont. L'action des courants électriques continus appliqués au voisinage du cerveau et des résultats qu'ils produisent en particulier sur l'œil. *Recueil d'ophtalmologie*, 1883, p. 390.

BROWN-SEQUARD. Résultats de la section et de la galvanisation du nerf grand sympathique au cou. *Gazette médicale*, 1854, n° 3.

TSCHERBATSCHEFF. L'action du courant constant sur l'œil normal. Thèse, Berne, 1880.

ELLABY. L'action du courant constant sur l'œil normal. *Archives d'ophtalmologie*, 1882.

PFLUEGER. L'effet des courants sur la tension oculaire. *Congrès d'ophtalmologie*. Milan, 1880.

MORAT et DOYON. Le grand sympathique nerf accommodateur.

ANGELUCCI. Les altérations trophiques de l'œil qui suivent chez les mammifères l'extirpation du ganglion cervical supérieur du sympathique. *Archivio d'ottalmologia*, fasc. 1, 2.

KRAUSE. La physiologie du trijumeau. *Munchener medic. Wochenschrift*, 1895, n° 1, 25-27.

ONIMUS. De l'influence de l'électrisation des ganglions cervicaux supérieurs du grand sympathique sur la circulation de la rétine. *Société de Biologie*, 20 décembre 1873.

BOUCHERON. Électrothérapie oculaire. *Bulletin général de thérapeutique*, 1876.

ANGELUCCI. Études sur les influences physiologiques du ganglion cervical supérieur du sympathique sur l'œil. *Archivio ottalmol.*, t. III et IV.

CHÉRON. De la circulation cérébrale et des modifications que peuvent lui imprimer les courants électriques. *Gazette des hôpitaux*, 1874, p. 61.

CHAPITRE III

LA RÉACTION ÉLECTRIQUE DE L'ŒIL

I. — Le phosphène électrique

116. La réaction lumineuse produite par le passage du courant dans l'œil avait frappé les premiers observateurs. Ritter, Fechner, Purkinje, Brunner ont minutieusement étudié et décrit les phosphènes d'ouverture et de fermeture du courant.

De leurs recherches il paraît découler que le phosphène produit par le pôle positif est plus intense que celui produit par le pôle négatif.

Ritter a constaté que la couleur du phosphène changeait selon l'intensité du courant : « Avec le courant ordinaire, au pôle positif apparaît d'abord un phosphène bleu, comme cela arrive d'ailleurs toujours. Augmente-t-on l'intensité du courant, le phosphène devient sombre, verdâtre ; ensuite on a un phosphène jaune, et finalement, à une plus haute intensité, un phosphène d'un rouge vif magnifique. »

« Au pôle négatif, ajoute Ritter, le phosphène est plus difficile à observer ; cependant le changement de couleur se produit aussi : le phosphène est d'abord rouge, il devient vert avec un courant plus fort, et finalement bleu. A la cessation du courant même phosphène rouge passant au bleu par le vert. »

La couleur du phosphène serait variable selon l'intensité et la direction du courant.

Purkinje décrit ainsi les phosphènes : « Plaçant le pôle positif dans la bouche, le négatif sur l'œil, apparaît dans le champ visuel, vers la partie qui correspond à l'entrée du nerf optique, un cercle .violet : en même temps, dans la direction de l'axe optique, apparaît une raie obscure environnée d'une auréole bleue : ensuite un intervalle d'obscurité complète, puis encore une raie bleuâtre : à la périphérie du champ visuel, lueur violette devenant plus vive par place avec les mouvements du globe. La cessation du courant, comme la transposition des pôles (négatif dans la bouche, positif sur l'œil), renverse ces phénomènes : à l'entrée du nerf optique, apparaît une raie sombre entourée d'une zone violette, qui de même qu'une raie violette apparaissant dans le milieu du champ visuel, monte et descend et disparaît s'évanouissant simultanément de chaque côté. Ces phénomènes sont plus brillants à l'entrée du contact ; plus difficiles à observer à la cessation du courant ; ils sont plus intenses avec le courant ascendant qu'avec le courant descendant. »

Brunner de ses expériences faites avec les éléments de Grove (de 1 à 12 éléments) conclue : avec le courant ascendant apparaît un phosphène bleu ; un phosphène rouge avec le courant descendant. Avant le phosphène coloré à l'ouverture comme à la fermeture, sensation lumineuse indépendante du sens du courant.

Si on place les deux pôles, l'un sur un œil, l'autre sur le congénère, phénomènes lumineux dans les deux yeux, aussi bien à l'ouverture qu'à la fermeture : c'est surtout le phosphène bleu du pôle positif qui est apparent et cache le phosphène rouge de l'autre œil.

117. Mais, ainsi que le fait remarquer Brunner, et que l'a constaté encore Velhagen, la couleur, comme la forme des phosphènes, est absolument variable selon les individus. « La couleur, dit Velhagen, a été décrite, non sans quelque préférence pour une nuance, tantôt rouge, tantôt bleue ou jaune ou blanche. La figure était sans doute le plus souvent ronde, mais fréquemment se présentait en forme de lignes radiées ou brisées. »

118. *Quelle est la cause de cette sensation lumineuse ?* — Pour Purkinje, il est possible que ces réactions lumineuses soient dues seulement à une excitation du nerf optique et de son expansion sous l'effet d'une compression par rétraction momentanée des tissus que produirait le courant. Ce qui le fait pencher vers cette opinion, c'est la similitude des phosphènes produits par excitation électrique et des phosphènes produits par compression de l'œil.

Onimus et Legros admettent que les phosphènes sont le résultat d'une action réflexe portée sur le trijumeau et non d'une excitation directe du nerf optique.

Cette théorie, émise antérieurement par Bénédikt et Althaus, paraît mal fondée, et le cas suivant de Velhagen est bien fait pour la réfuter.

« Charles N..., quarante-six ans, anesthésie du nerf trijumeau droit. Insensibilité absolue de la cornée et de la conjonctive. A droite, leucome de la cornée V = 3/24. A gauche V = 6/6 : œil normal. Des deux côtés la première réaction est vue sous forme d'un éclair de couleur verte, qui est identique dans l'œil sain comme dans l'œil malade. »

Gillet de Grandmont ne peut admettre la théorie de Bénédikt : « Le phosphène est le résultat d'une violence, que j'appellerai électrique, résultat du passage du courant à travers les éléments nerveux de l'œil. » Quant au goût métallique de la bouche que les sujets perçoivent pendant l'électrisation, il l'explique par une action directe des nerfs lingual et glosso-pharyngien qui communiquent à la langue ses propriétés gustatives.

Les étourdissements sont le résultat d'une congestion vers les centres céphaliques. Ils n'apparaissent que lorsque l'intensité des courants est très grande.

119. Est-ce la rétine, est-ce le nerf optique ou ses origines, qui, excités par le courant, donnent la sensation lumineuse ?

Boucheron a essayé de démontrer que la sensation lumineuse produite par le courant est due à l'excitation de la rétine ou du nerf optique seul, ou bien à l'une et à l'autre simultanément, et non à l'excitation des tubercules quadrijumeaux : « Si l'on fait passer le courant à travers le crâne au niveau des apophyses mastoïdes, on n'obtient aucun phosphène.

Cependant soit par les courants directs, soit par les courants dérivés, on excite alors les tubercules quadrijumeaux et l'origine des nerfs optiques, la rétine se trouvant assez loin pour n'être pas impressionnée. »

« Ces faits semblent démontrer, ajoute Boucheron, que les troncs des nerfs de sensibilité spéciale excités par le galvanisme ne transmettent pas à l'encéphale des sensations spéciales et que ces sensations exigent absolument pour se produire le concours des appareils sensoriels terminaux. »

Helmholtz pense que la sensation lumineuse du phosphène est produite par l'excitation de la rétine : « La traversée électrique constante de la rétine à partir de la papille vers les cellules ganglionnaires qui en dépendent donne la sensation d'obscurité ; la traversée opposée donne la sensation de clarté. »

Velhagen au contraire croit que le 'phosphène est dû seulement à l'excitation du nerf optique : « Les malades 13, 14, 16, 26, 27, 29, 30, 31, 32 et 33 sont tous atteints d'affections graves de la rétine, qui, en partie, ont conduit à l'incapacité des fonctions de cette membrane. Malgré cela nous n'avons noté aucun trouble quantitatif ou qualitatif du phosphène : preuve indubitable que la rétine, dans les cas les plus favorables, ne peut jouer qu'un rôle minime dans la naissance de ce phosphène. »

Ces conclusions seraient inattaquables si chez les malades auxquels il fait allusion, la sclérose des éléments rétiniens était complète, le conducteur nerveux lui-même étant indemne : c'est ce qui aurait pu être observé dans des cas de rétinite pigmentaire typique avec conservation seulement de la vision centrale.

Au contraire, les malades de Velhagen sont atteints de choroïdite, de chorio-rétinite, de décollement incomplet de la rétine, qui ne nous permettent pas d'éliminer aussi complètement qu'il veut le dire l'influence des terminaisons nerveuses rétiniennes.

L'expérience suivante est plus concluante. « Pour un nerf optique, dont le bulbe correspondant était énucléé depuis cinq jours, le premier phosphène avait lieu avec 3/5 de milliampère. »

Elle nous montre que la disparition des éléments rétiniens n'empêche pas la production du phosphène; sans doute, il faut alors un courant intense, mais la cause de cette différence paraît être due à un défaut de conductibilité, à un retard de transmission : « Je crois que la variation de conductibilité doit être la cause de ce retard ; cette conductibilité comparée à la conductibilité mentionnée du bulbe doit être appelée une mauvaise conductibilité. Combien grand est le rôle de cette dernière, le cas suivant le démontre. Treize jours après, une neurotomie opto-ciliaire, à la suite de laquelle la terminaison centrale du nerf était encore loin de l'ancien point d'entrée, un courant de 3 milliampères seulement produisait une sensation lumineuse, tandis que sept semaines plus tard, après que la rétraction du tissu de nouvelle formation avait permis le rapprochement de la sclérotique, 1 milliampère suffisait. »

Nous pouvons conclure de ces observations que l'excitation seule du nerf optique produit le phosphène, mais nous ne sommes pas encore autorisés à dire que, dans la production des phosphènes, l'excitation des extrémités nerveuses de la rétine n'entre pas en jeu.

II. — Du phosphène comme moyen de diagnostic.

120. Sarlandière a recours à l'électropuncture pour produire le phosphène galvanique et s'assurer de l'état d'impressionnabilité de la rétine. Il introduit une aiguille au-dessus de l'œil à travers la paupière supérieure, l'autre en dessous du globe, à travers la paupière inférieure. Le passage du courant détermine alors des lueurs et la contracture de l'iris : « Le médecin prudent, qui sera intéressé à ne pas compromettre sa réputation, devra, avant d'entreprendre aucune opération tendant à restituer la diaphanéité des milieux visuels, s'assurer par l'acupuncture s'il y a lieu de faire cette restitution, en déterminant des lueurs par l'excitation galvanique de la rétine et les contractions de l'iris par le même procédé. »

Magendie a observé que dans l'amaurose complète le seul résultat qu'on obtienne du courant galvanique c'est de rendre le malade sensible d'une manière confuse à la présence de la lumière pendant l'expérience.

Hermschlinger a remarqué qu'un courant électrique appliqué sur la paupière ou la conjonctive et porté à une intensité élevée déterminait des sensations lumineuses variables, selon le degré de paralysie de la rétine : « Elles sont blanchâtres dans l'amblyopie, flamboyantes à un point plus avancé, bleuâtres lorsque l'amaurose était consommée. »

De ses expériences sur le traitement des amauroses par l'électromagnétisme Schlésinger conclue : « Si les nerfs optiques sont paralysés, il faut un degré relativement très élevé de courant électrique pour produire ces phénomènes lumineux qui sous le rapport de leur couleur paraissent varier selon le degré de la paralysie, de sorte que les images lumineuses bleuâtres appartiennent aux degrés les plus élevés de la paralysie des nerfs optiques, celles rougeâtres, plus flamboyantes, aux degrés inférieurs ; enfin les couleurs blanchâtres, étincelantes, aux degrés les plus faibles. »

121. La recherche des variations qualitatives du phosphène comme moyen de diagnostic de l'état des membranes profondes est une méthode qui ne peut donner aucun résultat : « Je peux confirmer entièrement par mes recherches, dit Velhagen, le passage de Brunner, à savoir que la coloration des phosphènes est chez quelques individus absolument différente, et je puis même y ajouter cette donnée : que la forme du phosphène est absolument inconstante... De ces recherches il s'ensuit pour moi, a priori qu'il est impossible d'établir d'une manière certaine des variations qualitatives de l'appareil optique nerveux malade à peu près analogues à la réaction de dégénérescence du nerf moteur. »

122. Abandonnant l'idée d'établir un diagnostic sur la forme ou la couleur du phosphène, on a cherché à déterminer quelle était l'intensité du courant minimum nécessaire pour produire le phosphène sur l'œil sain.

Velhagen plaçant une des électrodes sur la paupière fermée, l'autre sur la nuque, a observé : « que des enfants de dix à quinze ans voyaient le premier phosphène avec 1/20 — 1/13 de milliampère, tandis que les adultes l'accusaient seulement avec 1/13 — 1/3 de milliampère ».

123. Passant ensuite à la recherche des phosphènes à l'état pathologique, Velhagen arrive aux conclusions suivantes : « Les opacités et les altérations pathologiques des milieux réfringents sont sans influence sur la réaction galvanique de l'œil ; mais il n'en est pas de même des affections rétiniennes. Même dans les cas d'atrophie très légère de la papille, la réaction galvanique est moins prononcée, plus lente à se manifester. Les résultats sont les mêmes dans les cas de glaucome simple, de choriorétinite, de choroïdite disséminée et de rétinite pigmentaire. »

124. Les recherches de Darier sur le même sujet sont antérieures mais paraissent plus exactes.

Voici comment il opère : « Le pôle positif est assujetti au milieu du front ; le pôle négatif, de la forme et de la grosseur d'une olive, est appliqué à la partie supéroexterne du globe. On fait alors passer le courant, augmentant sa force jusqu'à ce qu'on ait obtenu une sensation lumineuse bien évidente. »

Le galvanomètre indique à ce moment l'intensité du courant qui a été nécessaire pour produire cette première réaction, mais cette première réaction n'a aucune valeur, car l'intensité électrique nécessaire pour produire ce phosphène varie avec chaque individu et présente de tels écarts qu'on ne peut l'utiliser.

C'est à la réaction secondaire que s'adresse Darier. Après avoir obtenu cette « réaction primaire », il diminue le courant jusqu'à ce que la lueur ne soit plus perçue qu'à son minimum d'intensité.

« Le courant est alors si faible qu'il ne produit aucune sensation sur la peau, et la fermeture du courant n'est trahie que par une sensation lumineuse très légère, que l'on ne perçoit plus déjà à l'ouverture. »

C'est cette réaction qui a des caractères constants et ne demande pas plus d'un dixième de milliampère pour se produire chez des individus sains. C'est à elle seule que s'applique la règle énoncée par Darier.

Darier a trouvé « qu'à l'état physiologique et dans toutes les amblyopies sans lésions, une impression lumineuse est produite sur l'œil par la fermeture d'un courant électrique d'une intensité moindre qu'un dixième de milliampère ; tandis que, dans les cas où le nerf optique est à l'état d'atrophie, il faut un courant d'une intensité beaucoup plus grande (de plus de 3 dixièmes de milliampère) pour produire la même impression lumineuse minimale ».

Dans les amblyopies par intoxication, les amblyopies congénitales, certaines amblyopies hystériques, nous dit Darier, la réaction électrique est normale ; dans les atrophies du nerf optique (sclérose de toute nature), le phosphène n'est produit que par des déviations galvanométriques de 5, 10, 50 ou 100 dixièmes de milliampère.

Cette réaction peut servir encore à éclairer le pronostic : Darier a vu chez des malades atteints d'affections neuro-rétiniennes la cécité arriver rapidement quand la réaction électrique est affaiblie.

Au point de vue de l'influence des pôles, Darier a trouvé qu'en prenant des courants excessivement faibles, la fermeture du catode (P. P) produit une lueur oculaire alors que l'ouverture n'a plus aucun effet. Avec un courant un peu plus fort la fermeture et l'ouverture de l'anode (P. N) provoquent une lueur d'égale intensité, et tantôt c'est l'une, tantôt c'est l'autre qui disparaissent la première. Quant à l'ouverture du catode, c'est elle qui produit le moins d'effet sur le nerf optique et son expansion rétinienne.

Bibliographie.

SARLANDIÈRE. Mémoire sur l'électro-puncture. Paris, 1825.

FECHNER. Lehrbuch des Galvanismus.

BRUNNER. Ein Beitrage zur electrischen Reizung des Nervus Opticus. Leipzig, 1863.

SCHLESINGER. Amaurose complète des deux yeux traitée avec succès par l'électro-magnétisme. *Oesterreichische medizinische Jarhbucher*, 1845.

DARIER. De la réaction électrique du nerf optique comme moyen de diagnostic entre l'amblyopie simple et l'atrophie papillaire. *Bulletin de la Société française d'ophtalmologie*, 1884, p. 81.

VELHAGEN. De l'excitabilité galvanique de l'œil. *Archiv. fur Augenh.*, 1893, XXVII, p. 67.

LUMBROSO et LEVY. Contribution à l'étude de la réaction électrique de l'œil. *Lo spérimentale*, avril 1894.

CHAPITRE IV

LES AMBLYOPIES

I. — De l'anesthésie de la rétine

Que faut-il entendre par anesthésie de la rétine, anesthésie du nerf optique ?

Si nous parcourons les observations nous voyons que dans bien des cas il s'agit de manifestations oculaires de l'hystérie : amblyopie hystérique et anesthésie de la rétine sont alors synonymes.

« Par les mots anesthésie rétinienne, nous dit Sichel, on doit entendre non le manque de perceptivité de la rétine, mais le manque de transmission des impressions reçues par elle. La rétine perçoit l'impression, mais le malade en reste inconscient. »

C'est la définition même de l'amblyopie hystérique.

Sichel, comme De Græfe, accorde une importance prépondérante aux émotions morales parmi les causes déterminantes de cette affection.

Steffan a observé de nombreux cas d'anesthésie rétinienne. Chez quelques malades on peut donner l'hystérie comme cause de cette affection. Mais plusieurs autres jouissaient d'une santé florissante, et ne présentaient aucun indice « d'irritabilité excessive du système nerveux ». Pour ceux-là, Steffan donne comme origine de l'affection oculaire un excès de travail : « Y a-t-il lieu de s'étonner qu'il en soit ainsi quand on songe que le travail auquel sont astreints aujourd'hui les enfants dans nos écoles ne laisse depuis le matin jusqu'au soir aucun instant de repos aux organes de la vision. »

Aux affections nettement hystériques nous croyons devoir rapporter aussi les cas d'anesthésie du nerf optique de Dianoux, « dans lesquels l'hystérie ou plutôt l'hystéricisme est une condition presque nécessaire ».

Nous voyons donc là, dans ce premier groupe d'anesthésie rétinienne, des affections de nature hystérique, à côté d'autres affections semblables dans lesquelles l'hystérie n'est pas manifestement en cause, et semblant résulter d'un surmenage de l'appareil oculaire.

Un second groupe comprend les anesthésies traumatiques de la rétine.

Quelques-uns de ces faits paraissent devoir être rangés parmi les hystéro-traumatismes.

Je prends l'observation de Schrotter : Voilà un malade qui reçoit sur la cornée un éclat de fer de 1 millimètre sur 2. A la suite de cet accident, se produit une légère inflammation du globe, et alors que tous phénomènes inflammatoires ont disparu, l'amblyopie se développe. Cette amblyopie a cela de particulier, c'est que l'interposition d'un verre coloré fait passer l'acuité de 1/10 à 1/2 et le champ visuel de 15° à 30°. Il y a donc de l'hyperesthésie rétinienne puisqu'en diminuant l'intensité lumineuse on augmente l'acuité. Cette amblyopie est-elle la conséquence d'une commotion de la rétine, ou ne s'agit-il pas plutôt d'un cas d'hystérie traumatique? Pour ma part je ne puis admettre qu'un si petit corps contondant produise sur la rétine une commotion capable d'engendrer par elle-même de pareils phénomènes.

Le cas de Haase est analogue : Il s'agit d'une jeune fille jadis choréique, sujette à des nausées, des éblouissements : un bouchon de limonade gazeuse lui atteint l'œil : anesthésie de la rétine avec $V = 1/4$ et amélioration par les verres colorés ; pas de lésion ophtalmoscopique.

127. Mais à côté de ces lésions traumatiques ou spontanées dont l'origine paraît être cérébrale, il est des cas où l'inaptitude paraît résulter d'un trouble purement rétinien.

Les troubles visuels se déclarent immédiatement après un traumatisme violent : la vision périphérique est diminuée dans ces mêmes proportions que l'acuité centrale, et un symptôme nouveau s'ajoute : c'est l'immobilité de la pupille, plus ou moins marquée selon le degré de l'amblyopie.

La cause de l'affection paraît résider dans l'organe atteint.

128. Il est donc nécessaire de scinder les anesthésies de la rétine en trois groupes :

Le premier comprend les inaptitudes fonctionnelles spontanées ou consécutives à des traumatismes et imputables à l'hystérie. Pour le traitement de ces affections nous renvoyons au chapitre de l'*Am-*

blyopie hystérique, avec laquelle nous les identifions.

Le second groupe comprend une série d'affections peu différentes, mais dans lesquelles la cause de l'inaptitude paraît résulter d'une lésion ou plutôt d'une fatigue de l'élément rétinien.

C'est là une classe d'affections mal définies, troubles névrosthéniques du jeune âge qui seront peut-être plus tard versés purement dans la névrose. Nous n'insisterons pas sur ces formes. Les cas que Stéffan rapporte ont guéri généralement par le repos.

Le troisième groupe comprend une série d'affections consécutives à un traumatisme violent.

II. — **Anesthésie traumatique de la rétine**.

Admise par les uns (de Wecker, Warlomont) l'amblyopie traumatique est mise en doute par certains (Stellwag), niée par d'autres (Knies).

Les considérations que nous allons rapidement exposer sont tirées de l'excellente étude qu'en a donné en 1871 le docteur Secondi.

129. Un des signes les plus importants de cette forme d'amblyopie, c'est la soudaineté de son origine. Le trouble fonctionnel suit immédiatement l'action du traumatisme. Celui-ci d'ailleurs peut atteindre directement l'œil ou agir indirectement, comme une commotion violente, un coup directement porté sur le crâne.

Souvent des photopsies : apparition de lumières ou d'étincelles vives, se produisent au moment de l'accident et peuvent se répéter plusieurs jours après.

130. La pupille est dilatée, immobile. Le degré de dilatation peut varier selon le degré de l'amblyopie.

131. Le champ visuel est rétréci : Secondi a noté que ce rétrécissement est proportionnel à la diminution de l'acuité centrale. L'absence de symptômes cérébraux indique qu'il n'y a pas eu de lésion de la boîte cranienne.

132. L'ophtalmoscope ne décèle aucune altération du fond de l'œil.

133. Quelle est la pathogénie de ces affections ? De Græfe émet l'hypothèse d'une lésion des vaso-moteurs. La lésion de ces nerfs amènerait une perturbation dans l'apport du sang aux éléments nerveux du nerf optique ou à ceux de son expansion rétinienne.

D'après cet auteur, les anesthésies traumatiques de la rétine doivent être rangées dans une même catégorie d'affections avec d'autres paralysies traumatiques dont le mode de production nous échappe.

Berlin attribue ces troubles amblyopiques à une hémorragie du corps ciliaire produite par le traumatisme. A cette cause il en ajoute une seconde : un astigmatisme cristallinien, qui serait une conséquence soit de l'hémorragie, soit du traumatisme.

Secondi admet que la cause de l'amblyopie réside dans la rétine même : « Est-ce une simple commotion de la membrane ? Est-ce un désordre primitif dans les nerfs vaso-moteurs et, par suite, dans la nutrition des organes spécifiques de la rétine? Les éléments propres à décider entre ces deux hypothèses font jusqu'ici complètement défaut.

134. Quant au traitement, les amblyopies disparaissent quelquefois seules ; mais d'autres fois elles ont une ténacité singulière. L'emploi de l'électricité ou de la strychnine amènerait dans ces cas, d'après Secondi, une amélioration rapide.

Secondi a donné la préférence à l'électricité faradique : néanmoins les courants galvaniques me paraîtraient mieux indiqués en de pareilles affections.

Voici deux de ses observations :

I. — M. A..., cinquante ans, fait un faux pas en descendant un escalier et vient frapper son front contre l'angle d'une fenêtre. Saignant d'une plaie contuse située au sourcil gauche, il reçut du médecin un bandeau qui couvrait aussi l'œil gauche. Le lendemain seulement l'attention fut attirée sur cet œil à cause des photopsies en forme d'étincelles qui importunaient beaucoup le malade. Le troisième jour, Secondi constata une amaurose complète avec mydriase. Les phosphènes sont bien indiquées. Encore des sensations subjectives intermittentes. Pas de lésions à l'examen physique des milieux et du fond de l'œil comparés à ceux de l'œil sain. Aucune altération fonctionnelle sur le parcours des autres nerfs craniens ; rien qui indique une lésion centrale. Pas d'anesthésie frontale.

Comme traitement : deux injections de chlorhydrate de strychnine par jour. La perception visuelle reparaît vers la troisième piqûre. Le douzième jour la strychnine n'étant plus tolérée, on passe à la faradisation de l'œil. Le vingtième jour, le malade lit le n° 12 de Jæger. Enfin guérison complète.

II. — Jeune fille de seize ans. Blessure de la conjonctive bulbaire par un fragment de pierre, avec ecchymose. Du reste, aucune lésion de l'œil. V = 1/4 environ. La vision a diminué immédiatement après l'accident. Pupille moins mobile que de l'autre côté.

Faradisation. Le pôle positif est promené sur le sourcil et la paupière pendant que le pôle négatif est appliqué sur les apophyses cervicales.

Dès la première séance, la vue augmente. Après trois séances guérison complète.

Bibliographie.

Secondi De l'anesthésie traumatique de la rétine. *Annali di oftalmologia*, 1871.

Dianoux. De l'anesthésie du nerf optique. *Bulletin de la Société française d'ophtalmologie*, 1883, p. 87.

Steffan. De l'anesthésie de la rétine avec rétrécissement concentrique du champ visuel. *Société ophtalmologique d'Heidelberg*, 1873.

Schroeter. Anesthésie traumatique de la rétine. *Klin. Monatsblatter fur Augenh.*, 1867, p. 126.

Haase. Amblyopie par anesthésie de la rétine. In *Annales d'ocul.*, 1867, t. LVIII, p. 161.

Sichel. Anesthésie rétinienne. *Annales d'oculistique*, 1870, t. LXIII, p. 201.

III. — Amblyopie hystérique.

135. Dans certains cas, les hystériques accusent eux-mêmes leur affection, et on constate une diminution de la vision ; dans d'autres cas, l'amblyopie existe sans diminution de la vision, le malade en est inconscient, et l'examen méthodique seul la fera découvrir,

136. Début. — Le plus généralement, l'amblyopie hystérique se développe insidieusement ; d'autres fois, elle apparaît brusquement à la suite d'une attaque, d'une émotion, d'une contrariété, ou sans raison appréciable.

137. Siège. — Elle est monoculaire ou binoculaire. Chez les *hémianesthésiques*, elle est généralement plus marquée du côté correspondant à l'anesthésie.

138. Symptômes. — Dans sa forme classique et typique, nous trouvons quatre symptômes principaux, qui sont :

I. Diminution de l'acuité ;
II. Troubles de la vision périphérique ;
III. Troubles chromatiques ;
IV. Troubles de la perception, polyopie, macropsie, micropsie.

I. — Acuité

Trois cas peuvent se présenter :

139. *A.* La vision de loin est très défectueuse ; cependant, de près, le sujet lira des caractères très fins. Cela indique des troubles de l'accommodation : le spasme du muscle ciliaire est assez fréquent chez l'hystérique, et produit la myopie (s'il est complet), l'astigmatisme (s'il s'agit d'un spasme irrégulier). L'interposition de verres sphériques ou cylindriques, dans ces cas, améliore la vision de loin, mais ne la ramène pas toujours à la normale.

140. *B.* L'acuité est défectueuse de près comme de

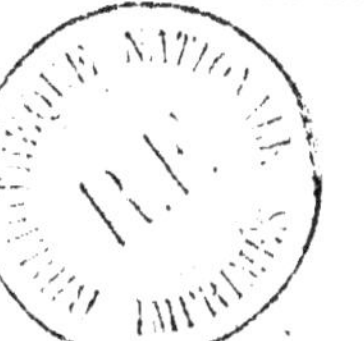

loin : elle n'est améliorée par aucun verre. Cependant quelquefois un verre indifférent (par exemple + 1 et — 1 juxtaposés) ou un verre coloré augmentent la vision.

141. *C.* L'acuité est normale : Dans ce cas un examen méthodique et complet de la vision décèlera des troubles spéciaux consistant en l'inversion des champs visuels des couleurs.

II. — Troubles du champ visuel

On dit généralement qu'un des symptômes de l'amblyopie hystérique, c'est le rétrécissement du champ visuel. Ce n'est pas tout à fait exact, puisque quelquefois il y aura élargissement et non rétrécissement. Les troubles du champ visuel sont plus complexes.

142. Champ visuel du blanc. — *Premier cas, champ visuel du blanc rétréci.* Tantôt le rétrécissement est géométriquement concentrique, formant un cercle parfait autour du point central. Le plus souvent, le champ visuel est elliptique et garde dans le rétrécissement la forme primitive de sa configuration normale.

143. *Caractère de ce rétrécissement.* — Chez les hémianesthésiques, il est généralement plus accentué du côté où siège l'anesthésie.

144. *Ses rapports avec le champ visuel des couleurs.* — Souvent on trouvera le champ visuel d'une ou plusieurs couleurs plus étendu que celui du blanc ;

d'autres fois, tous les cercles seront tangents et confondus les uns dans les autres.

145. *Deuxième cas.* — Le champ visuel du blanc est normal. Nous trouverons alors des signes spéciaux dans les rapports du champ visuel du blanc avec le champ visuel des couleurs.

Nous constaterons quelquefois un véritable agrandissement du champ visuel des couleurs, à tel point que le champ visuel du blanc sera contenu dans les cercles de perceptibilité des couleurs. Cette question va être exposée avec l'étude des troubles chromatiques.

III. — Troubles chromatiques

146. 1° *Troubles manifestes, achromatopsie.* — C'est la cécité pour une couleur. Elle n'a pas de règle fixe : c'est tantôt le rouge, tantôt le bleu qui est la dernière couleur perçue. Quand l'achromatopsie est totale, les objets sont vus sous une teinte uniforme, gris ou sépia.

147. Il est facile de démontrer que cette achromatopsie n'est pas rétinienne, par l'expérience classique de Regnard : on prend un disque de Newton composé alternativement de secteurs de la couleur non perçue par le sujet et de secteurs de la couleur complémentaire : par exemple vert et rouge. Si on le fait tourner rapidement, l'hystérique, achromatope pour une de ces deux couleurs, perçoit le disque blanc. Pour que le disque soit vu tel, il faut nécessairement que les deux couleurs soient perçues. La perception verte arrivant au centre n'est pas jugée, puisque nous savons que le sujet est achromatope pour cette couleur ; elle est perçue cependant par la rétine, et la preuve, c'est qu'ajoutée à la perception rouge elle donne du blanc.

Ce n'est d'ailleurs là qu'une des nombreuses expériences qui montrent comment chez l'hystérique une perception sub-consciente peut dans certaines circonstances devenir consciente.

2° *Troubles latents.* — 148. Physiologiquement, nous savons que la sensibilité de la rétine diminue du centre à la périphérie, pour le blanc comme pour les couleurs, et à la limite extrême, il existe une zone où le blanc seul est perçu ; ensuite vient une zone qui est sensible au bleu. Plus en dedans, nous trouvons une zone sensible au rouge ; et enfin une zone centrale qui perçoit en outre le vert.

Examinant la sensibilité de la rétine au périmètre, nous trouvons que les champs visuels des couleurs s'échelonnent dans l'ordre suivant :

	Blanc	Bleu	Rouge	Vert
Haut	55	45	40	30
Bas.	70	60	50	35
Nasal	60	55	45	30
Temporal. . . .	85	75	65	45

149. Chez l'hystérique (avec ou sans rétrécissement), cet ordre n'existe plus ; les champs visuels colorés ne sont plus à leur place respective ; leurs limites sont interverties et changées, à tel point que, si l'on veut exprimer ces perturbations par une formule générale, on en est réduit à dire que, chez les hystériques, ce qui caractérise le champ visuel des couleurs, c'est le désordre.

Les seuls groupements en lesquels on puisse synthétiser ces formes sont les suivants :

Premier groupe. — Le blanc est resté couleur périphérique, les cercles des couleurs contenus dans le blanc sont tangents ou intervertis.

Second groupe. — Le blanc n'est pas couleur périphérique, c'est le rouge ou le bleu, exceptionnellement le vert dont les limites sont plus étendues.

Cette classification est absolument relative. Tous les cas peuvent se présenter, mais très rarement j'ai trouvé des champs visuels normaux ou concentriquement et proportionnellement rétrécis.

IV. — Troubles de la perception

A. — *Polyopie monoculaire.*

150. Le malade perçoit d'un seul œil plusieurs images de l'objet. Le nombre des images est variable : 1° même pour les deux yeux ; d'un côté il peut, par exemple, percevoir deux images, et trois images du côté opposé ; 2° selon l'intensité lumineuse de l'objet ; par exemple, un individu qui verra double le doigt ou un crayon verra triple ou quadruple la flamme d'une bougie que vous substituez à l'objet précédemment fixé ; 3° le nombre des images peut varier selon la distance de l'objet à l'œil. Certains sujets sont atteints de polyopie à toute distance ; pour d'autres, la polyopie commence quand l'objet fixé est à une certaine distance de l'œil, et

cesse quand il a dépassé une limite ; j'ai vu un sujet chez qui la polyopie commençait à 50 centimètres de l'œil et cessait à 2 mètres.

151. *Recherche de la polyopie.* — On place devant l'œil, très près, un crayon par exemple, un bâton de craie et on l'écarte graduellement : c'est généralement à une distance peu éloignée de l'œil que l'objet commence à être vu double.

152. *Influence des verres colorés.* — L'interposition d'un verre coloré entre l'œil et l'objet augmente souvent le nombre des images. Lorsqu'à l'œil nu le sujet ne présente plus de polyopie, on peut souvent la faire apparaître en interposant un verre coloré.

153. *Position des images.* — On appelle fausses images celles qui apparaissent à côté de l'objet primitivement vu simple. Quand il y a deux images, la fausse est en dehors ; quand il y en a trois, les deux fausses encadrent l'objet (Parinaud). L'écartement des images entre elles varie selon qu'on approche ou qu'on éloigne l'objet de l'œil. Les images ne sont pas toujours à la même hauteur, ni dans un même plan horizontal.

154. *Nature de la polyopie.* — La polyopie coexiste quelquefois avec la contracture de l'accommodation ; dans ce cas elle disparaît quand on corrige la réfraction par des verres appropriés, ou quand on paralyse l'accommodation par des instillations d'atropine. Mais souvent elle persiste après correction de l'amétropie et emploi des mydriatiques. Elle est influencée quelquefois par des verres indifférents, et

disparaît par l'interposition de deux verres se neutralisant ou d'un verre coloré.

Ces caractères démontrent qu'on ne peut en rapporter la cause à un simple trouble accommodatif.

B. — *Macropsie.* — *Micropsie.*

155. Si l'objet est très rapproché de l'œil, on peut observer de la macropsie : il paraît plus volumineux qu'il n'est en réalité. Si, au contraire, l'objet est éloigné de l'œil, il diminue de volume et paraît plus petit : c'est alors de la micropsie.

Les verres colorés exercent une certaine influence sur l'apparition de ce vice de la perception. Chez un malade, j'ai vu l'interposition d'un verre rouge créer la diplopie monoculaire, l'interposition d'un verre bleu, vert ou jaune, créer la macropsie pour les objets situés près de l'œil, la micropsie pour les objets éloignés.

V. — EXAMEN OPHTALMOSCOPIQUE

156. Il n'est pas toujours possible : en effet, quelquefois l'amblyopie hystérique s'accompagne d'hyperesthésie rétinienne, et le malade ferme les yeux dès qu'on projette sur la pupille les rayons lumineux.

Il y a même dans la rétine des zones hystérogènes excitables à la lumière. La fixation d'un objet, ou l'excitation de la rétine par les rayons lumineux, produit dans ce cas une attaque d'hystérie.

157. Quand l'examen ophtalmoscopique est pos-

sible, on constate une intégrité absolue des milieux et des membranes.

VI. — Caractères généraux des troubles amblyopiques

158. Les symptômes de l'amblyopie hystérique sont très variables : du jour au lendemain l'achromatopsie, l'acuité, le champ visuel, se modifient, en sorte que deux examens faits à quelques jours d'intervalle sont rarement identiques. Ces variations sont surtout manifestes quand le sujet est en proie à des attaques.

159. L'amblyopie hystérique s'accompagne quelquefois de phénomènes kopiopiques : ce sont des douleurs lancinantes ayant leur siège au niveau du globe avec irradiation vers les régions temporales ; ces phénomènes d'asthénopie névroptique sont généralement diurnes ; ils cessent par le repos, sont exaspérés par tout travail oculaire ; ils n'ont de commun avec l'asthénopie accommodatrice et musculaire que l'analogie des symptômes, puisque l'accommodation, comme l'amplitude de convergence, ont été dans ces cas trouvées normales.

160. Nous verrons là de décrire l'amblyopie hystérique typique et complète ; mais chez tous les sujets ou ne trouve pas ces divers symptômes réunis, et l'absence de plusieurs d'entre eux peut rendre le diagnostic difficile.

En tout cas il n'y a pas de rapports fixes entre ces différents symptômes.

L'achromatopsie n'est pas proportionnée au rétrécissement du champ visuel et à l'abaissement de l'acuité visuelle, et vice versa. J'ai vu des sujets qui avaient le champ visuel rétréci à 15°, avec acuité normale ; d'autres distinguent des couleurs, quoique la vision soit réduite à la simple perception lumineuse. On trouve des malades ayant l'acuité de 1/10 avec le champ visuel normal.

161. Un fait à signaler, c'est que le rétrécissement du champ visuel, c'est-à-dire l'abolition de la vision périphérique, ne gêne en aucune façon la marche des malades.

C'est là un des caractères qui distinguent ces inaptitudes fonctionnelles cérébrales de certaines lésions de l'élément nerveux abolissant la vision périphérique : telle la rétinite pigmentaire, dans laquelle les sujets, ayant conservé la vision centrale, sont très gênés dans leur marche par suite de l'abolition de la vision périphérique.

VII. — MARCHE DE L'AFFECTION

162. Sa durée est variable de quelques heures à des années.

Souvent elle disparaît peu de temps après s'être développée, pour revenir quelques jours après.

La marche de l'amblyopie hystérique dépend surtout de la marche générale de la névrose.

163. Cependant Parinaud a noté que, pour un trouble fonctionnel qui ne semble lié à aucune lésion organique, elle a des caractères de fixité remarquables.

On la retrouve quand les autres symptômes nerveux auxquels elle est souvent associée ont disparu.

Parinaud, chez des malades pensionnaires de la Salpêtrière depuis quarante ans, a observé la persistance de l'amblyopie, quoique les crises aient cessé depuis longtemps.

VIII. — ACTION DES MÉTAUX, DES AIMANTS ET DE L'ÉLECTRICITÉ DANS L'HÉMIANESTHÉSIE HYSTÉRIQUE ET L'HÉMIANESTHÉSIE CÉRÉBRALE. LE TRANSFERT.

L'application de plaques métalliques sur la peau d'une hystérique hémianesthésique ou d'un sujet atteint d'hémianesthésie cérébrale produit des effets particuliers qui ont été décrits sous le nom de transfert.

Ajoutons que les courants électriques faibles, l'électricité statique, les barreaux aimantés, les solénoïdes, les vibrations sonores, l'application de certains bois, ont une action analogue.

Tout ce que nous dirons du transfert par les métaux peut donc s'appliquer à ces différents agents : de même les phénomènes que nous verrons se produire dans l'hémianesthésie hystérique seront sensiblement les mêmes dans l'hémianesthésie cérébrale.

A. — *La métalloscopie ; le transfert.*

164. La métalloscopie est la recherche du métal auquel le sujet est sensible, du métal susceptible

de produire le transfert. En effet, tous les sujets ne sont pas sensibles au même métal ; l'or, l'argent, le fer, le cuivre, l'étain, sont les métaux le plus fréquemment employés. Il est rare, mais possible, de rencontrer des hystériques qui ne sont sensibles à aucun métal. Pour que l'action des métaux puisse être évidente, il faut choisir des moments d'accalmie de la névrose.

Pour la recherche du métal auquel est sensible un sujet hémianesthésique, on fixe du côté anesthésié, généralement sur l'avant-bras, une plaque métallique ; si le sujet est sensible à ce métal, au bout d'un temps variant de quelques secondes à quinze ou vingt minutes on voit se produire le phénomène du transfert que nous allons décrire.

En variant successivement la nature du métal, on arrive à déterminer celui ou ceux pour lesquels le sujet est sensible.

165. Le *transfert*. — Soit un sujet hémianesthésique à droite avec achromatopsie totale. Faisons sur le bras l'application du métal auquel il est sensible. Au bout d'un certain temps, nous constatons que l'anesthésie a passé de droite à gauche et que, tandis que le bras droit a récupéré sa sensibilité, le gauche l'a perdue.

Appliquons la plaque sur la tempe gauche, nous observons que la perception des couleurs se rétablit dans l'œil droit, mais en même temps nous constatons que l'œil gauche, primitivement sain, est devenu complètement achromatope.

La disparition de l'anesthésie sensorielle ou sensitive dans une partie, sous l'influence des applications métalliques, est liée à la disparition simultanée de l'une ou l'autre espèce de sensibilité dans une étendue égale de la région symétrique de l'autre côté de la ligne médiane.

Voici dans quel ordre, chez la majorité des malades atteints d'achromatopsie complète, la notion de la couleur se rétablit sous l'influence de l'application métallique : la notion du bleu se rétablit d'abord, puis reparaît la notion du jaune, celle de l'orange, du rouge, du vert et enfin du violet. En pareil cas, du côté sain les couleurs cessent d'être perçues dans l'ordre suivant : violet, vert, rouge, orange, jaune et bleu.

Dans un second groupe de malades, c'est la notion du rouge qui reparaît en premier lieu ; puis celle de l'orange, du bleu, du vert et enfin du violet. La disparition des couleurs dans ce type se fait dans l'ordre suivant : violet, vert, bleu, orangé, jaune et en dernier lieu rouge (Charcot).

Les plaques métalliques enlevées au bout de une à deux minutes, la vision des couleurs revient dans le côté gauche et disparaît dans le côté droit. Lorsqu'une couleur revient, elle commence par être vue d'abord aux angles du carton coloré que l'on présente au sujet, ce n'est que quelques instants plus tard que la couleur centrale est perçue.

Si on enlève le métal au moment où on a obtenu la réapparition de la sensibilité, celle-ci persiste pendant quelques heures, quelquefois un jour ou deux ; elle finit aussi par se généraliser, du bras la sensibilité s'étend progressivement sur tout le corps qui, avant l'expérience était le siège de l'hémianesthésie ; mais c'est là un phénomène temporaire.

Si l'on continue l'application de l'aimant ou du métal, le transfert subit des oscillations passant alternativement de 8 à 10 fois de suite, de gauche à droite et de droite à gauche pendant environ une heure et demie, jusqu'à ce que tout revienne à l'état antérieur.

B. — *Anesthésie de retour*.

166. Si après la réapparition de la sensibilité on laisse le métal appliqué sur la peau, on constate qu'au bout d'un certain temps l'anesthésie se reproduit quelquefois plus complète qu'avant l'application du métal.

Avant que cette anesthésie de retour s'établisse d'une manière définitive, on observe des oscillations successives, l'anesthésie passant alternativement de droite à gauche et *vice versa*.

De même, du côté de l'organe de la vision. Seulement ici ces oscillations présentent ce phénomène curieux, c'est qu'à certain moment les deux yeux sont complètement achromatopes : l'un ayant perdu sa sensibilité chromatique, et l'autre ne l'ayant pas encore recouvrée. Les couleurs disparaissent du centre à la périphérie ; le violet et le vert d'abord.

C. — *Anesthésie métallique*.

167. Chez certaines malades hystériques et hémianesthésiques antérieurement, mais qui n'ont pas de

symptômes d'hystérie anesthésique, l'application sur la partie anciennement anesthésiée de plaques métalliques auxquelles le malade était sensible ramène l'anesthésie. En même temps, les troubles disparus de la vision reparaissent, et le sujet redevient achromatope pendant la durée de la métallothérapie.

168. Charcot pense qu'on pourrait trouver là un indice de la guérison relative ou durable de la maladie : « Si l'application du métal fait réapparaître les phénomènes antérieurs, la guérison est discutable. Il y a lieu de penser que la malade est encore sous le coup de la diathèse, qu'elle n'est pas, en d'autres termes, solidement guérie.

« Si au contraire la guérison est complète et solide, la malade cesse de pouvoir être influencée par ces mêmes applications métalliques auxquelles elle était autrefois sensible. »

D. — *Quelques particularités de ces phénomènes.*
Étude sur leurs causes.

169. Les courants électriques faibles, les barreaux aimantés, l'électricité statique, les solénoïdes, produisent généralement les effets des applications métalliques : le transfert.

170. Cette similitude d'action fait qu'on est tenté d'attribuer les effets de la métalloscopie au faible courant électrique développé par le métal en contact avec la peau moite. Rabuteau expliquait l'action des pièces d'or par leur double composition or et cuivre et pensait que l'or pur, ne donnant lieu à aucun phé-

nomène électrique, ne produirait pas d'effet. Burq et Charcot ont essayé des plaques d'or, aussi pur qu'il est possible de l'avoir, et ont obtenu l'apparition de la sensibilité.

171. Regnard a étayé cette même hypothèse sur les expériences suivantes : il met en communication avec un galvanomètre la plaque métallique et un point de la peau éloigné de 2 centimètres. On constate un courant dont l'intensité est en raison directe de l'état de transpiration de la peau. Regnard mesure l'intensité de ce courant (intensité très faible), et, se servant alors d'une pile donnant un courant d'intensité égale, il obtient les mêmes résultats qu'avec l'application métallique.

172. « Jusque-là, c'est clair, mais il faudrait expliquer pourquoi certains malades sont impressionnés par l'or, qui donne un courant très faible, tandis qu'ils ne le sont pas par le cuivre, dont le courant est beaucoup plus intense. En étudiant les malades avec la pile, on voit qu'ils sont impressionnables par un courant faible représentant celui de l'or, qu'ils ne le sont pas par un courant moyen comme celui du cuivre, et qu'ils le sont de nouveau par un courant plus fort. » (Grasset.)

173. La question devient encore plus compliquée si nous entrons dans l'étude de la xylothérapie : celle-ci consiste en l'application de plaques de bois d'essence variable. Les bois qu'on a trouvés doués de propriétés œsthésiogènes sont : le quinquina, thuya, bois de rose, noyer, érable, pommier. La sensibilité, fugace d'ailleurs, reparaît sans transfert.

174. Notons quelques particularités de la métal-

loscopie : certains métaux, tels que le cuivre et le zinc, perdent leur efficacité si on recouvre d'une couche isolante la face du métal en contact avec la peau.

L'action est annulée si au premier métal on en superpose un second qui ne touche pas la peau, le premier métal étant actif, et le second ne l'étant pas pour le malade en observation.

L'action du premier métal est également perturbée par un métal inactif placé sur le membre à quelque distance du premier.

En règle générale, les phénomènes sont les mêmes chez les hémianesthésiques hystériques et chez les hémianesthésiques de cause cérébrale, avec cette différence que chez ceux-ci les résultats obtenus sont plus durables et ne s'accompagnent pas de transfert.

Vigouroux a cependant vu, dans quelques rares cas, d'une part des hémianesthésies de cause cérébrale organique avec transfert, d'autre part des hémianesthésies hystériques sans transfert.

De l'étude des phénomènes métalloscopiques, passons à leur application à la thérapeutique : à la métallothérapie.

IX. — MÉTALLOTHÉRAPIE EXTERNE

175. Après avoir reconnu que le malade était sensible à un métal donné, Burq applique tous les jours des armatures faites avec ce métal sur les différentes parties du corps; cette application avait

pour effet de ramener d'abord la sensibilité. Mais lorsque le métal restait appliqué, cette sensibilité disparaissait bientôt et les phénomènes morbides s'exagéraient momentanément. Puis, on remarquait, au bout d'une quinzaine de jours, que la plupart des phénomènes permanents de l'hystérie s'atténuaient et même disparaissaient. Il y avait là une guérison temporaire. Au bout d'un certain temps, les phénomènes se reproduisaient, et il fallait recommencer un certain nombre de fois pour arriver à une guérison définitive-

176. Vigouroux a indiqué une autre méthode de métallothérapie externe basée sur les effets de l'application de métaux différents. Si, après avoir mis en place une pièce du métal auquel la malade est sensible, on ajoute soit sur cette pièce, soit à une certaine distance, une deuxième pièce d'un métal auquel la malade ne soit pas sensible, l'évolution des phénomènes auxquels avait donné lieu la première pièce s'arrête, et l'état qui existait au moment de l'adjonction de la deuxième pièce se trouve pour ainsi dire fixé et peut se prolonger indéfiniment. Supposons donc que nous ayons rendu la sensibilité générale et spéciale à une malade hémianesthésique, en la plaçant pendant quelques minutes sur l'isoloire de la machine électrique : appliquons sur une partie primitivement anesthésiée une pièce du métal auquel la malade n'est pas sensible, nous verrons la sensibilité acquise persister, et l'anesthésie, lorsqu'elle reparaîtra, occuper le côté sain en respectant son ancien domaine, protégé maintenant par le métal.

X. — MÉTALLOTHÉRAPIE INTERNE

177. Ayant reconnu la sensibilité du malade à un métal déterminé, on administre ces métaux à l'intérieur sous forme soluble : par exemple pour l'or 1 cent. de chlorure d'or et de sodium par 25 gouttes, 10 gouttes avant chaque repas, en augmentant progressivement les doses.

De même, l'acétate de cuivre, le sulfate de zinc, ou les préparations solubles de fer. Charcot, ayant traité 4 malades hystéro-épileptiques par ce procédé, aurait obtenu 1 guérison et 3 améliorations.

XI. — APPLICATIONS A L'AMBLYOPIE HYSTÉRIQUE

178. La métallothérapie a été employée avec succès dans des cas d'amblyopie hystérique.

Voici quelques observations.

Dans la première de Magnier, nous voyons la métallothérapie agir mieux que l'électrothérapie sur les phénomènes amblyopiques.

III. — Céline C..., vingt-huit ans, ménagère, mariée, trois enfants ; bonne santé habituelle.

Le 29 janvier 1882, à la suite d'une journée de malaise, crises d'hystérie pendant la nuit.

Les crises se multiplient jusqu'à dix-huit dans les vingt-quatre heures.

Le 7 février, à la suite d'une crise, la malade se plaint de ne plus y voir de l'œil droit.

Hémianesthésie sensitive sensorielle avec hyperesthésie du pharynx qui rend l'alimentation impossible.

Les courants induits font disparaître momentanément l'œsophagisme.

12. L'œsophagisme a disparu, mais contracture du pied et de la jambe droite.

Le 10 juillet, ayant reconnu la sensibilité au cuivre, application d'une armature de cuivre au poignet et à la jambe droite ; administration de une, puis de deux pilules de 25 milligrammes de bioxyde de cuivre et d'un demi-verre d'eau de Saint-Cristau.

18. La malade dit avoir aperçu de l'œil droit la lumière des éclairs pendant un orage.

10 août. Retour des règles, disparues depuis six mois.

Le 20 août, les troubles de la sensibilité générale et spéciale ont disparu. La malade marche sans difficulté ; néanmoins, malgré cette guérison, le traitement interne est continué.

179. Dans un cas analogue de Telnichin, l'amblyopie, qui avait résisté à tous les traitements, fut rapidement diminuée par les applications métalliques.

IV. — Chez une femme âgée de vingt-huit ans, à la suite d'une vive émotion, survint une amblyopie considérable de l'œil gauche (cécité presque complète). Cette affection résista pendant deux mois à tous les moyens employés. Des applications d'or sur la tempe agirent mieux. Après la première application, qui dura douze minutes, la malade a recommencé à voir, et en quelques jours la vue est redevenue normale.

180. La métallothérapie produit-elle des guérisons durables dans l'amblyopie hystérique? Le cas sui-

vant de Felnichuine paraît venir à l'appui de son efficacité et de la persistance de la guérison.

V. — Femme de vingt-huit ans ; à la suite de l'émotion causée par la mort de son enfant, s'aperçoit en février 1886 d'un affaiblissement de la vue.

V O D = 20/10, emmétropie. O G distingue seulement la lumière, mydriase : hémihypoesthésie droite. L'aimant fut appliqué à la tempe, simultanément avec des rondelles de cuivre, de zinc, d'argent sans résultat.

Felnichuine eut alors recours à l'or : trois minutes après l'application, la malade a commencé à se plaindre d'un picotement, qui, au bout de douze minutes, est revenu douloureux, au point que l'on fut obligé d'ôter la pièce. La malade déclara alors qu'elle y voyait, et en effet elle lisait le n° 10 Jœger.

Les applications d'or furent continuées.

Le 17 mai, la malade déclarait qu'elle y voyait de cet œil aussi bien que de l'autre. Effectivement, elle lit le n° 1 Jœger, elle distingue bien les couleurs. La sensibilité cutanée est revenue.

Revue dix mois plus tard, la vision des yeux se maintenait normale.

181. Très souvent l'électrothérapie est employée soit simultanément, soit après un certain nombre d'applications métalloscopiques, comme dans l'observation suivante de Dujardin-Beaumetz et Abadie :

VI. — Jeune fille de seize ans, rapidement atteinte d'amblyopie : la vision de l'œil droit est abolie ; l'œil gauche distingue la clarté.

Anesthésie généralisée.

Après une demi-heure d'application de trois pièces de

20 francs sur la tempe gauche, la vision de l'œil gauche s'élève à 1/10 ; O. D, V = 0.

23 janvier. Application de l'aimant, d'abord sur la tempe gauche, puis sur la tempe droite. La vision commence à se rétablir de ce côté.

Les applications de l'aimant causent une sensation de constriction autour de la tête, cette douleur augmente au point d'obliger à suspendre l'intervention.

29. On remplace l'aimant par l'or à l'intérieur et à l'extérieur.

5 février. V O D = 2/7 ; V O G = 1/5. La sensibilité cutanée est moins émoussée.

On joint à la métallothérapie une douche par jour. La vision reste stationnaire jusqu'au 23 février. Essai sans résultat de l'argent et du cuivre.

26. Emploi du zinc : au bout de deux jours VODG = 2/5.

On continue jusqu'au 4 mars, l'acuité reste stationnaire.

4 mars. Electricité statique par étincelles autour de l'orbite : au bout de quelques séances l'acuité est devenue normale.

Le 8 mars, quoiqu'on ait enlevé les chaines et bracelets d'or, la sensibilité se maintient intacte.

182. Il découle de l'exposé et de la connaissance de ces phénomènes une notion spéciale pour l'ophtalmologiste : c'est que souvent il ne sera pas indifférent de prescrire dans le port des lunettes ou pince-nez des montures de tel ou tel métal. Chez les femmes en particulier, plus prédisposées à l'hystérie, ou en puissance d'hystérie, le port de lunettes métalliques peut produire l'effet des plaques métalloscopiques. Et cette action, qui peut se traduire par

une sédation des phénomènes morbides, peut aussi se changer en une exacerbation du même état.

Intéressantes à ce sujet et fort concluantes sont les observations de Bates dont voici un exemple :

VII. — Une personne de trente-trois ans était atteinte de troubles utérins et de céphalalgie. On lui ordonna pour des troubles asthénopiques le port de verres appropriés. Elle les fit enchâsser dans une monture d'or, mais chaque fois que les lunettes étaient posées sur son nez, elle éprouvait de violents maux de tête.

Ces maux de tête, légers habituellement, augmentaient d'intensité sous l'influence de l'or appuyant sur le nez.

Si au contraire on interposait un peu de papier au-dessous du pont, de façon à prévenir le contact de l'or avec la peau, on n'observait pas cette exacerbation de la céphalalgie. Le port de lunettes en acier supprima ces phénomènes. (Bates.)

XII. — L'ÉLECTROTHÉRAPIE DE L'AMBLYOPIE HYSTÉRIQUE

L'hystérie est une des rares affections dans lesquelles l'électricité statique, si en vogue autrefois, soit encore employée.

183. L'électricité statique sous une certaine forme est à la portée de tous ; voici en effet une curieuse observation de Bouchut :

VIII. — Un enfant de onze ans, qui à plusieurs reprises a été atteint de contractures des extrémités, devint subitement amaurotique sans lésions du fond d'œil visible à l'ophtalmoscope. J'étais assez préoccupé. L'amaurose, qui durait depuis deux jours, cessa tout à coup par le moyen le plus singulier. L'enfant, qui avait sur son lit un gros chat de gouttière tigré de noir, caressait l'animal, lorsque en le caressant et en le portant sur sa figure et sur ses yeux l'action électrique de la peau fit disparaître l'amaurose.

Cette amaurose revint plusieurs fois en quatre jours, disparut par le même moyen et cessa tout à fait.

On aura plus facilement un chat de gouttière à sa disposition qu'une machine de Wimshurst ; mais la quantité d'électricité développée par le frottement de la peau du chat est bien faible pour donner des résultats satisfaisants dans tous les cas.

184. Cependant il ne faut pas se dissimuler une chose, c'est que dans dans les formes légères en particulier, l'électricité statique a surtout une action suggestive.

Larat rapporte l'observation suivante :

IX. — Une jeune fille est atteinte de cécité absolue depuis plusieurs mois. L'absence de toute lésion oculaire et d'autres symptômes concomitants fait soupçonner l'hystérie.

La malade est installée sur le tabouret par Boudet de Paris. A peine l'électrisation dure-t-elle depuis deux minutes qu'elle s'écrie : « J'y vois. » Le fait est qu'elle y voyait parfaitement. La guérison s'est maintenue depuis, et il y a de cela plusieurs années.

Il est important de noter qu'il n'y avait dans ce cas aucune simulation. La cécité était réelle ; on s'en était assuré avec le plus grand soin.

Larat ajoute : « Ceci est un cas qu'en d'autres temps on eût qualifié de merveilleux. L'électrothérapie doit-elle le porter à son actif? Point du tout, à mon avis. Cette médication, par suite de l'ignorance vulgaire, a trop de tendance à passer pour merveilleuse ou charlatanesque pour que nous n'en éliminions pas avec soin tout élément de suggestion. Or, dans le cas que je viens de citer, il est évident que l'influence psychique a été seule en cause, et que n'importe quel autre moyen aurait pu, à un moment donné produire le même résultat. »

185. L'électricité statique se donne généralement en bain : le malade étant sur l'isoloire en communication avec la machine, tout son corps est le siège d'une décharge lente et continue. On peut activer celle-ci en promenant une pointe métallique autour de l'orbite. Il se produit alors dans la région ainsi excitée une sensation de fraîcheur agréable ; c'est la vieille méthode du souffle prônée par Mauduyt dans toutes les affections oculaires. La méthode consistant à tirer, soit autour de l'orbite malade, soit autour de l'orbite du côté opposé, de fortes étincelles est moins en vogue aujourd'hui.

186. Les courants continus paraissent avoir donné peu de résultats dans le traitement des affections oculaires hystériques : leur emploi n'est-il peut-être pas assez cérémonieux.

187. Leloir s'est bien trouvé des courants faradiques dans l'hémianesthésie avec trouble des sens. Le bain faradique, fort en vogue à l'heure actuelle, est peut-être appelé à détrôner le bain électro-statique. Il paraît indiqué surtout dans les cas rebelles.

188. Quant à la curabilité de l'affection, si je m'en rapporte à mes observations personnelles, je crois

qu'il faut dans l'amblyopie hystérique distinguer :
1° selon l'ancienneté et l'intensité de l'affection ;
2° selon la forme même de l'amblyopie.

1° Si l'on a affaire à une vieille névrosique atteinte
d'amblyopie depuis des années, encore en proie à
des accidents hystériques, je crois que quelque traitement qu'on emploie on aura de la peine à lui
rendre la vision de cet œil, dans lequel cependant
n'existe aucune lésion anatomique ; l'électrothérapie
comme la métallothérapie échoueront.

Dernièrement tomba entre mes mains une hystérique que j'avais vue autrefois pendant longtemps
dans le service hospitalier de M. le professeur Grasset à Montpellier. Malgré les divers traitements, l'a-
mélioration a été peu sensible : je l'avais perdue
de vue depuis dix ans, quand un beau jour elle
tomba dans mon dispensaire se plaignant de troubles
visuels. Je constatai effectivement une cécité presque
absolue de l'œil gauche (il ne distinguait que la
lumière) avec cette particularité que toutes les couleurs étaient perçues.

L'électrothérapie dans ces cas me conduisit à
l'échec complet que j'attendais.

Parinaud a noté d'autre part que, malgré la disparition des troubles généraux, l'amblyopie hystérique peut persister indéfiniment sans variation :
« L'anesthésie rétinienne présente le plus souvent
un caractère de fixité remarquable pour un trouble
fonctionnel qui ne semble lié à aucune lésion organique. Il n'est pas rare de la retrouver quand tous
les autres symptômes nerveux auxquels elle est
habituellement associée ont disparu.

« L..., une hystérique qui vient de mourir à l'âge de soixante-trois ans à la Salpêtrière où elle était pensionnaire depuis quarante ans, présentait encore l'hémianesthésie et l'amblyopie dans ces dernières années, bien qu'elle n'eût plus de crise depuis fort longtemps. Il y a, dans le même hôpital, quelques vieilles hystériques chez lesquelles le trouble visuel offre la même persistance [1]. »

Les chances de succès par le traitement sont au contraire assez grandes quand on a à traiter une amblyopie de date récente.

189. De même la coexistence d'autres troubles nerveux, indiquant une forme grave de l'hystérie, assombrit le pronostic de la localisation oculaire.

2° Je crois qu'il faut encore distinguer parmi les troubles de l'amblyopie.

L'un deux qui m'a paru singulièrement tenace, c'est la polyopie monoculaire.

J'ai soigné récemment un jeune homme de seize ans atteint d'amblyopie hystérique avec polyopie monoculaire.

L'atropinisation continuée pendant huit jours, pas plus que la correction exacte de l'astigmatisme, n'ont influencé cette polyopie.

Le traitement général, l'hydrothérapie, ont amélioré seulement l'acuité visuelle ; j'en dirai autant de l'électrothérapie, le bain, le souffle autour de l'orbite ont eu peu d'effets, et le malade, après plus d'un an de traitement, est encore très gêné par cette multiplicité d'images.

[1] Parinaud. *Anesthésie de la rétine. Annales d'oculistique,* 1886, t. XCVI, p. 39.

Dans quelques cas au contraire, la diplopie monoculaire a disparu sous l'influence d'une goutte d'a-
tropine, plus simplement d'une goutte de cocaïne,
d'une séance d'électrothérapie.

190. Il m'a semblé également que la diminution
de l'acuité sans rétrécissement du champ visuel était
beaucoup moins tenace que l'amblyopie avec rétrécissement du champ visuel.

191. Il est encore des formes totales qui sont in-
quiétantes : c'est quand l'amaurose complète atteint
les deux yeux simultanément; cette forme-là est
souvent rapide ; en quelques heures ou presque subitement elle apparaît. Mendel, Wurdemann, Saint-
Ange, Harlan, Sous, ont rapporté des cas analogues.
Dans l'observation de Saint-Ange, l'amaurose suc-
céda à un état léthargique qui avait duré neuf jours.
A son réveil, la malade voit un brouillard de feu ;
trois jours après, la vision a complètement disparu,
Dans le cas de Sous, l'amaurose complète disparaissait spontanément pour réapparaître pendant
quelques heures. Ce cas se rapproche de celui de
Bouchut cité plus haut (§ 50). La cécité complète
persista huit mois chez le malade de Mendel, elle
durait depuis dix ans chez le malade d'Harlan.

Quelque inquiétants qu'ils paraissent, je ne crois
pas que généralement ces cas, pris au début, com-
portent un pronostic trop sombre, et l'électrothérapie sera un adjuvant du traitement général.

192. Car, et c'est par là que je terminerai ce chapitre, dans les affections hystériques je considère
que l'électricité (j'entends aussi la métallothérapie)
est seulement l'adjuvant du traitement général,

celui-ci prime tout : que dans les formes légères, par l'électricité statique, les applications métalliques, on ait une rapide guérison, c'est possible et fréquent ; mais de ce que l'amblyopie a disparu aujourd'hui, cela ne veut pas dire qu'elle ne reparaîtra pas demain si vous n'éloignez pas ou ne traitez pas les causes qui la font apparaître.

Bibliographie.

Burcq. Affection hystérique compliquée d'achromatopsie... guérie par la métallothérapie externe. *Gazette médicale*, 14 décembre, 1878.

Vigouroux. Métallothérapie externe. *Gazette médicale*, 1878, p. 223.

Vigouroux. Nouveau procédé de métallothérapie externe. *Gazette des Hôpitaux*, 1878, p. 692.

Bouchut. La métallothérapie. *Gazette médicale*, 1878, p. 363.

Chermes. L'action du froid, des métaux, du magnétisme et de l'électricité statique sur l'achromatopsie et l'hémianesthésie hystérique. *France médicale*, 28 août 1878.

Leloir. Des courants électriques dans l'hystérie. *Gazette des hôpitaux*, 1879, p. 84.

Dujardin-Baumetz et Abadie. Cécité hystérique, disparition par l'électricité statique. *Gazette des hôpitaux*, 1879, p. 84.

Grasset. Métalloscopie et métallothérapie. *Montpellier médical*, juin 1880, et *Traité des maladies du système nerveux*.

Magnier. Hystérie monométallique avec amaurose ; guérison par la métallothérapie. *Gazette des hôpitaux*, 1882, p. 898.

Burcq. Amblyopie hystérique guérie par le platine. *Gazette des hôpitaux*, 1883, p. 753.

Rusconi. Etudes cliniques sur la métalloscopie et la xyloscopie dans un cas d'hémianesthésie avec amblyopie et achromatopsie. *Gazetta medica italiana per la Lombardia*, 1883.

Telnichin. Un cas d'application de métallothérapie avec succès dans l'amblyopie hystérique (en russe) in *Revue générale d'opht.*, 1887, p. 365.

Felnichuine. Amblyopie hystérique et métallothérapie. *Recueil d'ophtalmologie*, 1887, p. 319.

Bates. Cas d'asthénopie où les lunettes d'or produisirent un mauvais résultat. *Medical Record*, 25 février 1893 et 19 octobre 1895.

IV. — Amblyopie consécutive à l'exposition à une lumière intense.

193. L'exposition à une lumière intense, naturelle ou artificielle, peut engendrer des troubles rétiniens ; c'est ainsi que des amblyopies ont été observées à la suite de l'exposition directe de l'œil aux rayons solaires (observateurs d'éclipse), à la réverbération de la neige (ophtalmie des neiges), ou sous l'action des foyers électriques intenses (ophtalmie électrique).

194. Haab divise les brûlures par la lumière solaire en deux classes selon les conditions dans lesquelles se trouve placé le sujet :

1° Lésions observées chez les ascensionnistes par la réflexion de la lumière solaire sur les neiges ;

2° Lésions produites chez les observateurs d'éclipses par action directe des rayons solaires.

Certaines des lésions observées chez les ascensionnistes devraient leur origine à la sécheresse de l'air raréfié ; ce sont les conjonctivites si communes, les ulcérations de la cornée signalées par Gairdner.

Mais la conjonctivite n'est pas la seule lésion et les douleurs tenaces qui l'accompagnent sont dues à une autre cause. Haab pense qu'elles sont occasionnées par une contraction spasmodique du sphincter pupillaire ; ces douleurs sont en effet analogues aux douleurs ciliaires de l'iritis ; ce qui tendrait à faire admettre cette explication ce sont les troubles iriens légers, tels que la contraction des pupilles, qui ont été signalés dans ces ophtalmies par Schiess-Gemussens et avaient antérieurement été notés par Carron du Villars.

On a donc affaire à un véritable spasme du sphincter irien.

195. L'ophtalmie des neiges se compose d'un troisième élément morbide que l'on peut rapprocher des lésions produites chez les observateurs d'éclipses : il s'agit d'une amaurose due à une fatigue rétinienne.

Mais dans l'ophtalmie des neiges la lumière solaire réfléchie provoque un éblouissement de toute la rétine, et une diminution de la vision dans toute l'étendue du champ visuel ; au contraire, quand il s'agit de fixation de l'astre, l'altération des éléments rétiniens est bornée au point de la vision directe, à la macula.

Dans ce dernier cas nous constatons un scotome central présentant un caractère spécial : c'est que les objets, vus vagues et flous, semblent animés d'un mouvement giratoire.

196. Observe-t-on des lésions appréciables à l'ophtalmoscope ? Dans l'ophtalmie des neiges, si nous en croyons Schiess-Gemusseus, on ne trouve aucune lésion appréciable du côté de la rétine.

Dans l'amaurose solaire directe, Haab, sur les deux cas qu'il a observés, n'a noté qu'une disposition plus serrée du pigment choroïdien au niveau de la fovea. Dufour a noté une tache blanche du fond de l'œil.

Emmert admet dans les lésions papillaires deux

degrés : dans le degré le plus faible, il indique la modification du pigment dans la région maculaire signalée par Haab ; dans un second degré, plus intense, il observe comme Dufour une tache blanchâtre sur la macula.

197. Dans les lésions par exposition à des foyers électriques intenses, on a observé le coup de soleil électrique et l'ophtalmie électrique.

Le coup de soleil électrique consiste en un érythème cutané plus ou moins intense avec douleurs oculaires. Il guérit spontanément en deux ou trois jours.

L'ophtalmie électrique se caractérise par des douleurs très violentes, une sensation insupportable de milliers de corps étrangers, accompagnée de photophobie intense, de blépharospasme, de larmoiement abondant avec cercle périkératique, myosis.

Nodier voit dans l'ophtalmie électrique une hyperhémie par stase produite par un spasme du muscle ciliaire, sous l'influence d'une excitation exagérée de la rétine.

198. Dans ces différentes formes d'amblyopies, solaire ou électrique, directe ou par réverbération, nous voyons des troubles de deux ordres : 1° anesthésie de la rétine consécutive à une excitation trop vive ; 2° phénomènes de contracture douloureuse soit du côté du muscle ciliaire, soit du côté de l'iris.

Or nous savons que les courants continus sont employés efficacement soit pour réveiller la sensibilité de la rétine, soit pour calmer les douleurs ciliaires, soit pour faire cesser la contracture du muscle ciliaire.

Aussi voyons-nous Haab, Emmert, Rayer, Zwanzy employer avec succès le galvanisme.

Zwanzy relate le fait d'un malade qui, observant le passage de Vénus sur le soleil, contracta une amblyopie avec scotome central.

La vision était réduite à 6/18. Par l'usage des courants continus, la vision remonta très rapidement à 6/9.

Ces lésions ne sont pas toujours bénignes puisque dans un autre cas analogue malgré l'emploi de la strychnine et des courants, la vision fut irrémédiablement réduite à 6/15.

Bibliographie.

HAAB. Uber die Schadegung des Auges durch Sonnenlicht. *Correspond. f. Schweizer Aerzte*, 1882, p. 383.

SCHIESS-GEMUSSENS. Ueber Schneeblindheit. *Archiv. fur opht.*, 1879.

RAYER. Amaurose double, suite d'insolation traitée avec succès par les courants galvaniques. *Berliner Klin. Woch.*, 1877, janvier.

EMMERT. Scotome par observation d'éclipse du soleil. *Revue méd. de la Suisse romande*, 1879, t. II, p. 395.

DUFOUR. Lésions oculaires des observateurs d'éclipse. *Revue méd. de la Suisse romande*. 1879, p. 489.

SWANZY. Deux cas de scotome dus à l'exposition directe aux rayons salaires. *Ophtalmic Review*, 1883.

NODIER. De l'ophtalmie électrique. Thèse, Paris 1888.

SULZER. Quatre cas d'affections rétiniennes par observation d'éclipse. *Klin. Monatsbl.* 1883.

V. — Amblyopie nicotique et alcoolique.

199. Ces deux modes d'intoxication sont souvent réunis. Leur action sur l'organe de la vision se tra-

duit par des symptômes peu différents. L'abus de l'alcool et l'abus du tabac marchent souvent de pair ; il n'est pas toujours facile de discerner laquelle de ces deux causes exerce une influence prépondérante sur les troubles visuels (Abadie).

Romiée considère l'affaiblissement de l'accommodation pouvant aller jusqu'à la paralysie comme la première manifestation de l'alcoolisme chronique de l'œil.

Au trouble de la vision se joint fréquemment le scotome ou daltonisme central pour le rouge. Les modifications de la papille sont d'après Romiée : *a*) l'hypérémie simple ; *b*) la papille blanche ; *c*) l'atrophie grise.

Dans quelques cas Galezowski a signalé des hémorragies veineuses isolées ou des exsudats au voisinage de la papille.

Cette affection après une marche généralement rapide au début, reste stationnaire. Abadie ne croit pas qu'elle arrive jusqu'à l'atrophie complète.

200. *Traitement.* — Tout traitement doit supposer que le malade a renoncé au préalable à ses funestes habitudes.

Parisotti s'est très bien trouvé de l'emploi des courants continus dans les amblyopies nicotiques. Lors même que le malade est à la seconde ou à la troisième attaque, et que les papilles présentent une décoloration caractéristique, le courant continu a une action des plus heureuses. Parisotti croit que ce sont des cas analogues qui ont induit en erreur quelques praticiens en leur faisant croire à l'action curatrice du courant électrique sur l'atrophie optique.

9

« Chaque fois que nous avons eu recours aux courants continus, dit Romiée, nous avons toujours observé une amélioration qui se produisait immédiatement après. L'acuité visuelle augmentait d'un numéro, et l'étendue du scotome central pour les couleurs diminuait légèrement. »

201. Dans les cas graves l'action favorable des courants continus devient plus manifeste. Dans la thèse de Porte nous voyons un alcoolique atteint d'amblyopie avancée avec lésions rétiniennes exsudatives ne retirer aucune amélioration du traitement habituel (suppression de l'alcool, régime lacté, strychnine). On lui appliqua les courants continus ; à la onzième séance la vision, quantitative au début, s'était améliorée assez pour que le malade pût lire les gros caractères.

X. — C. L., cinquante-deux ans, pas d'antécédents héréditaires ; avoue qu'il a l'habitude *de boire un peu*. Il y a huit mois, il s'est aperçu de l'affaiblissement de sa vue, surtout O D.

Il entre à l'hôpital le 25 novembre avec une vision quantitative. On le soumet au régime lacté avec application de pommade au sulfate de strychnine.

Un mois après, le 23 décembre, aucune amélioration.

L'examen ophtalmoscopique montre la rétine parsemée d'exsudations blanchâtres le long des vaisseaux, la papille est gris sale.

Le malade est soumis à l'électrisation. A la troisième séance, il accuse une amélioration considérable qui s'accentue rapidement les jours suivants. Vers la onzième séance, il lisait facilement les caractères un peu gros et demandait à sortir pour reprendre ses occupations.

Bibliographie.

Parisotti. Electrothérapie oculaire. *Société des hôpitaux de Rome*, séance du 7 janvier 1893.

Porte. Traitement par les courants continus de quelques affections chroniques de l'œil. Thèse, Montpellier, 1884.

Romée. De l'amblyopie alcoolique. *Recueil d'ophtalmologie*, 1881.

VI. — Amblyopie congénitale, Amblyopie strabique.

On rencontre à chaque instant, dans la pratique ophtalmologique, nous dit Abadie, des personnes atteintes d'une diminution congénitale de la vision.

De même, les strabiques présentent souvent du côté de l'œil dévié un affaiblissement considérable de la vue.

202. Quelle est la cause et la nature de ces amblyopies?

De Græfe a en fait une amblyopie *ex non usu* dépendant de l'habitude prise par le sensorium du strabique de neutraliser l'image rétinienne de l'œil dévié.

De Wecker se rallie à cette manière de voir. « Cette forme d'amblyopie prend son développement lorsqu'un œil en voie d'accroissement se trouve exclu de la vision. »

Abadie lui donne comme cause une malformation anatomique siégeant dans la région de la macula. Il a constaté chez divers sujets atteints d'amblyopie congénitale une coloration plus rosée que d'ordinaire de la moitié temporale de la papille, l'impossibilité d'apercevoir la lame criblée et l'anneau sclérotical, la présence de vaisseaux dans cette région ; toutes choses qui permettent de supposer que, dans l'amblyopie congénitale, les fibres nerveuses sont plus nombreuses dans la moitié temporale de la papille qu'à l'état normal. Dès lors n'est-il pas admissible, qu'un certain nombre d'entre elles, plus superficielles, traversent la région de la macula pour se rendre dans les parties périphériques ; et la présence de ces fibres au-devant de la tache jaune, où elles font défaut d'habitude, doit contribuer à la diminution de la vision centrale. » Il a de plus constaté que dans ces cas la vision périphérique reste normale et que l'amblyopie congénitale consiste uniquement dans une diminution de la vision centrale.

Martin considère l'amblyopie congénitale sous un aspect tout différent ; il rattache cet état à l'amétropie.

« L'état du fond de l'œil et le trouble visuel seraient deux phénomènes concomitants n'ayant aucune influence l'un sur l'autre. La vascularisation plus accentuée de la moitié externe de la papille nous a toujours paru dans ces cas être causée par les contractions partielles du muscle ciliaire, correctrices de l'astigmatisme statique. »

Quant au trouble visuel proprement dit, il est dû à une torpeur partielle ou généralisée de la rétine. D'où vient cette torpeur ? De ce que l'amétropie du sujet fait que la rétine reçoit des images diffuses : « Mais de même que chez l'adulte ces dernières images ne peuvent donner lieu à une bonne vision, de même elles ne sauraient développer chez l'enfant la sensibilité de la rétine à l'égal des images nettes. »

Javal, pour certains strabiques du moins, met également en cause l'accommodation.

« L'amblyopie des strabiques convergents peut exister à plusieurs degrés. Dans le degré le plus élevé, si on met la main sur le bon œil, l'œil dévié ne se redresse pas, il suit l'objet, mais il paraît toujours dévié d'une quantité constante. Les strabiques de cette nature qui, ayant perdu leur bon œil, ont été forcés, par suite, d'exercer l'œil amblyope, n'ont obtenu cependant aucun résultat. Chez les malades dont l'œil dévié se redresse parfaitement et fixe l'objet quand on cache l'œil sain, on peut obtenir la guérison, car chez eux l'amblyopie reconnaît pour cause non seulement une paresse de la rétine mais une très grande maladresse de l'accommodation. »

203. *Traitement.* — Ces amblyopies sont susceptibles d'amélioration : la correction de l'amétropie, l'opération du strabisme, les exercices produisent souvent une augmentation de l'acuité.

Boucheron dans quelques cas a employé les courants continus et s'en est fort bien trouvé, ainsi que le prouve l'observation suivante.

XI. — Georges R..., atteint de l'œil droit d'une hypermétropie manifeste de 1/15 avec acuité 2/3 présente de l'œil gauche un strabisme convergent léger et une amblyopie très avancée. De loin il ne voit que le n° 200, de près que le n° 20 de Snellen. Malgré des exercices répétés pendant quatre mois avec une loupe et un bandeau appliqué sur l'œil sain, il n'y a presque pas eu d'amélioration.

Le 31 janvier 1875, première séance d'électrisation avec 9 petits éléments Trouvé, courant centripète. Pôle positif sur le front, pôle négatif sur l'apophyse mastoïde. Avant l'électrisation, le n° 15 de Snellen n'est pas lu : après une séance d'un quart d'heure les lettres du n° 15 sont lues couramment et quelques lettres du n° 12.

Huit jours après, le 5 février, l'amélioration a persisté. Après la deuxième séance, le sujet lit très couramment le n° 12 et quelques lettres du n° 10,

Quatrième séance le jour suivant ; le malade lit couramment le n° 8, un peu le n° 7, la vision est moins excentrique.

Le 19 février, on applique chaque fois un courant faible de 2 éléments que l'on maintient toute la nuit. Pôle positif sur le front, négatif sur le cou.

24 février, cinquième séance d'électrisation avec 10 éléments ; une petite amélioration est encore obtenue ; le n° 7 est lu et même deux mots du n° 5 peuvent être déchiffrés.

L'électrisation avec des courants faibles et permanents est continuée tout le mois de mars et une partie du mois d'avril. L'acuité visuelle n'a plus augmenté, quelques injections sous-cutanées de strychnine n'ont produit aucune modification. Trois mois après, en juillet 1875, on examine à nouveau l'état de la vision. L'acuité visuelle n'a pas diminué. Les n°s 7 et 8 sont lus assez facilement de près, et de loin le n° 70 de Snellen.

Boucheron conclut que l'amblyopie des yeux strabiques serait composée d'une partie irréductible, c'est l'état congénital défectueux ; d'une partie modifiable lentement par les exercices méthodiques variés, (occlusion de l'œil sain, loupe, stéréoscope) et plus rapidement par l'électrisation.

Plus récemment, Wray a attiré de nouveau l'attention sur ce mode de traitement, il emploie des courants de 1 à 3 milliampères. Il estime le pronostic favorable si la vision centrale persiste. Cette dernière condition s'applique d'ailleurs à tous autres procédés, et les opérations dans les cas où la vision centrale est perdue n'ont qu'un but purement esthétique.

Bibliographie.

MARTIN. De l'amblyopie congénitale. *Annales d'oculistique,* 1891, t. CV.

JAVAL. Amblyopie des strabiques. *Académie de médecine,* séance du 7 janvier 1880.

ABADIE. Traité des maladies des yeux. 1884, t. II.

BOUCHERON. Thèse, Paris, 1875.

WRAY. Le traitement de l'amblyopie par strabisme au moyen des courants galvaniques. *Congrès annuel de la British medical association,* juillet 1890.

VII. — Amblyopies diverses d'origine inconnue.

204. « Quelquefois, dit Abadie, on observe des amauroses dont rien dans l'état général du sujet ne peut faire soupçonner l'origine. Ces amauroses échappent à l'analyse. »

Deux observations sont rapportées par Abadie à l'appui de son dire.

XII. — Une dame de vingt-huit ans s'aperçoit un jour à son réveil de quelque chose d'insolite dans la vue : elle examine avec anxiété l'état de ses yeux et constate que la vision de l'œil gauche est complètement abolie. Elle vient me consulter le surlendemain de l'accident. Les yeux ont leur aspect normal, la pupille de l'œil gauche est pourtant plus dilatée que celle de l'œil droit ; la perte de la vision est complète : l'œil gauche n'a pas même la perception lumineuse quantitative. A l'ophtalmoscope il n'existe aucune lésion appréciable des membranes profondes. Le fond de l'œil du côté gauche est identique à celui du côté droit où l'acuité visuelle est normale.

Cette malade est bien réglée, pourtant elle me fait remarquer que c'est au moment d'une époque, qui ne présente du reste rien d'anormal dans son cours, que la perte de la vision est survenue. Elle n'éprouve ni douleur de tête, ni vertige, ni quelque trouble cérébral que ce soit. La santé paraît parfaite.

Le traitement consiste dans l'application de ventouse Heurteloup à la tempe gauche, l'emploi de l'électricité, et les injections sous-cutanées de strychnine.

Après la première ventouse, la perception quantitative de la lumière revint ; les séances d'électricité eurent lieu tous les jours pendant cinq minutes, et les injections furent faites tous les deux jours à la dose de 1 milligramme de strychnine.

Une seconde ventouse fut appliquée dix jours après la première, l'amélioration continua à se faire progressivement et au bout d'un mois et demi la vision était complètement rétablie.

XIII. — Le second cas est absolument semblable au précédent. Il s'agissait d'une femme de trente-cinq ans ; mais chez elle la cécité survint brusquement dans l'intervalle des règles. Instruit par l'expérience, je portais un pronostic favorable et sous l'influence du même traitement, au bout d'un mois, la guérison était complète.

Dans ces deux observations, l'électricité fut employée comme adjuvant de la strychnine.

205. Voici une observation d'amblyopie de nature

mal définie dans laquelle les courants continus furent employés seuls.

XIV. — Une femme de dix-neuf ans, à la suite d'une insolation, fut atteinte de cécité complète après des douleurs céphaliques vives. Reyher voit la malade six semaines après l'accident ; il y a de la photophobie, les pupilles réagissent peu à la lumière.

Le fond d'œil est légèrement flou.

Reyher diagnostiqua une méningite aiguë par insolation et présuma l'existence d'exsudats soit au niveau du chiasma, soit dans la gaine du nerf optique.

Il appliqua les courants constants avec quatre éléments Stœhrer, le pôle positif étant sur la nuque tandis que le pôle négatif était promené sur le front. Il monta jusqu'à dix éléments ; les séances avaient lieu d'abord tous les deux jours ; puis tous les jours ; elles duraient de trois à cinq minutes. Après dix mois de traitement, la malade pouvait enfiler une aiguille.

206. Boucheron rapporte une observation recueillie à la clinique de Sichel dans laquelle les courants continus faibles, selon la méthode de Le Fort, furent employés avec succès. Il s'agissait d'une amblyopie survenue sans cause connue.

XV. — M... bijoutier, voyait très bien le 9 juin : le 10 au réveil, il s'aperçut que son œil gauche s'était troublé d'une manière très violente, et depuis le trouble s'est aggravé.

Il existe un scotome central qui empêche de distinguer autre chose que le n° 19 de Jæger. Le champ visuel est un peu rétréci.

A l'ophtalmoscope on trouve la papille rouge et les veines larges, mais un peu tortueuses ; mais pour l'œil sain l'aspect est le même. Il y a une hypermétropie inférieure à 1/30.

21 juin. Courants continus, deux éléments Trouvé avec pôle positif au front. Durée, de dix heures du soir à quatre heures du matin.

Le 22, le malade épèle le n° 8 au lieu du n° 17.

Réapplication de la pile dans les mêmes conditions, le 22, 23, 24.

Le 25, le malade lit le n° 1 de Jœger.

Le malade a été revu un mois et demi après, la guérison s'est maintenue.

Bibliographie.

ABADIE. Traité des maladies des yeux. Paris, 1884, t. II, p. 260.

REYHER. Guérison de 4 cas qu'on pouvait considérer comme incurables. *Berliner Klinische Wochenschrift*, 1879, n° 23.

BOUCHERON. Thèse, Paris, 1875.

ARMAIGNAC. Nouvelles observations d'amblyopie considérable promptement guéries ou améliorées par l'emploi des injections de strychnine et des courants continus. *Revue clinique d'oculistique*, octobre 1886, p. 225.

VIII. — Appendice.

Dans ces amblyopies diverses il s'agit généralement de réveiller la sensibilité de la rétine émoussée par des causes diverses.

207. A quelle source d'électricité s'adresser ? L'électricité statique donne des résultats indéniables dans l'amblyopie hystérique. Elle est aujourd'hui abandonnée dans les autres formes. Est-ce à tort ou à raison ?

L'électrité faradique, avons-nous vu, a été employée par certains auteurs avec succès. Ainsi que le recommande Duchenne, on devra avoir recours au courant de la deuxième hélice qui a sur la rétine une action plus excitante que le courant de la première hélice.

Le courant galvanique peut être employé sous deux formes, soit sous forme continue, c'est la méthode de Le Fort, soit par séance intermittente.

208. La méthode de Le Fort consiste à faire agir sur l'œil un courant très faible pendant huit à dix heures par jour. C'est généralement pendant le sommeil du malade qu'est appliqué le courant : l'appareil est mis en place le soir au coucher du malade et enlevé seulement le matin.

Le Fort employait dans ces cas le courant fourni par un ou deux éléments Trouvé.

209. Dans la seconde méthode, plus employée, ou a recours à un courant variant entre 1 et 5 milli-ampères, avec une durée de cinq à quinze minutes. Le sens du courant parait indifférent et on obtient des guérisons par le courant centripète comme par le courant centrifuge.

Quant au point d'application des pôles, les deux points d'élection paraissent être les paupières et la nuque, le courant agissant aussi et sur l'œil et sur le sympathique.

CHAPITRE V

HÉMÉRALOPIE

210. L'héméralopie est caractérisée par ce fait que les malades, ayant pendant le jour et dans des conditions ordinaires d'éclairage une vision en apparence normale, dès que le jour diminue, au crépuscule par exemple, voient leur acuité baisser brusquement et ont de la peine à se conduire.

211. L'héméralopie est symptomatique ou essentielle.

L'héméralopie symptomatique a été signalée comme conséquence de certaines chorio-rétinites.

L'héméralopie essentielle survient sans que l'examen ophtalmoscopique puisse faire découvrir des lésions appréciables. Elle se produit quelquefois lorsque la rétine a été longtemps exposée à des rayons lumineux intenses, on a une réverbération par une surface brillante, telle celle qui se manifeste à la suite d'insolation ou de l'ophtalmie des neiges chez les ascensionnistes. Dans ces cas à une excitation trop prolongée succède une torpeur de la rétine. Il y a aussi une héméralopie idiopathique, qui succède à des cachexies de nature diverse (scorbut, dysenterie, paludisme), à des mauvaises conditions de nourriture et devrait son origine à des troubles de la pigmentation du fond de l'œil, à un trouble quantitatif de l'érythropsine produite par l'épithélium rétinien.

212. Une observation très concluante sur l'heureuse action des courants faradiques dans de pareils cas a été rapportée par Aguilar Blanch.

XVI. — A. S., pâle, maigre, vacillant, regard stupide, a supporté pendant huit ans toutes les péripéties d'une manifestation syphilitique jusqu'à sa troisième période, ne l'ayant traitée que d'une manière incomplète. Il y a quatre mois que sa vue a commencé à baisser.

5 octobre 1883. Les conjonctives sont anémiées, subictériques, paresse irienne : V = 1/2 : pas d'achromatopsie : champ visuel normal.

À l'examen ophtalmoscopique : fond d'œil pâle, avec légère suffusion autour de la pupille.

Emmétropie.

J'institue les courants voltafaradiques (2° hélice) en plaçant les réophores, tous deux sur la même paupière.

J'aide la médication locale par de l'huile de foie de morue et des injections hypodermiques de cyanure de mercure.

Après trois séances le malade accuse une amélioration telle que je suspends le traitement électrique, continuant seulement l'hydrargyre et les toniques. Au bout d'une semaine, le malade revient nous dire qu'il était comme auparavant : la veille au soir, lui qui était habitué à pouvoir sortir, se vit tout à coup complètement aveugle et obligé de demander qu'on le reconduise chez lui.

Je n'ai donc plus de doute ; l'action curative est due à l'électricité. Je recommence de nouveau les séances et le patient arrive à la guérison, à un demi-éclairage il peut lire le n° 0,50 de Galezowski à 40 centimètres.

Au lieu de continuer les séances deux fois par semaine, je les prescris une seule fois et plus tard tous les quinze jours.

Il y a deux mois j'ai eu l'occasion de revoir le malade, la guérison se maintient.

213. Arcoleo a employé l'électricité statique dans 17 cas d'héméralopie sans lésions appréciables, dus la plupart à l'insolation. L'effet curatif a été toujours rapide. Après chaque séance la vision distincte se prolongeait davantage après le crépuscule. A la troisième ou quatrième séance les malades étaient guéris.

Une seconde série de 10 cas, dont trois étaient compliqués de stase ou de légère infiltration rétinienne, fut traitée par les courants faradiques avec un égal succès.

Bibliographie.

Arcoleo. Compte rendu de la Clinique ophtalmologique de Palerme pour les années 1867 et 1869.

Arcoleo. Aperçu de quelques affections oculaires traitées par l'électricité. Palerme, 1873.

Blanch. Quelques remarques sur l'héméralopie à propos d'un cas guéri par l'électricité. *Recueil d'ophtalmologie*, 1884.

CHAPITRE VI

ATROPHIE DU NERF OPTIQUE

Nous avons vu comment au début de l'affection on pouvait utiliser le phosphène ou la réaction électrique du nerf optique pour le diagnostic entre l'amblyopie simple et la sclérose commençante du nerf (§ 124).

214. Quelle action a l'électrothérapie sur la marche de l'atrophie optique ? Produit-elle des améliorations réelles, ou ses effets sont-ils illusoires. Nous trouverons exprimées bien des opinions différentes : depuis l'affirmation jusqu'au doute le plus absolu.

« Les cas d'atrophie blanche progressive, dit Dor, qui jusqu'ici avaient semblé constituer des *noli me tangere*, peuvent être combattus efficacement par l'électricité. »

Effectivement à l'appui de son dire il rapporte dix cas d'atrophie blanche progressive dans lesquels le courant constant augmenta très notablement l'acuité visuelle centrale et élargit les champs visuels ; après une ou plusieurs années, l'amélioration persistait ; le traitement est long, sa durée doit se compter par mois ; souvent le mieux se produit rapidement, mais quelquefois l'amélioration se fait attendre assez longtemps. Dor reconnaît que l'électrothérapie ne produira pas ces résultats dans tous les cas ; il réduit 40 à 50 p. 100 ceux dans lesquels l'électricité produira une amélioration.

Weiss partage les idées de Dor, il a même obtenu l'amélioration dans un cas grave tabétique.

Driver résume ainsi ses expériences : les atrophies stationnaires et vieilles par névrite descendante après les maladies du cerveau ou de la moelle ou avec amaurose complète n'ont guère été modifiées. Par contre les atrophies primaires pures se sont bien trouvées du courant à travers la tête ou le nerf optique.

Dans les atrophies commençantes, dit Gillet de Grandmont, on peut s'adresser en confiance aux courants continus. Par contre dans l'atrophie confirmée des nerfs optiques, l'électricité n'a aucune action curative, mais en tout cas son innocuité est absolue.

Les atrophies commençantes reconnaissent des causes diverses, dont les principales sont pour Gillet de Grandmont l'alcoolisme, la neurasthénie, les excès vénériens, les intoxications nicotiques, saturnines.

Dans ces cas Parisotti reconnaît que les courants continus ont une action remarquable, mais il ne considère pas ces décolorations papillaires consécutives aux intoxications et amblyopies par intoxication comme des cas d'atrophie véritable. Ce sont ces cas, croit-il, qui ont pu induire en erreur les praticiens en leur faisant croire à l'action curatrice du galvanisme sur l'atrophie du nerf optique. D'après ce qu'il a pu voir il lui semble que le courant continu n'a d'autre action sur l'atrophie essentielle du nerf optique que d'en prolonger quelque peu l'issue qui reste toujours fatale.

Furchini est profondément sceptique et n'a obtenu aucun résultat par l'électrothérapie dans l'atrophie du nerf optique.

215. Si l'on parcourt les observations de Dor, Boucheron, Le Fort, Driver, Weiss, Gunn, Bénédikt on voit le traitement électrique donner de bons résultats dans les atrophies optiques de natures diverses, tabétique, syphilitique, traumatique. On constate également que l'amélioration est généralement modeste ; mais, dit Boucheron, dans ces affections scléreuses quel est l'agent thérapeutique qui puisse en offrir de plus multipliées ?

« L'âge du malade, ajoute-t-il, semble une condition les plus importantes du succès ; quand la vieillesse normale ou anticipée ajoute ses tendances scléreuses naturelles au processus morbide, il y a peu de chose à attendre. Si, au contraire, la jeunesse avec sa puissance de rénovation vient en aide aux moyens thérapeutiques, il y a lieu d'espérer. »

216. J'ai appliqué les courants continus dans un certain nombre de cas d'atrophie optique. Dans les atrophies tabétiques ou prétabétiques je n'ai obtenu aucun résultat.

Il est une forme dans laquelle le galvanisme m'a donné des résultats : c'est cette forme qu'Abadie[1] vient de dénommer si justement atrophie d'origine choroïdienne.

[1] Abadie. De la chorio-rétinite. *Congrès international d'Edimbourg*. Août 1894.

« Dans l'atrophie d'origine choroïdienne, la coexistence de foyers choroïdiens même discrets éclairera tout d'abord le diagnostic. L'examen attentif des troubles fonctionnels fournira encore d'autres éléments fort importants. La perception des couleurs, y compris le vert, est toujours bien conservée dans l'atrophie d'origine intra-oculaire. C'est là un signe capital, car il comporte avec lui un pronostic favorable.

« Dans l'atrophie simple, extra-oculaire d'origine cérébrale, l'abolition de la perception du vert est un symptôme de la première heure. En effet dans celle-ci les limites du champ visuel diminuent proportionnellement avec la déchéance de la vision centrale, tandis que, dans l'atrophie de cause intraoculaire, ces limites restent jusqu'à la fin très étendues. »

Chez quelques malades de cette dernière catégorie, soignés sans succès par l'iodure, l'hydrargyre et la strychnine, j'ai employé le galvanisme. J'ai eu une amélioration, légère il est vrai ; car l'augmentation de l'acuité n'a guère dépassé 2/10, mais cette amélioration persiste.

Je dois noter aussi que dans deux cas d'atrophie d'origine mal définie, ou l'électrothérapie échoua, j'ai obtenu une amélioration notable par les injections d'antipyrine telles que les a préconisées Valude.

Procédés opératoires.

217. Bénédikt applique l'électrode positive sur le front et l'électrode négative sur la tempe ou l'angle

interne de l'œil. L'application doit être faite jusqu'à production de sensation lumineuse subjective.

218. Onimus repousse le procédé de Bénédikt qui, dit-il, peut devenir dangereux ; les courants continus par cela seul qu'ils pénètrent profondément dans les tissus excitent directement le nerf optique et dans beaucoup de cas cette excitation doit être évitée.

Onimus n'électrise que le ganglion cervical supérieur et le centre cilio-spinal : « Nous agissons ainsi directement et par action réflexe sur le nerf optique et directement sur la circulation intra-cranienne. »

Erb déclare n'avoir obtenu aucun résultat thérapeutique de l'électrisation du ganglion cervical supérieur.

219. Weiss électrise ses malades cinq à six fois par semaine pendant quinze à trente minutes, en alternant toutes les cinq ou dix minutes la direction du courant. Il emploie un courant de deux milliampères ; une électrode est sur la nuque, l'autre, double, sur les deux yeux ; celle-ci est en argile recouverte d'ouate humide.

220. Gunn emploie une batterie de Weiss à vingt-cinq éléments : les électrodes sont des éponges mouillées dans une solution saline. A la première application, il met le pôle positif sur les paupières fermées le pôle négatif sur l'œil ou la tempe du côté opposé.

Au début, il n'utilise que cinq à sept éléments, augmentant progressivement jusqu'à ce que le patient ait la sensation de flamme à la fermeture ou à l'ouverture du courant. Alors il pose le pôle négatif sur les paupières et le positif au sommet de l'épine, ou derrière l'apophyse mastoïde, ou à la région supraorbitaire : il choisit celle de ces positions qui donne la plus grande impression lumineuse.

Le point d'élection déterminé, il y laisse le pôle négatif pendant une demi-minute, puis il l'enlève quelques secondes pour le réappliquer durant le même laps de temps. Ensuite il le met au point correspondant du côté opposé, puis sur les paupières correspondantes, et cela durant quelques minutes seulement. Il change alors les pôles de façon à mettre le positif où il a mis précédemment le négatif et il recommence les mêmes manœuvres. Si le second œil est malade, il répète sur lui les mêmes manipulations ; à la fin de la séance (qui ne doit pas durer plus de huit minutes) il augmente légèrement la force du courant.

221. Dor, dans l'atrophie monoculaire, applique les électrodes à l'apophyse mastoïde et au rebord orbitaire du même côté ; si les deux yeux sont atteints, il place les électrodes aux deux tempes.

222. Boucheron recommande l'emploi simultané des courants faibles permanents de Le Fort et des courants plus forts mais moins prolongés (3 à 6 M.A.).

« Nous conseillerons d'installer en permanence pendant la nuit et une partie du jour une pile de deux éléments et d'électriser avec un courant de huit à dix éléments pendant huit à dix minutes tous les deux jours. » Les électrodes seront placées sur le front et la nuque, le sens du courant est indifférent.

223. Driver a essayé les courants d'induction : ils ne lui ont donné aucun résultat dans les affections oculaires.

Il a employé ensuite le courant continu fourni par

une batterie zinc, charbon Sthœrer. Il applique les électrodes de trois manières : 1° anode (pôle P) au cou, cathode (pôle N) sur la bosse frontale ; 2° anode et catode sur les tempes ; 3° galvanisation du sympathique de l'un ou des deux côtés à la fois ; anode au cou, catode sur le ganglion cervical supérieur ; 4° galvanisation du sympathique et action locale, anode au cou, catode sur les paupières fermées. La durée de chaque séance est de une à deux minutes ; le nombre des éléments employés est de six à huit à la tête, de six à quatorze au cou.

224. Rigge emploie le courant voltaïque alternant : les alternances doivent être assez rapides : de 150 à 200 par minute.

Sur trois cas traités de cette façon, il a eu deux améliorations.

225. Enfin Bacchi conseille le traitement mixte suivant : 1° injections de strychnine en débutant par 1 à 2 milligrammes et augmentant progressivement jusqu'à 1 centigramme, continuées pendant trois mois sans interruption, à moins qu'il ne survienne des fourmillements ou des crampes dans les jambes ; 2° courants constants en augmentant depuis quatre couples (pile de Gaiffe modifiée) jusqu'à neuf et plus. La durée des séances journalières est d'un quart d'heure. Le traitement doit être prolongé pendant deux ans.

226. *Durée de traitement.* — Les applications devront être continuées pendant longtemps ; Dor nous dit que le traitement doit se compter par des mois ; nous venons de voir que Bacchi lui fixe une durée de deux ans.

Quelquefois, l'amélioration, nulle au début, est tardive et ne se produit qu'après un nombre considérable de séances.

227. Voici quelques observations dans lesquelles l'action de l'électricité paraît indéniable et le résultat durable.

XVII. — Mlle D... Diagnostic le 24 avril 1864 : atrophie blanche des deux nerfs optiques. La malade ne voit plus assez pour sortir toute seule : excessivement près et avec une grande difficulté elle lit quelques lettres du n° 70 de Snellen. La maladie qui d'abord avait attaqué l'œil droit (deux ans auparavant), se développe bientôt de la même façon sur l'œil gauche. Comme les maux de tête revenaient très souvent, je commençai le traitement, malgré l'atrophie, par les ventouses et l'iodure de potassium. Quatre applications de ventouse améliorèrent la puissance visuelle, au point que la malade put lire fin mai le n° 20 de Snellen avec l'œil gauche. L'œil droit resta d'abord stationnaire mais graduellement devint semblable à l'œil gauche. A partir de ce moment, malgré l'emploi de l'iodure, du sublimé, d'une cure d'onctions mercurielles, etc., on ne constata pas plus de succès, et je résolus d'employer l'électricité. Ce fut cette fois aux courants d'induction que j'eus recours, tandis que plus tard j'employai toujours les courants constants.

Après huit jours, le 23 juin, la malade lit le n° 15 de Snellen ; le 6 juillet, une lettre du n° 6.

On ne put arriver plus loin : mais l'acuité visuelle avait toujours augmenté du triple grâce à l'électricité.

On me pardonnera de ne pas donner la mesure du champ visuel, si on réfléchit combien peu était employée cette méthode expérimentale en 1864. D'ailleurs je n'aurais pas fait part de ce cas s'il ne présentait pas cet intérêt particulier, à savoir que j'ai revu la malade sept ans après.

L'acuité visuelle avait diminué de nouveau, mais de 1/20 seulement. L'électricité fut employée à l'exclusion de tout autre traitement. Les courants continus amenèrent l'acuité le 24 octobre à 1/8. Ce succès, qui fut constaté deux ans plus tard par lettre peut être considéré comme remarquable par sa longue durée (neuf ans) (Dor).

XVIII. — Tuchman, de Zettliz, vingt-quatre ans, vient me consulter le 14 juin 1870.

Il fut d'abord soigné à Leipzig, où, paraît-il, on porta au début un bon pronostic. On lui donna un traitement fortifiant qu'il cessa bientôt, et il se débarrassa d'un ver filiforme qui l'avait longtemps tourmenté. Il n'y eut aucun bénéfice pour la maladie de l'œil dont la vue continua à baisser. De Græfe à Berlin le soigna pendant six semaines avec la ventouse Heurteloup, sans succès. Entre temps il tomba dans les mains d'un homéopathe.

L'examen du malade pratiqué à sa première visite nous montra une superbe atrophie des deux nerfs optiques avec une légère excavation des papilles : les veines et les artères sont filiformes. Avec verres concave 1/14 l'œil droit compte les doigts à 4 pieds. l'œil gauche seulement à 3 pieds.

Le champ visuel est tellement rétréci que ce malade semble voir à travers un tube. Daltonisme, l'acuité visuelle est récemment tombée si bas que le malade ne peut se conduire.

Comme j'expérimentais à cette époque les injections de strychnine, je soumis ce malade à ce traitement pendant trois semaines ; le seul résultat fut qu'il n'y eut pas d'aggravation. Alors je commençai l'emploi du courant constant et le résultat fut merveilleux.

Le 27 juin, le malade se conduisait seul. En deux mois il comptait les doigts de chaque œil à 20 pieds. La vision centrale était revenue.

Je renvoyai le malade avec une pile électrique en lui recommandant de s'électriser pendant un an, par intervalles, de temps en temps. Il revint me voir tous les deux ou trois mois et chaque fois je trouvai de l'amélioration. Au dernier examen le 4 novembre 1871, il lisait le n° 8 de Snellen et reconnaissait toutes les couleurs. L'atrophie des nerfs optiques n'a point disparu, mais il y a une certaine teinte rosée des pupilles ; les vaisseaux, surtout à l'œil droit qui était le meilleur, ont recouvré leur calibre normal et peuvent être poursuivis jusqu'à la périphérie (Driver).

Il serait superflu de rapporter un plus grand nombre de cas, nous terminerons par un fait personnel.

XIX. — M. A., cinquante-huit ans : depuis trois ans est atteint de troubles oculaires pour lesquels il a été soigné avec beaucoup de sagacité par plusieurs de mes confrères.

27 décembre 92. O D. V = 2/30. O G, V = 2/10.

Chorio-rétinite ancienne : atrophie optique du 15 janvier au 1er juin 1893, quarante-huit séances d'électrisation de quinze minutes avec 4 milliampères.

Le 1er juin. V. O D = 2/10 ; V. O G = 2/7.

Depuis lors, la vision s'est maintenue telle.

Bibliographie.

BACCHI. Note sur le traitement des atrophies du nerf optique. *Bulletin des Quinze-Vingts*, juillet, 1884.

BÉNÉDIKT. Le daltonisme par atrophie du nerf optique. *Archiv. fur opht.*, 1864.

BOUCHERON. Thèse, Paris, 1875.

ST-BULL. Valeur du traitement électrique dans les lésions du nerf optique. *New-York medical Journal*, 27 avril 1889.

DESCAYS. Essai sur l'atrophie papillaire et son traitement spécialement par les courants continus. Thèse, Montpellier, 1884.

Dor. Emploi de l'électrisation dans l'atrophie du nerf optique. *Græfes Archiv.*, t. XIV, p. 306.

Driver. Du traitement de quelques maladies oculaires par les courants continus. *Archiv fur Ohren und Augenheilkunde*, t. II, 1873.

Furchini. De la valeur de l'électrothérapie appliquée aux maladies oculaires. Congrès médical de Turin. *Annali di ottalmologia*, 1877.

Gunn. Les courants continus comme agent thérapeutique dans la rétinite pigmentaire et l'atrophie optique. *Ophtalmic Hospital Reports*, vol. X.

Onimus. De l'influence des courants continus dans l'atrophie du nerf optique. *Recueil d'opht.*, 1876, p. 293.

Parisotti. Électrothérapie oculaire. Société de méd. de Rome. *Annales d'ocul.*, 1893, t. CIX, p. 119.

Rigge. L'importance des courants alternatifs voltaïques dans l'atrophie du nerf optique. *North Western Lancet*, 15 février 1893.

Weiss. L'électrothérapie de l'atrophie du nerf optique. *Centralbl. fur Thérap.*, VIII, 1891.

CHAPITRE VII

AFFECTIONS DE LA RÉTINE. RÉTINITES NEURO-RÉTINITES. CHORIO-RÉTINITES

I. — Rétinite pigmentaire.

228. Derby pense que les courants continus ont une action efficace sur la rétinite pigmentaire. Il se base sur plusieurs observations personnelles où il a obtenu grâce à ce traitement un élargissement notable du champ visuel, ainsi qu'une amélioration de la vision centrale. Il estime avec Gunn que les courants continus augmentent la conductibilité du nerf optique, qu'en outre, ils dilatent temporairement les vaisseaux de la rétine.

Dor rapporte également des améliorations obtenues par le galvanisme dans la rétinite pigmentaire.

II. — Neuro-rétinite syphilitique.

229. Boucheron rapporte l'intéressante observation suivante :

XXI. — M..., vingt-deux ans, plaques muqueuses méconnues en 1872. En décembre 1873 : violentes douleurs de tête avec vomissements.

La vue commence à baisser vers la fin de cette année. En janvier 1874, consultation de Galezowski qui ne trouva que de l'anémie.

Février 74. Iritis légère : quelques jours après, ictus apoplectique avec hémiplégie droite qui ne dura que cinq minutes.

L'iritis augmente d'intensité ; la vue baisse des deux côtés. Epididymite sans écoulement uréthral.

Consultation de Galezowski et Fournier et traitement anti-syphilitique énergique

La vision tout à fait abolie n'est pas modifiée.

Juin 1874. O D. Traces d'iritis, corps flottants nombreux du vitré.

Névrite optique double.

La lumière de l'ophtalmoscope n'éveille aucune sensation lumineuse.

Après ces constatations Sichel porte un pronostic absolument mauvais.

Fin juin. Sur l'avis de Galezowski et Fournier, on a recours à l'électricité : deux éléments Trouvé en permanence pendant la nuit, pôle positif sur la nuque, négatif au front.

Le 15 septembre, le malade distingue OG des caractères correspondant à la grandeur n° 10. Plus de troubles du vitré : les pupilles pâles ont des contours radiés et grisâtres. O D, pas de sensation lumineuse.

3 décembre. Le malade lit de près le n° 7, de loin le n° 30 de Snellen.

Aux courants faibles permanents on ajoute l'électrisation trois fois par semaine avec dix éléments Trouvé : courants centrifuges.

Huit jours après, l'œil droit a la sensation lumineuse.

Fin décembre. L'œil gauche lit le n° 2 de Snellen.

26 mars 1875. OG lit le n° 2 à un pied ; le n° 20 à 10 pieds.

Dans la première quinzaine d'avril, injections sous-cutanées de strychnine : pas de résultat.

L'œil droit n'a plus varié.

Le traitement général a été continué à plusieurs reprises.

L'étroitesse du champ visuel (25 centimètres sur un tableau placé à 50 centimètres de l'œil) explique comment le malade, dont l'acuité est bonne, ne peut se conduire. Il se trouve dans la même situation que les individus atteints de rétinite pigmentaire, capable de voir pendant longtemps les caractères les plus fins, et fort embarrassés dans la rue pour éviter les obstacles : ils voient comme à travers un tube de lunette, très bien dans l'axe et rien autour.

230. Comment expliquer l'action de l'électricité en pareil cas ?

« Dans ces névrites aiguës, violentes, dit Boucheron, une partie des fibres sont désorganisées et remplacées par du tissu conjonctif, l'autre partie sera seulement comprimée par les produits de la dégénérescence des fibres voisines. Si l'on vient à activer la résorption des produits dégénérés et à stimuler les fibres saines, elles reprendront leur fonction et une amélioration rapide sera obtenue. Doit-on attendre la régénération des fibres nerveuses ? C'est possible peut-être chez les jeunes sujets. En tout cas cela doit être rare.

« Après l'application de l'électricité on remarque dans beaucoup d'observations une amélioration souvent rapide, mais qui ne se continue pas. C'est probablement à la stimulation et au dégagement des fibres comprimées qu'est dû ce résultat par résorption des produits granulo-graisseux. Quant aux modifications tardives, elles sont peut-être dues à la régénération de quelques fibres nerveuses. »

III. — Neuro-rétinites symptômatiques.

231. Bénédikt dit avoir obtenu dans ces cas les meilleurs résultats par galvanisation du sympathique. Voici une observation empruntée à cet auteur :

XXII. — H. K..., trente-huit ans, depuis quelques années et surtout depuis six semaines souffre de douleurs névralgiques au front, à la tempe et dans la tête. Depuis huit jours, vomissements ; depuis cinq semaines, amblyopie marquée.

A son entrée à la clinique le 13 février 1865, cécité OD ; forte amblyopie OG. Neuro-rétinite double, avec hémorragies nombreuses surtout OD. Œdème et trouble des papilles. Paralysie du muscle droit externe à droite ; parésie du muscle droit externe à gauche, vertiges ; pouls = 135.

Après qu'on eut employé les drastiques, les émissions sanguines, les piqûres de morphine, on eut recours à la galvanisation du sympathique. Après cinq séances les douleurs cessent. Le troisième jour, pouls = 96. Le malade est resté neuf semaines à l'hôpital. Dans les dix derniers jours, plus de céphalées ; la névrite est en décroissance et la vision tellement améliorée que le malade peut reprendre son métier d'écrivain : il restait seulement une légère insuffisance des droits internes.

Dans le courant de l'été, à la suite de la réapparition des céphalées, le malade rentre à l'hôpital où on constate des signes de tuberculose pulmonaire et laryngée.

Décès le 23 décembre 1865. A l'autopsie, outre les signes de tuberculose, du péritoine et du poumon, on trouva les méninges infiltrées de sérosité et dans la moitié inférieure de l'antérieure section du pont de Varole un nodule tuberculeux gros comme une cerise qui s'était fait jour à la base du crâne dans la scissure transverse.

232. Meyer croit que dans ces cas, où l'affection oculaire est la suite d'une lésion cérébrale, la névrite n'est pas une propagation du processus morbide, mais une conséquence des troubles vaso-moteurs. Cette affection peut être donc influencée par l'électrisation du sympathique.

233. Driver dit à propos du traitement galvanique de ces névrites : « Très souvent après peu de jours, l'ophtalmoscope montre des changements favorables, l'acuité visuelle tant centrale que périphérique s'accroît ; les vertiges, la céphalalgie, les paralysies musculaires disparaissent, même l'affection cérébrale semble subir l'influence favorable de la galvanisation du cou. »

Des observations analogues à celle de Benedikt, ont été rapportées par Pflueger, Erb et Leber.

IV. — Neuro-rétinites exsudative et hémorragique.

234. Arcoléo a traité par l'électricité huit cas de rétinites exsudatives. Dans cinq cas, il employa l'appareil d'induction, dans trois cas le courant fourni par trois éléments Bunsen. « Les résultats, dit-il, furent peu brillants sauf dans un cas de neuro-réti-

nite chronique qui s'améliora beaucoup sous l'influence du courant continu. Les courants d'induction parurent cependant activer la résorption d'exsudats inflammatoires et de plaques hémorragiques, tandis qu'ils se montraient incapables de réveiller l'activité fonctionnelle de la rétine et du nerf optique.

235. Le Fort, dans un cas très grave, obtint la guérison par les courants permanents.

XXIII. — J. Nicolas, quarante-six ans, plombier, novembre 1873, perte subite de la vision : pendant deux heures il ne voit que des flammes et des lueurs rouges. La vue revient ensuite suffisante pour que le malade se guide.

8 décembre 1873. Névrite optique double : suffusion séreuse devant la papille dont les bords sont effacés. Purgatifs, sangsues, vésicatoires, belladone ; sans résultat.

20 février 1874. A la suite d'une nouvelle attaque, cécité absolue pendant deux heures : la vue se rétablit ensuite, mais baisse peu à peu et le 5 mars le malade distingue seulement la fenêtre. Pupille dilatée et immobile : vitré trouble, fond d'œil inéclairable.

On applique jour et nuit deux petits éléments Morin : les pôles sur les tempes.

15 mars. Depuis deux jours l'amélioration est très sensible. Le malade distingue les objets un peu volumineux.

20 mars. Le malade me remet une lettre de remerciements qu'il a pu écrire la veille.

A partir du 26, l'application des courants n'est faite que pendant la nuit.

Le 2 avril, le malade sort avec sa vue tout à fait rétablie (Lefort).

236. Dans plusieurs cas de névrite ou de neurorétinite soignés sans succès par les moyens usuels,

nous nous sommes très bien trouvés de l'emploi des courants continus.

XXIV. — M. C..., quarante-six ans, rhumatisant : albuminurie ancienne. Actuellement ni sucre ni albumine. Douleurs céphaliques, photophobie. A subi depuis un an des traitements variés.

15 janvier 1894. Neuro-rétinite double avec exsudats. OG, V $= 3/7$; OD, V $= 3/20$.

Deux séances d'électrisation par jour de quinze minutes chaque : courant continu de 3 milliampères.

18 janvier. Plus de photophobie : le malade, qui ne pouvait supporter la lumière de la lampe, lit sans fatigue à la lumière artificielle.

6 février. V. OG $= 5/10$, V. OD $= 5/10$.

Le malade employé à la compagnie P.-L.-M. a été obligé de reprendre son service à cette date quoique la guérison soit encore douteuse. Effectivement en juillet sa vision était devenue : OD $= 5/20$; OG $= 5/15$.

XXV. — Mme E., cinquante-six ans, a depuis deux ans suivi différents traitements pour une affection oculaire.

26 février 1894. V. OG $= $ Q. V. OD $= 5/24$.

Névrite double, avec trouble des milieux.

Électrisation : deux séances par jour de dix minutes avec courant de 3 milliampères.

28 mars. V. OG $= 5/15$. V. OD $= 5/10$.

La malade suspend alors le traitement.

24 juin. V. OG $= 2/15$. V. OD $= 4/10$.

237. Dans un cas de rétinite hémorragique diabétique, Frankhauser emploie un courant de 5 milliampères pendant une durée de cinq à dix minutes comme adjuvant du traitement général. La guérison s'opéra rapidement et l'acuité revint à 20/30,

Frankhauser attribue cet heureux succès à l'emploi
du galvanisme.

Dans la rétinite hémorragique, Reich a employé
avec succès l'électricité ; il s'agissait d'une hémorragie de la macula consécutive à un effort musculaire
violent. Reich eut recours à la galvanisation ; en six
semaines, la guérison fut complète.

238. Dans un cas d'hémorragies multiples de la
rétine survenues chez une artério-scléreuse, nous
eûmes recours en dernière analyse au galvanisme.
Rapidement, la malade récupéra la vision complète
de l'œil malade.

XXVI. — Mme A., soixante-deux ans ; artério scléreuse,
était depuis quelque temps sujette à des vertiges. Brusquement diminution considérable de la vision OG.

19 mars, 1894. V. OD = 5/10 ; V. OG = 2/15.

Nombreuses hémorragies rétiniennes : ni sucre, ni albumine dans les urines.

Le traitement habituel (révulsifs, ventouses, iodure,
ergotine) produit peu d'effet, et après un mois et demi,
la vision est toujours la même : les hémorragies n'apparaissent plus dans le fond de l'œil que sous la forme de
taches grisâtres.

Le 1er mai, nous avons recours à l'électricité (4 milliampères). Le 15 juin, après quarante-cinq séances, la
vision de l'œil gauche est remontée à 5/7. Le fond d'œil
est plus pâle qu'à droite, les artères plus grêles.

On peut se demander en pareil cas quelle part
revient à l'électrothérapie dans la guérison complète.
En même temps que la malade, dont je viens de
rapporter l'observation, je soignais une autre artério-
scléreuse qui avait présenté les mêmes accidents.

Mal conseillée, je crois, par son médecin qui, connaissant peu l'électricité, la redoutait, ou du moins en était très sceptique, elle refusa le traitement galvanique. Elle fut successivement traitée par plusieurs de mes plus distingués confrères de la région. Je l'ai revue plus d'un an après l'accident. La vision de l'œil sain était de 5/7 ; la vision du congénère fut après l'accident réduite à 1/20, elle est actuellement remontée à 2/7 : la malade a cessé tout traitement.

Rapprochant ces deux cas, dans lesquels les lésions étaient identiques, n'est-on pas en droit de conclure que le retour intégral de la vision dans le premier est du à l'emploi du galvanisme ?

V. — Chorio-rétinite.

239. Parisotti a employé les courants continus dans un cas de chorio-rétinite atrophique disséminée d'origine syphilitique. Les conditions du nerf optique étaient assez bonnes et pour cette raison Parisotti attribue l'heureux résultat à l'action du courant sur le nerf optique plutôt que sur la choroïde. Le malade qui ne pouvait lire aucuns caractères est arrivé à lire, bien qu'avec difficulté, l'impression des journaux politiques.

240. Boucheron pense que dans ces cas les courants continus agiront principalement sur les troubles du vitré : « Dans la choroïdite syphilitique le processus présente une longue durée et procède par poussées successives, aussi les courants continus n'interviennent utilement qu'à la fin pour débar-

rasser définitivement le corps vitré des débris qui l'encombrent. »

241. Voici un cas de chorio-rétinite exsudative post-influenzique que j'ai traitée avec succès par les courants continus. Je crois qu'il faut tenir compte non seulement de l'action des courants sur le trouble du vitré, mais faire entrer aussi en ligne de compte leur action vaso-motrice et par conséquent leur influence sur la membrane vasculaire choroïdienne et aussi leur action spéciale sur la fibre nerveuse dont la sensibilité est plus ou moins émoussée.

XXVII. — M. B. Joseph, soixante-six ans, à la suite de l'influenza accusa une diminution considérable de la vision.

Il a été soigné sans résultat par iodure, mercuriques et dérivatifs.

1er avril 95. O. D, V $= 1/20$, chorio-rétinite exsudative. OG, V $= Q$. Leucome épais ancien.

11 mars. Après vingt-cinq séances de vingt minutes à 3 milliampères. V. OD $= 2/5$; V. OG $= 1/60$. Le leucome s'est considérablement éclairci.

A partir de cette date, le malade ayant repris ses fonctions de garde champêtre vient s'électriser très irrégulièrement : la vision a augmenté légèrement.

Procédés opératoires.

242. « Dans les affections rétiniennes, dit Duchenne, à défaut du courant galvanique on peut recourir au courant d'induction de la deuxième hélice d'un appareil magnéto-faradique, dont l'action spéciale sur la rétine, quoique moindre que le cou-

rant galvanique, est encore assez puissante. A l'excitation indirecte de la rétine on peut joindre l'excitation électro-cutanée du pourtour de l'orbite.

243. « Je donne la préférence au courant galvanique intermittent avec des intermittences éloignées d'une demi-seconde à une seconde, et chaque séance durant cinq à six minutes ; une pile faible suffit à ces applications ; ses éléments doivent présenter peu de surface afin de diminuer autant que possible l'action électrolytique. La peau et les réophores doivent être largement humectés sous peine de voir apparaître un érythème et même de petites vésications dans les points excités. Quelques personnes ont pu penser que l'application des réophores sur la sclérotique agissait plus énergiquement sur la rétine que lorsqu'ils étaient appliqués sur les paupières : c'est une erreur, je puis l'affirmer d'après des expériences comparatives. »

244. Erb, qui, s'il nie l'efficacité du galvanisme dans l'atrophie optique, a obtenu des résultats remarquables dans la névrite, réglemente ainsi l'emploi de l'électricité. « Premièrement faire passer le courant par les tempes pour rencontrer le nerf optique dans l'orbite, avec changement de direction du courant. Ensuite diriger le courant de la nuque à la paupière fermée, dans la névrite principalement le pôle positif sur l'œil ; dans l'atrophie le pôle négatif. Enfin galvanisation du sympathique. »

245. Tous les procédés d'application des courants continus, dit Boucheron, comptent des succès. Les uns sont obtenus par des courants centripètes, les autres par des courants centrifuges, d'autres avec

des courants forts (3 à 6 M. A.), d'autres enfin avec les courants faibles ; tantôt les pôles sont placés aux deux tempes, tantôt au front et à la nuque, tantôt sur les paupières et l'apophyse mastoïde. Ce qui est constant, c'est qu'il faut comprendre le globe oculaire dans le circuit électrique. »

Bibliographie.

ARCOLEO. Aperçu de quelques maladies oculaires traitées par l'électricité. Palerme, 1873.

H. DERBY. De la possibilité de retarder les funestes effets de la rétinite pigmentaire. *Trans. of the Am. opht. Society* in *Annales d'ocul.*, 1887, t. XCVIII, p. 145.

DOR. Contribution à l'électrothérapie des maladies oculaires, *Græfes Archiv.*, t. XIX.

DRIVER. Du traitement de quelques maladies oculaires par les courants continus. *Archiv für Ohren und Augenheilkunde*, t. II, 1873.

GUNN. Les courants continus comme agent thérapeutique dans l'atrophie optique et la rétinite pigmentaire. *Ophtalmic Hospital Reports*, X.

KEMPF. Essai du pinceau faradique dans un cas de névrite optique et de myélite transverse. *Deutsche med. Woch.*, 1881, n° 2.

PARISOTTI. Électrothérapie oculaire. *Annales d'ocul.*, 1893, t. CIX.

REICH. Hémorragie de la région de la macula ; guérison en six semaines par la galvanisation. *Cent. für p. Augenh.*, 1883.

FRANKHAUSER. Electricity in hemorragie in the eye ball. *N.-York med. journal*, 9 septembre 1894.

CHAPITRE VIII

TROUBLES DU CORPS VITRÉ

(HYALITIS, SYNCHISIS, HÉMORRAGIE)

246. Les premières tentatives dans cette voie remontent à Giraud-Teulon en 1869. Confiant dans les actions résolutives électrolytiques dues à l'électrochimie, et, d'autre part, considérant le corps vitré comme un milieu chimique apte à se prêter à une véritable électrolyse, il songea, en présence de l'indigence de la thérapeutique spéciale, à son emploi dans les opacités de cet organe. En outre, le passage du courant à travers les tissus devait rendre plus facile, d'après lui, la résorption des exsudats en activant à la fois la circulation et les échanges nutritifs.

247. Lefort, en 1872, proposa de substituer aux courants intenses un courant très faible, mais permanent : il emploie deux petits éléments Morin qu'il laisse agir plusieurs jours de suite. Mais comme cette application continue n'est pas des plus faciles, au bout de quelques jours on fait l'application du courant seulement pendant la nuit. La thèse de Carnut faite sous ses auspices renferme un certain nombre de cas heureusement traités par cette mé-

thode. Little en 1882, Branère en 1884 publient des résultats concordant exactement avec ceux de leurs devanciers.

248. Nous pouvons au point de vue de leur forme classer les troubles du vitré en hyalitis floconneuse, synchisis, et hémorragies ou exsudats post-hémorragiques.

A. — *Hyalitis floconneuse.*

249. Celle-ci est une complication fréquente des choroïdites, de tous les troubles nutritifs survenus dans le tractus uvéal.

Dans les formes graves, le nombre et le volume de ces corps flottants augmente tellement qu'ils empêchent de distinguer le fond de l'œil. Souvent alors, au lieu de rester floconneuses, les opacités deviennent membraneuses et comparables à des toiles d'araignée.

Les affections rétiniennes peuvent également s'accompagner de troubles dans les couches adjacentes du vitré.

Pour Poncet [1], ces troubles seraient dus à des migrations pigmentaires de la choroïde. Les cellules épithéliales de la choroïde, en dégénérant sous l'influence de causes variées, mettent leurs granules pigmentaires en liberté : ce pigment traverse la rétine, y cause différents désordres et pénètre dans le corps vitré. Là, ce pigment agit comme corps étranger, irrite les éléments cellulaires et en provoque la prolifération.

[1] Poncet. *Gazette médicale*, 1874.

B. — *Synchisis.*

250. Le synchisis simple, le ramollissement du vitré survient à la suite de choroïdites atrophiques généralisées ou d'hydrophtalmies.

Le synchisis étincelant est caractérisé par la présence dans le vitré de cristaux de cholestérine donnant la sensation de mouches volantes et apparaissant à l'ophtalmoscope, dit Galézowski, sous forme de cristaux déposés, fixés dans des sortes de membranes comme des paillettes d'or dans les voilettes des femmes.

Le synchisis étincelant peut se montrer en dehors de toute inflammation ou lésion des membranes oculaires.

C. — *Hémorragies ou exsudats post-hémorragiques.*

251. Les hémorragies peuvent être spontanées ou consécutives à des traumatismes soit opératoires soit accidentels.

Les hémorragies spontanées ne sont pas exceptionnelles. Les hémorragies du vitré à la suite d'opération de cataracte, sont une complication redoutable à craindre chez les glaucomateux.

Les traumatismes s'accompagnent quelquefois de rupture de la choroïde masquée par l'hémorragie. Les hémorragies du vitré causent des désordres graves : « Un épanchement sanguin, dit Boucheron, peut faire irruption dans le corps vitré et en modifier pour longtemps l'aspect ophtalmoscopique. Il est à signaler que la résorption du sang épanché est d'une durée fort longue et que le corps vitré recouvre rarement une transparence parfaite. La déchirure du tissu vitré, la présence des globules et de la fibrine en agissant comme corps étrangers, amènent la prolifération des éléments propres du corps vitré et des troubles plus ou moins étendus de sa transparence. »

A mesure que le sang se résorbe, on voit dans le vitré à l'examen ophtalmoscopique de larges travées noirâtres laissant entre elles des espaces transparents par où apparaît le rouge du fond de l'œil. Malheureusement ces exsudats ne disparaissent pas toujours complètement et laissent des traces plus ou moins visibles selon les cas.

D. — *Traitement galvanique de ces différentes formes.*

252. Les courants continus donnent des résultats rapides, surtout dans la première forme ; dans l'hyalitis floconneuse. C'est dans ces cas que l'on voit en quelques séances le vitré s'éclaircir et le fond d'œil devenir visible. Ce qui explique la facilité avec laquelle ces troubles disparaissent, c'est qu'ils se produisent sans altération profonde de la structure du vitré : « C'est, dit Boucheron, dans cette catégorie de troubles vitrés sans désorganisation du tissu, mais avec encombrement d'éléments en dégénérescence, qu'il faut ranger les cas de guérison rapide par les courants continus. »

Evidemment la disparition des troubles du vitré n'implique pas le rétablissement de la vision : mais elle permet l'examen de membranes profondes et donne la possibilité d'arriver à un diagnostic certain. Voici deux observations de Giraud-Teulon (et nous pourrions en ajouter de nombreuses autres personnelles) où, le vitré éclairci, on se trouve en face de lésions des membranes.

XXVIII. — Mme A., trente-six ans : 5 février 1872, se plaint d'amblyopie ; V. OD = 20/75 ; V. OG = distingue la lumière. L'examen ophtalmoscopique fait reconnaître à gauche un corps vitré complètement trouble tenant des flocons membraneux suspendus et laissant à peine entrevoir la région de la papille. A droite injection papillaire, la rétine est appauvrie au point de vue vasculaire. Nous diagnostiquons une hypérémie des nerfs optiques compliquée d'épanchement ancien à gauche.

5 mars. Pôle positif d'une pile Remak de 12 éléments est placée cinq minutes sur chaque œil, le pôle négatif étant derrière l'oreille. (Nous nous occupons des deux yeux à la fois, l'électricité continue nous ayant paru avoir quelques effets dans les lésions nutritives des nerfs optiques.)

Au bout de cinq minutes, le malade lit de l'œil gauche les caractères 200. Pas de changement à droite.

8. L'amélioration persiste. Le même courant est appliqué : le malade lit le n° 75 et déchiffre un peu du 50.

L'examen ophtalmoscopique peut être alors facilement pratiqué et nous montre le disque optique dans le même état que celui du côté opposé (Giraud-Teulon).

XXIX. — Gouzy, sergent au 35ᵉ, blessé à Chevilly le 30 septembre 1870, à l'apophyse malaire avec section du nerf facial.

Au bout de six semaines les mouvements des paupières reparaissent en partie, l'œil cependant distingue seulement la lumière.

L'examen ophtalmoscopique montre un vitré absolument obscurci par un fin pointillé cachant complètement le fond d'œil.

12 novembre. Nous commençons les courants continus avec 12 éléments Remak.

Après huit applications de cinq minutes, pas d'amélioration de l'acuité.

Mais le vitré est éclairci et l'examen ophtalmoscopique nous montre un décollement de la rétine et une atrophie scléreuse de la papille (Giraud-Teulon).

253. Le synchisis étincelant est très heureusement influencé par les courants continus. En voici une observation très nette rapportée par Branère :

XXX. — A. S., soixante-huit ans, rhumatisant. Il y a a deux ans, chute de voiture, enfoncement du frontal gauche. Large cicatrice avec fistule à un centimètre et demi au-dessous de l'extrémité interne du sourcil gauche.

V. OG = 3/10. Synchisis étincelant très net. De nombreuses paillettes de volume assez gros, cristallines et brillantes, flottent dans le vitré. Pas de troubles papillaires.

O. D. normal.

18 juin, première séance de courants continus.

3 juillet, quatorzième séance, V. OG = 8/10. Le vitré ne renferme plus de paillettes étincelantes, il n'y a plus qu'un trouble grenu et fin. Les douleurs péri-orbitaires ont cessé.

Le champ visuel s'est considérablement élargi.

254. Dans le synchisis simple je n'ai retiré aucun avantage de l'emploi des courants continus.

255. Les épanchements sanguins dans le vitré

seraient, d'après Boucheron, d'un pronostic fâcheux
à cause de la désorganisation et de la déchirure du
tissu du vitré qu'ils entraîneront presque toujours.
« Je n'ai pas rencontré, ajoute-t-il, d'observation
qui puisse me renseigner sur la valeur de l'électrisation dans ces circonstances. »

J'ai employé plusieurs fois des courants continus
dans des hémorragies intra-vitréennes. Dans un cas,
il s'agissait d'une hémorragie qui survint chez une
opérée de cataracte le cinquième jour après l'opération, fit rompre la cicatrice et s'épancha largement au
dehors. Après cicatrisation de la plaie cornéenne,
je me trouvais en présence d'une chambre antérieure
et d'un vitré remplis de sang.

Dans le second cas, il s'agissait d'une déchirure
traumatique de la sclérotique que j'avais traitée, par
la suture avec succès. Deux mois après, sans cause
appréciable, il se produisit une hémorragie profuse
du vitré abolissant complètement la vision.

Dans ces deux cas, j'ai eu recours aux courants
continus, et n'ai eu qu'à m'en louer. Certes, la guérison a été longue, mais c'est déjà beaucoup que
d'être assuré de sa possibilité.

Voici ces deux observations :

XXXI. — Mme P..., soixante-huit ans, se blesse l'œil le
15 septembre, en se cognant contre un pieu.

Elle m'est adressée le 25 septembre. L'œil gauche porte
en dehors une déchirure scléro-cornéenne d'environ 1 centimètre de longueur : à travers les lèvres entre-bâillées de
la plaie, le vitré fait hernie et filtre à la moindre pression ;
l'iris est enclavé dans la plaie. L'œil distingue encore la
lumière. La plaie ne paraît pas infectée.

Nous faisons une kératotomie supéro-interne, mais l'iris est tellement tendu que tous nos efforts pour l'attirer en dehors sont vains, et l'iridectomie est impossible.

Nous passons à travers la lèvre postérieure scléroticale de la plaie un fil de catgut très fin, les deux extrémités du fil ne pouvant trouver un point d'appui sur le lambeau de conjonctive adhérant à la cornée sont insérés, l'une en bas l'autre en haut, dans la conjonctive bulbaire puis nouées l'un à l'autre. Les lèvres de la plaie sont ainsi parfaitement coaptées, mais la pression exercée par les fils plisse la cornée.

Cette pression n'entraine pas de complication cornéenne. Le lendemain, la cornée a repris sa forme, et après huit jours la cicatrisation est complète.

Les douleurs peu violentes ont persisté quarante-huit heures après l'opération. L'iris est enclavé en dehors dans les lèvres de la plaie. Le cristallin a été expulsé ou luxé ainsi que le prouve la présence d'une seule image de Purkinje.

La vision, avec verres, est alors revenue égale à 2/5. Malheureusement un mois après se produit une hémorragie intra-vitréenne, qui abolit complètement la vision. Trente séances d'électrisation avec courants continus ont éclairci le vitré.

On aperçoit alors de larges exsudats intra-vitréens, et des plaques d'atrophie choroïdienne. La vision est quantitative.

1er janvier 1894. L'électrisation a été continuée pendant encore trente séances. L'hyalytis s'est éclaircie. — V avec verre + 11 et Cyl. + 5 = 1/5.

XXXII. — Mme J., soixante-dix ans, est opérée de la cataracte (avec iridectomie) le 1er novembre 1894. L'œil était normal comme tension et aspect extérieur : la cataracte fut extraite avec quelque difficulté à cause de l'indocilité de la malade. Le cinquième jour, je trouvai le pansement inondé de sang ; l'hémorragie intra-oculaire avait fait rompre la cicatrice scléro-cornéenne, un caillot sanguin tenait entre-bâillées les lèvres de la plaie. Je débarrassai la plaie, la coaptai sous pansement un peu compressif, fis appliquer à deux reprises 10 sangsues sur le front et derrière l'oreille, purgatifs répétés. La cicatrisation se fit rapidement, et le quinzième jour je puis laisser l'œil découvert ; mais la chambre antérieure était pleine de sang, la vision nulle : la malade n'avait pas même la perception lumineuse. J'employai alors les courants continus à raison de 3 milliampères en deux séances de vingt minutes par jour. En cinq jours l'hyphéma avait disparu : la malade percevait la sensation lumineuse : la pupille était large et sans exsudats, mais le vitré inéclairable à l'ophtalmoscope. Après soixante séances d'électrisation, l'acuité était de 1/15. A l'ophtalmoscope on apercevait le rouge du fond de l'œil entre des travées noirâtres intra-vitréennes, restes de l'hémorragie.

La malade partit le 15 décembre avec une acuité de 1/10.

J'insiste sur la seconde observation parce que les cas de conservation de la vision, après hémorragie interne et rupture de la plaie dans l'opération de cataracte ne sont pas, je crois, très fréquents.

Quelle a été l'influence exacte du galvanisme et la part qui lui revient dans la guérison ? On ne saurait le dire exactement, mais du moins, je ne crois pas que, sans l'emploi des courants, je fusse arrivé à un éclaircissement relativement si rapide et à des acuités satisfaisantes.

Par contre, les courants continus ont complètement échoué dans un cas d'hémorragie à répétition.

L'électricité m'a permis de rendre la vision utile à un malheureux qui avait reçu en pleine figure la décharge d'une mine ; un œil fut emporté, l'autre assez grièvement blessé. Le malade m'arriva un mois après l'accident, les paupières presque complètement soudées ensemble ; une large canthoplastie les libéra et me permit d'examiner l'œil : dilatation pupillaire, pas de lésions externes du globe, mais aucune perception visuelle. A l'examen ophtalmoscopique on ne distinguait absolument rien. Je pensai à une hémorragie de vitré, et malgré l'absence de sensation visuelle , je tentai une cure par l'électricité ; au bout de deux mois de traitement, le malade distinguait l'ombre de la main promenée devant la flamme d'une lampe. A travers les travées noires des caillots sanguins on apercevait la lueur rouge du fond de l'œil. A ce moment le cristallin s'opacifia rapidement. Je continuai l'électrisation pendant deux mois encore, puis pratiquai l'extraction de la cataracte. Elle fut laborieuse de part les adhérences irido-capsulaires, et surtout la dégénérescence molle du cristallin. Cependant, après six mois de traitement, je pus renvoyer le malade avec une acuité de 1/30.

Dans un cas analogue, Frankhauser employa avec succès un courant de 5 milliampères. Le malade avait été atteint d'un traumatisme oculaire avec hémorragie intra-oculaire empêchant tout examen ophtalmoscopique ; la pupille était immobile, hyperthonie. toute vision était abolie. Après un traitement de quatre mois par l'iodure, le mercure et le jaborandi, il n'y avait pas de résultats et les divers praticiens consultés posaient un pronostic mauvais. Après quatre semaines d'électrisation à trois séances par semaine, de dix minutes, la transparence des milieux commença à se rétablir. Après un an de traitement, la vision était remontée à 10/20.

256. Quant à l'intensité des courants et à leur mode d'emploi, on a obtenu des guérisons par les courants très faibles permanents (méthode de Le Fort) comme par les courants plus intenses; par les courants centrifuges, comme par les courants centripètes.

Branère, c'est-à-dire le professeur Bergonié de Bordeaux, sous la direction duquel étaient faites ces applications, employait un courant de 5 à 8 milliampères avec des séances de cinq à dix minutes. J'ai employé des courants plus faibles (2 à 4 milliampères) et ai fait des séances plus longues, de vingt à vingt-cinq minutes.

Courserant au lieu d'appliquer le courant sur la paupière lui fait traverser une dissolution d'iodure de potassium baignant l'œil, il a ainsi en vue l'introduction diadermique du principe médicamenteux s'ajoutant à l'action de l'électricité.

Bibliographie.

Giraud-Teulon. Electrothérapie des opacités du corps vitré. *Bulletin de l'Académie de médecine*, 1871, p. 1159.

Le Fort. De la guérison de la cécité due à l'opacité du corps vitré par l'application de courants continus faibles et permanents. *Gazette médicale de Paris*, 1874.

Carnus. Des troubles du vitré et de leur traitement par des courants continus. Thèse, Paris, 1874.

Little. De l'influence du courant galvanique dans les opacités du vitré. *Transaction of the amer. opht. Society*, 1882.

Branere. Valeur thérapeutique des courants continus dans les troubles du vitré. Thèse, Bordeaux, 1884-85, n° 28.

Courserant. Du bain d'œil électrique. *Société française d'ophtalmologie*, 1885.

Frankhauser. Electricity in hémorragie in the eye-ball. *N.-York med. journal*, 9 septembre 1894.

CHAPITRE IX

IRITIS ET IRIDO-CHOROÏDITES

257. Guépin aurait été le premier à appliquer le galvanisme au traitement des iritis chroniques. Dans son mémoire de 1856 [1], il nous dit : « Une fois, en 1833 ou 1834, j'ai employé l'électricité avec succès dans une iritis chronique ; mais depuis de nouvelles tentatives ont été sans résultat même dans des cas analogues à celui que nous avons guéri, et où le cercle de l'iris seul était malade. »

Newmann 1842 [2] aurait expérimenté l'action curative de l'électricité dans les synéchies : « Les adhérences de la cataracte avec l'iris sont, avec les opacités de la cornée, les affections pour lesquelles le galvanisme est le plus souvent indiqué. »

Et quand ce même auteur ou son contemporain Usiglio [3] rapportent qu'ils ont guéri par le galvanisme des cataractes avec synéchies considérées

[1] GUÉPIN. Les agents thérapeutiques dans les maladies des yeux.... de l'électricité. *Annales d'oculistique*, 1856.

[2] NEWMANN. Guérisons par l'emploi du galvanisme. *Annales d'oculistique*. 1842, suppl. III, p. 244.

[3] USIGLIO. Du galvanisme dans le traitement des affections organiques des yeux. *Annales d'ocul.*, 1844, t. XII, p. 93.

comme inopérables, nous voyons là, non pas une disparition de l'opacité cristallinienne, mais une résorption de l'exsudat irien sous l'influence de l'électricité.

Lobb, en 1860[1] a employé avec succès le galvanisme dans un cas d'ophtalmie rhumatismale ancienne. Le malade, sujet de cette observation, avait eu, depuis plus de quinze ans, de nombreuses attaques « d'ophtalmie rhumatismale à la suite desquelles la pupille d'un œil était considérablement rétrécie, et la vue de l'autre œil avait été notablement compromise ». Cette ophtalmie paraît être nettement une iritis rhumatismale. Sachant que la répétition de ces attaques pourrait abolir la vision, et se souvenant, d'autre part, que le galvanisme appliqué aux membres calma les douleurs rhumatismales, Lobb résolut d'utiliser cet agent pour la cure, ou du moins la prophylaxie de l'affection oculaire.

En conséquence, lors de l'approche de l'attaque suivante, il plaça une chaîne de Pulvermacher de trente-six anneaux, le pôle négatif sur les paupières fermées, et le pôle positif sur l'épine dorsale. Elle resta à demeure durant la nuit, et le lendemain toute trace d'inflammation était dissipée. D'autres attaques se manifestèrent à différents intervalles, mais elles furent invariablement enrayées par le même moyen.

« Depuis cinq ans, ajoute Lobb, ce malade doit à ce procédé la conservation de sa vision au degré qu'elle a recouvré, degré fort satisfaisant. » Lobb

---

[1] Lobb. Ophtalmie rhumatismale ancienne, traitée par un courant galvanique contenu. *The Lancet*, 1ᵉʳ septembre 1860.

déclare ensuite qu'il a obtenu un excellent effet des courants galvaniques dans tous les cas semblables où il en fait usage.

Malgré ces assertions nettes, le traitement des synéchies par le courant voltaïque paraît être tombé rapidement dans l'oubli.

Carnus[1] électrisant des malades pour éclaircir le vitré, vit sous l'influence de ce traitement se rompre et disparaître des adhérences irido-capsulaires, suites d'iritis et d'irido-choroïdites de natures diverses.

Cependant ces faits avaient peu frappé Onimus, chez qui se faisaient ces expériences, puisque dans son traité d'*Électricité médicale*, il ne fait aucune allusion à ce mode de traitement des synéchies.

Franke[2] paraît en ignorer l'existence, et dans sa récente thèse, il en fait cette courte et seule mention : « Nieden, en 1881, ne put obtenir par l'électricité la disparition des troubles cornéens et la résorption des exsudats iriens. »

258. Nous avons généralisé cette méthode et de l'iritis et l'irido-choroïdite ancienne l'avons transportée à l'iritis et l'irido-choroïdite aiguë.

A plusieurs reprises nous avons publié brièvement les résultats de nos recherches[3]. Le travail

---

[1] CARNUS. Des troubles du vitré et de leur traitement par les courants continus. Thèse, Paris, 1874.

[2] FRANKE. Geschichte der Electrotherapie in der Augenheilkunde. Thèse de Berlin, mars 1894.

[3] Les courants continus dans l'irido-choroïdite aiguë. *Annales d'oculistique*, avril 1894.

Les courants continus dans les iritis anciennes avec synéchies. *Annales d'oculistique*, septembre 1894.

actuel est un exposé plus complet de nos expériences patientes continuées pendant plus de trois ans.

I. — Iritis et irido-choroïdite plastique aiguë.

I. — IRIDO-CHOROÏDITE TRAUMATIQUE

259. C'est dans ces formes que les courants continus paraissent donner les meilleurs résultats, et produire rapidement la sédation des phénomènes inflammatoires et douloureux.

XXXIII. — D..., tailleur de pierre, reçoit le 7 juin des éclats de pierre dans l'œil gauche. Un petit débris a fait une ulcération centrale de la cornée ; un éclat plus gros a atteint la paupière supérieure qui est le siège d'une légère ecchymose.

10 juin. L'ulcère cornéen est cicatrisé, mais il s'est déclaré une irido-cyclite intense contre laquelle les moyens habituels (atropine, compresses chaudes, sangsues, révulsifs) restent sans effet.

20 juin. Nous tentons une iridectomie que l'indocilité du malade rend impossible et qui se réduit à une simple paracenthèse.

23 juin. Les douleurs, momentanément calmées, ont reparu, plus violentes.

J'emploie les courants continus : en quatre séances les douleurs ont diminué à un tel point que le malade veut

Les courants continus dans iritis et les irido-choroïdites. *Archives d'électricité médicale*, 1894.

LAFONT. Les courants continus dans l'iritis et l'irido-choroïdite. Thèse, Montpellier, avril 1895.

interrompre le traitement. A la dixième séance toute sensation douloureuse a disparu.

L'électrisation est continuée jusqu'au 5 juillet, à cette date le malade reprend son travail.

Je le revois le 15 juillet : la pupille est irrégulière, peu contractile : la vision est diminuée surtout du fait du leucome central.

Le même effet sédatif se produisit chez un malade atteint d'irido-choroïdite consécutive à une brûlure par la chaux.

XXXIV. — D..., quarante-trois ans, charpentier, reçoit le 9 juillet de la chaux éteinte dans l'œil droit. Le 19 juillet, il réclame l'ablation de cet œil qui a été considéré comme perdu.

La cornée est leucomateuse ; infiltration calcaire épaisse, la conjonctive bulbaire est sanguinolente. Pas de douleurs. V. = 1/200.

23 juillet. Des douleurs violentes éclatent ; le globe est devenu douloureux à la pression ; le traitement habituel ne calme pas cette inflammation ; des phénomènes d'irritation sympathique se montrent dans l'autre œil.

25. Courant continu matin et soir. En quatre séances les douleurs ont disparu. Le traitement est continué jusqu'au 3 août. Plus aucune douleur, plus de rougeur. Le leucome calcaire est très diminué. V. = 1/15.

Plus tard l'infiltration calcaire diminuant, la vision s'est encore améliorée.

Voici un troisième cas analogue :

XXXV. — M. L..., maçon, trente ans, a fait une chute sur la tête. Il s'est déclaré une irido-choroïdite OD avec douleurs violentes.

Huit jours après, le 28 décembre 93, il est soumis au

traitement par les courants continus et l'atropine. Après deux séances faites ce jour-là, les douleurs ont disparu.

Le 5 janvier, le malade reprend son travail. Presque plus de rougeur, plus de douleur. Sous l'influence de l'atropine et de l'électricité, la pupille se dilate, mais passagèrement.

Le malade a eu ultérieurement de nouvelles poussées légères. Dès qu'il souffre, il vient reprendre le traitement électrique, qu'il cesse toujours après deux ou trois séances.

Mars 95. Le malade est revu pour un leucome calcaire. Depuis plus d'un an il n'a plus eu aucun ressentiment de son affection.

II. — Iritis et irido-cyclites traumatiques opératoires

260. Je dois faire une mention spéciale des iridochoroïdites consécutives à l'extraction de la cataracte. Je me suis très bien trouvé des courants continus appliqués dès que le permet la solidité de la cicatrice ; sous leur influence, les douleurs d'abord, puis rapidement la photophobie, les rougeurs disparaissent.

Dans quelques cas, je me demande même, si j'aurais eu un résultat optique suffisant sans le secours de l'électricité.

XXXVI. — M. D., soixante et un ans, est opéré de la cataracte OD avec iridectomie. Je savais que l'iris se dilatait peu sous l'influence de l'atropine ; d'autre part, j'avais affaire à une cataracte molle. Un mois après l'opération, j'étais en présence d'une cataracte secondaire et d'une iritis subaiguë contre laquelle tous moyens avaient échoué. D'autre part, cet œil ayant des tendances glaucomateuses, je ne pouvais employer l'atropine. L'électricité m'amena un double résultat. La disparition rapide de l'iritis, la résorption ou plutôt la diminution de la cataracte secondaire.

Une discission me donna alors une pupille nette avec acuité de 5/8.

XXXVII. — M..., quarante et un ans, est atteint de cataracte traumatique. Le corps étranger est nettement visible implanté dans le cristallin au centre de la pupille.

8 février. Extraction avec iridectomie de la cataracte et du corps étranger (débris de pierre meulière).

15 février. La pupille légèrement dilatée est obstruée par des masses nombreuses. Poussée d'iritis assez intense avec douleurs.

Les deux jours suivants, deux séances d'électrisation de vingt minutes.

17. Plus aucune douleur : le cercle périkératique est à peine marqué, l'iris largement dilaté.

L'électrisation est continuée jusqu'au 3 mars, moins dans le but de combattre les phénomènes inflammatoires qui ont cédé presque complètement, que pour activer la résorption des masses encombrant la pupille.

Les masses corticales en contact avec l'humeur aqueuse sont en effet très rapidement absorbées sous l'influence de l'électricité.

Dans ce cas, une autre remarque frappe l'observateur, c'est l'heureuse influence des courants sur la cicatrisation.

Après deux séances, les lèvres de la plaie qui chevauchaient et faisaient une légère saillie, devinrent parallèles et tout à fait unies, comme elles ne le deviennent en général qu'après un temps plus long. On n'a pas eu besoin de recourir à la discission, l'acuité le 3 mars était de 4/8.

III. — IRIDO-CHOROÏDITE CONSÉCUTIVE A DES LEUCOMES ADHÉRENTS

261. Les leucomes adhérents, les enclavements iriens restent souvent des années sans causer au malade, ni gêne, ni inflammation. Subitement, à la suite d'un léger traumatisme ou sans cause connue, ou du moins appréciable, ces yeux deviennent le siège de vives douleurs ciliaires ; ils deviennent rouges, larmoyants, douloureux à la pression et le résultat final est une irido-cyclite tenace.

Nous avons très utilement employé les courants continus dans plusieurs cas analogues.

XXXVIII. — S..., trente ans, mécanicien, a eu, il y a six ans, la cornée gauche perforée par un débris de fer. Leucome adhérent consécutif avec perte de la vision.

Le 16 décembre 1893, il se produit une poussée d'iridochoroïdite aiguë. L'œil est très douloureux ; cercle périkératique très développé ; la chambre antérieure a disparu ; douleurs péri-orbitaires continues et violentes.

Après avoir essayé pendant quelques jours sans résultat les compresses chaudes, l'atropine, les sangsues, nous avons recours au galvanisme. Trois séances suffisent pour faire disparaître les phénomènes douloureux.

Après trente séances, les phénomènes inflammatoires avaient complètement disparu.

L'iris s'est un peu dilaté en dehors ; la chambre antérieure est reformée : une iridectomie optique est praticable.

Dans d'autres cas, les phénomènes inflammatoires sont moins violents, de courte durée : mais néanmoins les poussées sont très douloureuses et gênantes par leur fréquence.

XXXIX. — Mme P..., trente-neuf ans, présente un leucome adhérent inféro-externe, consécutif à une ulcération suivie de perforation O. D. Depuis trois ans se produisent des poussées inflammatoires subaiguës très douloureuses.

13 février 1894. Sous l'influence de l'atropine la pupille se dilate faiblement et irrégulièrement : on découvre de nombreuses synéchies et exsudats intra-pupillaires. La malade distingue la lumière, mais ne peut compter les doigts. Tn = — 1/2.

Après un mois d'électrisation quotidienne sans aucune amélioration de la vision, nous tentons une iridectomie : l'iris se déchire sous la pince et ne peut être attiré en dehors : l'opération se réduit donc à une simple paracenthèse.

Le traitement électrique est alors institué de nouveau pendant trente jours. L'accalmie de l'œil est obtenue, mais la vision n'est pas améliorée.

25 février 1895. Depuis lors, la malade qui habituellement avait chaque mois deux ou trois *crises* de durée variable, n'a plus ressenti aucune douleur : sous l'influence de l'atropine la pupille se dilate moyennement laissant apercevoir sur la face antérieure du cristallin des exsudats en forme de couronne. Pas de changement dans la vision.

IV. — IRITIS RHUMATISMALE

262. Cette forme est la plus sujette aux récidives : on est tenté d'y rattacher tous les faits d'iritis à frigore dont la causalité échappe.

XL. — A..., soixante-quatre ans, demande mes soins le 3 novembre 1894, pour une iritis de nature probablement rhumatismale siégeant à l'œil gauche. On constate de nombreux points d'adhérence irido-capsulaires. Vives douleurs.

7 novembre. Le traitement habituel n'a pas calmé les douleurs. La pupille est irrégulièrement dilatée. Deux séances d'électrisation.

8. Les douleurs ont été bien moindres puisque le malade a pu reposer toute la nuit.

9. Plus de douleurs : l'inflammation diminue.

11. Les adhérences irido-capsulaires ont disparu ; la pupille se dilate largement après chaque séance, mais cette mydriase ne persiste que quelques heures.

27. Le malade est complètement guéri, la pupille a repris son jeu normal.

XLI. — H..., trente-deux ans, graveur. A la suite d'un refroidissement au commencement de décembre a eu une poussée d'iritis rhumatismale OD.

Le 2 janvier il vient me trouver avec une recrudescence des phénomènes inflammatoires.

Trois séances d'électrisation suffisent pour calmer les douleurs qui étaient assez vives pour empêcher le malade de dormir.

L'iris se dilate largement après chaque séance, mais la dilatation ne persiste pas, du moins pendant les premiers jours. Pas d'adhérences. Depuis le 5, le malade n'a plus accusé de sensation douloureuse.

Il est parti le 20 janvier complètement guéri. V. O DG = 1.

XLII. — Mme M., trente-huit ans, artiste lyrique, nie toute spécificité, pas d'engorgements ganglionnaires : arthritisme.

1er février 95. Iritis double avec cercle périkératique

plus prononcé à droite : douleurs céphaliques continues.

Le traitement habituel est institué sans aucun résultat ; les douleurs persistent, la pupille OD ne se dilate pas.

Pendant deux jours la malade est soumise à deux séances d'électrisation, et le 7, les douleurs ont été moins vives.

8. Les douleurs ont diminué à tel point que, malgré nos conseils la malade a repris ses occupations scéniques.

Le 10, elle cesse tout traitement. Le 15, les douleurs et l'inflammation ont reparu à l'œil droit seulement. Sous l'influence de l'atropine, la pupille se dilate irrégulièrement. L'électricité est reprise et au bout de quatre séances les douleurs ont disparu.

23. On ne constate plus de trace d'inflammation à l'œil droit : cependant le jeu de la pupille n'est pas normal — OG normal.

V. — Iritis syphilitique

263. Le traitement antisyphilitique est la première indication. Mais les courants continus seront un adjuvant utile, pour atténuer l'élément douleur.

XLIII. — Mme L..., trente-six ans, est atteinte de syphilides cutanées. Elle n'a jamais fait de traitement spécifique.

1er septembre. Depuis trois jours, iritis violentes. Nous lui donnons frictions mercurielles, atropine, sangsues.

8 septembre. Les douleurs persistent violentes. Quelques séances d'électrisation les calment, mais l'inflammation n'est pas apaisée, l'iris est terne, la chambre antérieure louche.

L'électricité seule est, je crois, impuissante à

amener une sédation complète et durable, ou à prévenir les récidives.

XLIV. — Mlle S..., vingt et un ans, engorgements ganglionnaires, nie toute spécificité.

1er mai 93. Kératite phlycténulaire OG, rapidement guérie ; mais il se déclare bientôt une irido-choroïdite intense contre laquelle le traitement habituel reste sans effet.

8 mai. Les douleurs sont très vives ; malgré l'atropinisation la pupille ne se dilate pas ; le globe est douloureux à la pression ; l'inflammation paraît être dans une période de recrudescence plutôt que de rétrocession.

Deux séances d'électrisation. Le soir, la pupille s'est moyennement dilatée, les douleurs ont cessé.

9 mai. La dilatation, malgré l'atropine, ne s'est pas maintenue, mais reparaît après l'électrisation. L'inflammation est bien moindre et deux jours après la malade cesse de venir à la consultation.

18 mai. La malade reparaît atteinte d'une nouvelle poussée : la pupille est étroite, les douleurs sont assez vives, le même traitement est appliqué et rapidement nous arrivons à calmer les phénomènes inflammatoires et douloureux. Dès qu'elle est améliorée, la malade cesse le traitement.

29 mai. Nouvelle poussée subaiguë, mais douloureuse. La malade très améliorée disparaît après huit jours de traitement.

Ultérieurement la malade a été soumise au traitement hydrargyrique pour des accidents locaux nettement spécifiques.

XLV. — Mme J... Elle nie toute spécificité et présente une iritis purulente de l'œil droit. Le traitement habituel de l'iritis avec le concours des courants continus est institué. Le pus est résorbé après trois séances, les douleurs ont cessé, mais il reste une iritis subaiguë torpide qui a exigé trois semaines pour se dissiper, et encore la guérison n'est-elle que relative.

En effet dans les premiers jours de janvier 95, la malade revient avec une poussée aiguë. Sous l'influence de l'atropine et de l'électricité, la dilatation pupillaire se produit mais n'est que momentanée ; les douleurs disparaissent. Après une semaine de traitement aucune amélioration de l'état inflammatoire. Malgré les dénégations de la malade un traitement antisyphilitique mixte (iodure et frictions hydrargyriques) est institué. Cinq jours plus tard, d'ailleurs, le mari nous fait connaître que sa femme a été soumise à Lyon à cette médication pour des accidents dont la nature ne laisse aucun doute et que depuis six ans elle a laissé tout traitement.

Sans suspendre l'électrisation, nous pratiquons des injections hypoconjonctivales de cyanure, de mercure et observons la disparition rapide et complète des phénomènes inflammatoires.

VI. — Iritis récidivante

264. L'électricité calme rapidement les douleurs de l'iritis, mais quand, en dehors de toute cause diathésique réclamant un traitement général approprié les douleurs se reproduisent, et de nouvelles poussées apparaissent je crois qu'on aurait tort de borner la thérapeutique à ces moyens palliatifs et de n'avoir pas recours à l'iridectomie.

XLVI. — II..., quarante-deux ans, cordonnier, est un rhumatisant (?) ou du moins un arthritique qui ne présente aucune trace de spécificité et est atteint d'iritis aiguë de l'œil gauche.

10 mars 1893. J'institue le traitement habituel : atropine, compresses chaudes, sangsues autour de l'orbite, révulsifs à l'intérieur, sans aucun résultat. Après neuf jours de traitement, la pupille ne s'est pas dilatée, les douleurs deviennent de plus en plus vives. Je propose une iridectomie ; sur le refus de l'entourage, j'ai recours aux courants continus.

19 mars. Deux séances d'électrisation, une le matin, l'autre le soir.

20 mars. Le malade accuse des douleurs bien moins violentes : il a pu dormir.

A la sixième séance le malade n'accuse plus que quelques légères douleurs ; l'œil est encore rouge, la pupille moyennement dilatée.

A la treizième séance, accalmie à peu près complète ; congestion oculaire presque nulle ; plus de douleurs ni de photophobie. Cependant six mois après se produisit une nouvelle poussée assez violente ; l'iris adhérait et ne se dilata pas sous l'influence de l'atropine et de l'électricité.

Je fis une iridectomie et repris le traitement électrique. Depuis lors, le malade n'a plus été incommodé.

II. — Iritis et irido-choroïdite séreuse.

265. Dans cette forme l'action de l'électricité est moins prompte. Nous avons appliqué notre méthode à plusieurs cas d'irido-choroïdite séreuse grave.

XLVII. — Mme F..., trente-quatre ans, accuse O. G. des douleurs ciliaires fortes, surtout le soir : tempérament lymphatique, mais aucun signe de spécificité.

L'humeur aqueuse est louche ; l'iris insensible à l'atropine. La cornée a perdu son poli et sa transparence et montre des points disséminés d'infiltration profonde. L'œil est très injecté et douloureux à la pression.

Pendant un mois le traitement classique ne donna aucune amélioration. Le traitement par les courants continus fut alors institué et continué pendant plus de deux mois (une séance par jour). Les douleurs ciliaires cessèrent, mais la photophobie, la rougeur persistaient : la vision était quantitative.

L'iridectomie qui fut alors pratiquée ne donna pas une bien grande amélioration.

La malade se soumit encore pendant deux mois au traitement électrique. L'amélioration fut lente à se produire ; actuellement guérison complète : la vision est revenue égale à 5/10.

Dans le cas suivant, si la vision n'a pas été recouvrée, par contre l'amélioration a été plus rapide et les phénomènes inflammatoires ont plus promptement disparu sous la double action des courants et de l'iridectomie.

XLVIII. — Mme L..., soixante-deux ans, est atteinte depuis un mois d'irido-choroïdite OD, douloureuse et rebelle au traitement.

19 avril 94. La cornée présente des infiltrations punctiformes profondes ; la chambre antérieure louche est considérablement agrandie par suite du refoulement de l'iris et du cristallin en arrière. Tn = O. L'atropine ne modifie pas la pupille. Douleurs ciliaires très vives avec exacerbation vespérale.

Nous employons les courants continus qui diminuent considérablement les douleurs.

27 avril. Iridectomie. Quelques douleurs.

29. Nous reprenons l'électricité. Au bout de quatre séances les douleurs ont cessé.

Rapidement l'inflammation disparait, mais le résultat visuel est nul.

Même résultat dans le cas suivant : les douleurs cessent, mais les phénomènes inflammatoires sont peu amendés par l'électricité seule. Nous pratiquons l'iridectomie et reprenons le traitement électrique avec plus de succès. Le résultat visuel est médiocre.

XLIX. — Mme J..., soixante ans, depuis deux mois atteinte d'irido-choroïdite séreuse m'est adressée le 20 avril.

OG. cercle périkératique très marqué : cornée terne avec descemétite légère, chambre antérieure louche : sous l'influence de l'atropine l'iris se dilate faiblement : douleurs ciliaires violentes surtout le soir. $V = 1/50$.

Pendant huit jours nous employons compresses chaudes, atropine, sangsues, purgatifs, sans résultat.

2 mai. Nous commençons l'électricité. A la cinquième séance la malade accuse une cessation presque complète des douleurs ciliaires. L'œil reste rouge, la cornée terne.

8 mai. Iridectomie. Nous reprenons le surlendemain les courants continus.

Le 1er juin, accalmie complète. $V = 1/15$.

266. Je crois que dans la forme séreuse l'iridectomie est indispensable, et les courants continus seuls seront incapables d'amener la guérison.

L. — B..., soixante ans, cultivateur, se présente le 2 novembre 94 avec une irido-choroïdite séreuse de l'œil gauche remontant à plus de quinze jours.

Les douleurs céphaliques sont violentes, le cercle périkératique est très marqué ; l'iris légèrement dilaté n'est pas influencé par l'atropine ; descemétite. $Tn = O$; $V. OG = 4/60$.

Comme dans les cas précédents le traitement habituel produit peu d'effet.

12 novembre. Les douleurs persistent : même état oculaire. Deux séances d'électricité.

14. Les douleurs ont disparu.

15. Le cercle périkératique est moins marqué ; la pupille est légèrement dilatée.

25. Les douleurs n'ont pas reparu, mais l'état oculaire s'est aggravé, les troubles cornéens augmentent. La vision n'est plus que de 2/60. L'œil devient manifestement hypotone.

Le malade repousse l'iridectomie qui lui est proposée. Après un voyage circulaire chez les principaux spécialistes de la région qui sont unanimes à lui proposer l'intervention opératoire, le malade revient se soumettre au traitement électrique sans en retirer la moindre amélioration.

3 janvier 95. V. OG $= 1/60$. Tn $= -1$.

Devant la ténacité du mal le malade accepte l'opération qui est renvoyée à brève échéance.

Dans cet l'intervalle un médecin croyant à l'existence d'un glaucome pratique sur cet œil une sclérotomie dans les derniers jours de janvier.

19 février. — La sclérotomie parait avoir produit des effets désastreux. La vision est à peine quantitative, les troubles cornéens ont augmenté, la pupille est invisible même à l'éclairage oblique ; l'œil est douloureux à la pression, larmoyant dès qu'il est exposé à la lumière ; la chambre antérieure paraît affaissée, le globe en voie d'atrophie.

La vision de l'autre œil a considérablement diminué.

A côté de ces faits nous pourrions citer des cas nombreux où après, quelques jours de traitement électrique (sans résultat autre que la cessation des douleurs) les malades ont disparu, effrayés par l'iridectomie que je leur déclarai nécessaire ou persuadés qu'ils guériraient mieux en d'autres mains.

III. — Iritis et irido-choroïdites anciennes avec synéchies.

267. Dans les iritis anciennes avec synéchies, l'effet de l'électricité est peut-être moins immédiat, mais le résultat plus tangible.

LI. — Le premier malade sur lequel nous essayâmes l'action des courants était un homme de quarante-cinq ans, qui a eu, il y a quatre ans, une poussée d'iritis rhumatismale à l'œil gauche. Depuis lors, deux à trois fois par an il a des poussées, légères, il est vrai, mais qui le condamnent à un repos momentané.

Sous l'influence de l'atropine sa pupille se dilate irrégulièrement et montre quatre points d'adhérence assez épais.

En février et mars 1893, nous lui faisons trente-cinq séances d'électrisation jointes à l'emploi biquotidien de l'atropine. Une synéchie a été rompue, les autres adhérences n'ont pas disparu, mais sont devenues filiformes.

Si on cesse l'atropine, la pupille reprend un aspect normal et rien ne dénote l'existence de synéchies.

Au point de vue fonctionnel, le malade n'éprouve plus aucune gêne.

Depuis lors, il ne s'est plus produit de poussée subaiguë, et le malade peut vaquer à ses occupations de comptable comme avant sa maladie.

L'affection était légère ; voici un cas plus grave où l'amélioration est plus tangible :

LII. — Sœur St-H..., de l'asile départementale de

Montdevergue, a eu depuis plusieurs années des poussées d'iritis. Après chaque poussée elle constate une diminution de la vision. Atrésie pupillaire complète. Un exsudat semblable à une toile d'araignée obstrue les pupilles. OD, V = 2/20 ; OG. V = 4/20.

La malade a été soignée à différentes reprises et sans résultat par l'atropine, les sangsues et l'iodure de potassium.

Trente séances d'électrisation jointes à l'emploi de l'atropine améliorent notablement sa vision. OD, V = 2/7 ; OG, V = 4/7.

L'exsudat intrapupillaire s'est résorbé, la pupille se dilate un peu et irrégulièrement sous l'influence de l'atropine.

L'amélioration persiste depuis plus de deux ans.

268. Voici un troisième cas où la vision était encore plus atteinte :

LIII. — M. R..., soixante-six ans. Iritis ancienne. Depuis plusieurs années il a cessé tout traitement.

OD : sous l'influence de l'atropine, légère dilatation en dehors. V = 1/40.

OG : atrésie pupillaire complète ; sous l'influence de l'atropine, pas de dilatation, mais congestion et douleur. V. = 1/60.

Des exsudats légers encombrent les pupilles.

Le traitement est commencé le 3 janvier 1893. Une séance par jour.

17 février. ODG, V = 1/6.

8 mars. Espérant améliorer la vision, nous faisons une iridectomie supéro-interne à l'œil gauche, dont la pupille est étroite et encombrée par un exsudat. Nous reprenons ensuite le traitement électrique.

5 mai. OD, V = 1/6 ; OG, V = 1/15.

Depuis lors la vision est restée stationnaire.

Nous voyons que chez ce malade l'iridectomie entraîne une diminution de la vision ; celle-ci, qui était de 1/6, n'atteignit plus que 1/15 après l'intervention opératoire. Cependant, l'iridectomie est loin d'être toujours nuisible, et, dans certains cas, sans elle le résultat optique serait nul.

LIV. — Mme M.... quarante-six ans. Atrésie pupillaire complète de l'OG avec exsudat épais comblant la pupille. Cet œil distingue vaguement la lumière. Après vingt séances d'électrisation aucun résultat optique. Nous faisons alors une iridectomie supéro-interne.

Le traitement électrique est repris et continué pendant un mois. Peu à peu la vision s'est améliorée et atteint 1/15. L'exsudat intrapupillaire ne s'est pas résorbé, mais paraît avoir diminué.

Voici un autre cas où l'électricité jointe à l'iridectomie nous a permis de rendre à un œil une vision utile.

LV. — M. D..., soixante-cinq ans, a subi en février 1893, à l'œil droit, une opération dont je ne puis me rendre compte : trace d'incision cornéenne en haut avec adhérence irienne complète ; pas de pupille. L'œil mou, distingue encore vaguement la lumière.

OG, cataracte sénile ; début.

7 décembre 1893. Avec l'aiguille de Galezowski, je circonscris dans l'iris un lambeau triangulaire à base inférieure, et à travers une kératotomie inférieure j'excise ce lambeau.

A la suite de l'opération la chambre antérieure devient louche, la cornée trouble.

Nous faisons alors deux applications d'électricité par jour.

14 décembre. La cornée a repris son aspect normal : la pupille artificielle est obstruée par un exsudat noirâtre.

27 décembre. Nous discissons largement cet exsudat.

Mêmes phénomènes inflammatoires qu'après la première intervention. L'électrisation est continuée jusqu'à fin janvier. La pupille artificielle est encombrée par un exsudat léger comme une toile d'araignée.

La vision avec verre + 11 D = 1/30.

Nous ne voulons pas cependant prétendre que par cette méthode un résultat optique soit toujours assuré. Dans l'observation suivante même après iridectomie l'amélioration de la vision a été nulle.

LVI. — Mme P..., trente-cinq ans. Atrésie pupillaire avec exsudats légers encombrant la pupille. Elle a de temps en temps des poussées subaiguës douloureuses. V. OD = 0 ; V. OG = 3/20.

Après quelques séances d'électrisation nous pratiquons une iridectomie à droite.

Nous reprenons ensuite le traitement électrique. Au bout de quinze séances, la vision OD est toujours nulle : V. OG = 3/10.

Mais depuis deux ans la malade n'a plus eu de poussées inflammatoires.

269. Dans aucune de ces observations nous ne sommes arrivés à la disparition des adhérences. Celle-ci cependant est possible. Carnus a relaté plusieurs cas où synéchies et exsudats se sont complètement résorbés. Nous-même chez plusieurs malades nous avons vu se rompre et disparaître les adhérences.

LVII. — Le premier sujet était une femme de soixante

ans, qui avait une iritis légère ayant évolué et guéri sans traitement. L'iritis avait laissé comme trace des adhérences multiples mais petites qui résistèrent à l'atropine. En quatre séances d'électrisation elles disparurent complètement.

LVIII. — Dans le second cas il s'agissait d'un homme de quarante-cinq ans supposé syphilitique et atteint d'une iritis double ancienne. L'œil droit présentait des adhérences fines que l'atropine n'avait pu rompre ; elles disparurent en quelques séances. Dans l'œil gauche, plus gravement atteint, les synéchies ont persisté.

LIX. — Dans le troisième cas il s'agissait d'un ulcère cornéen avec hypopyon léger et dacryocystite. Malgré les instillations biquotidiennes d'atropine qui avaient été faites, il existait, quand le malade vint me trouver, des adhérences multiples. Le nettoyage de l'ulcère joint au lavage des voies lacrymales fit disparaitre le pus et permit à l'ulcère de se cicatriser. Après quelques séances d'électricité, les adhérences avaient complètement disparu.

IV. — **Technique opératoire.**

270. Dans toutes ces expériences, j'ai employé une pile de 12 petits éléments de Stœhrer à auges pleines d'une solution d'alun. Les électrodes consistent en deux éponges imbibées d'une solution de chlorure de sodium. Le pôle négatif était appliqué sur la paupière, le pôle positif vers l'apophyse mastoïde dans la région du ganglion cervical supérieur.

Au début de mes recherches, j'employais un courant de 5 à 7 milliampères. A la suite de la publication de notre première note, M. le docteur Valude ayant essayé ce traitement dans un cas d'irido-choroïdite traumatique, employa avec succès un courant ne dépassant pas 2 à 3 milliampères. Depuis lors, nous diminuâmes l'intensité de notre courant. Les courants plus faibles nous ont paru donner le même résultat : ils ont l'avantage de permettre des séances plus longues sans produire de la congestion, des vertiges ou de la céphalée. Durée de chaque séance, vingt-cinq minutes au minimum, quelquefois deux séances par jour. Avant chaque séance instillation d'atropine.

V. — Comment expliquer l'action de l'électricité dans ces inflammations du corps ciliaire et de l'iris ?

271. Les courants continus agissent en modifiant les conditions de nutrition de l'organe. En électrisant l'œil de la façon que je viens d'indiquer, j'agis sur le plexus ciliaire et le sympathique qui commande au système vaso-moteur de l'œil. La galvanisation du sympathique cervical par un courant continu augmente et active la circulation oculaire.

272. Mais il y a plus que cette action vaso-motrice et nous devons également faire entrer en ligne de compte l'action calmante propre des courants : « L'électricité, dit Ziemsen[1] possède outre son action excitante sur les tissus une action contre-inflammatoire qui produit la résorption. Elle possède éga-

[1] Die Electricitat in der Medizin. Berlin, 1872.

lement des propriétés calmantes antispasmodiques, antinévralgiques. »

Remak[1] insiste sur cette action sédative du *stabile Strome* : « L'action du courant en repos est calmante. L'effet calmant diffère de celui produit par d'autres calmants (opium belladoné) ; au lieu d'affaiblir le système nerveux, l'électricité calme et ranime... *après une application de quinze minutes sur la peau lorsqu'il s'agit d'abolir la sensibilité exagérée, cette sensibilité a considérablement diminué.* »

Ces diverses actions réunies : action vaso-motrice, action calmante et antispasmodique peuvent expliquer les effets que produisent les courants continus dans les inflammations du tractus uvéal.

273. Mais pour les effets observés chez les sujets atteints d'iritis anciennes (disparition des exsudats, des synéchies, augmentation de l'acuité) nous devons tenir compte de l'action électrolytique des courants et de leur pouvoir cataphorétique. Les exsudats et synéchies sont baignés dans un milieu essentiellement favorable à l'électrolyse qui s'exerce dans les tissus sur toute l'étendue du passage du courant.

274. L'électricité renforce l'action de l'atropine, dans bien des cas nous avons vu la pupille insensible à l'action de l'atropine seule, se dilater après l'électrisation. N'est-ce point là un phémomène d'entraînement électrique du sel dans les tissus ?

Nous savons que l'atropine agit peu dans les

Application du courant constant au traitement des névroses. *Gazette des hôpitaux*, 1865.

inflammations de l'iris : ne serait-ce point parce qu'elle n'est pas absorbée? Le rôle de l'électricité consisterait à favoriser son absorption. Cette hypothèse n'a rien d'invraisemblable. La cataphorèse électrique paraît indéniable dans l'organisme humain. Destot [1] assimile cette absorption à une polarisation médicamenteuse sur les cellules cutanées qui joueraient le rôle d'accumulateur et rendraient ensuite progressivement à la circulation les éléments dont on les a imprégnées. Or dans notre cas, il s'agit de cellules muqueuses qui offrent une porte d'entrée bien plus accessible que la couche de l'épiderme, et la substance est déposée dans le voisinage même de la région où son action doit se faire sentir.

VI. — Appendice.

En résumé, nous avons appliqué les courants continus au traitement des iritis et irido-choroïdites et voici les effets que nous avons constatés :

I. — Dans l'iritis et l'irido-choroïdite plastique, le résultat immédiat est la cessation ou la diminution de la douleur.

II. — Dans l'iritis consécutive à l'extraction de la cataracte nous avons constaté une sédation rapide des phénomènes inflammatoires.

III. — L'électricité dans l'iritis syphilitique atténue l'élément douleur, et sera utilement employée comme adjuvant du traitement mercuriel.

---

[1] *La cataphorèse électrique*. Lyon médical, 1894, p. 497.

IV. — Dans la forme séreuse, le seul résultat immédiat est la diminution ou la disparition des douleurs. Sans iridectomie, l'électricité nous a paru avoir peu d'action sur l'inflammation elle-même.

V. — Dans les vieilles iritis avec synéchies, les courants continus donnent des résultats plus manifestes : 1° ils modèrent l'irritabilité de l'œil; 2° ils augmentent la vision ; 3° ils diminuent ou font disparaître les synéchies et les exsudats.

Les courants continus ont une action efficace dans ces vieilles iritis.

Ils améliorent la vision, et cette amélioration est facile à concevoir : 1° ils amènent la résorption partielle ou complète des exsudats qui encombrent la pupille, diminuent ou font disparaître les adhérences irido-capsulaires ; 2° ils éclaircissent le vitré. Il est difficile dans de pareils cas de constater cette action, le vitré se dérobant à notre examen ; mais l'action des courants continus sur le corps vitré est connue et, d'autre part, il est indéniable que les irido-choroïdites s'accompagnent plus ou moins de troubles de tous milieux de l'œil; 3° ils doivent avoir un retentissement sur les fibres nerveuses de la rétine dont ils augmentent la sensibilité émoussée par les troubles inflammatoires du corps ciliaire dont les ganglions nerveux paraissent jouer un rôle, dans la nutrition du segment postérieur de l'œil.

VI. — Les courants continus facilitent l'iridectomie en diminuant la solidité des adhérences et la sensibilité de l'œil.

Après l'iridectomie, ils seront encore employés avec succès, amélioreront le résultat optique, calmeront rapidement l'inflammation consécutive à l'opération.

VII. — Je pense qu'on retirera toujours un grand avantage de l'emploi de l'électricité dans les iridochoroïdites aiguës ou anciennes, mais je ne veux pas prétendre que l'électricité doive constituer à elle seule le traitement de ces affections. L'emploi des moyens classiques me paraît indispensable, et les courants continus ne seront que l'adjuvant de cette thérapeutique.

Dans la période aiguë l'électricité m'a paru agir surtout sur l'élément douleur, et cette action est manifeste; mais elle agit aussi sur l'élément inflammatoire. Sous son influence les phénomènes inflammatoires rétrogradent, il me semble, plus rapidement, moins rapidement, il est vrai, que les phénomènes douloureux. Cette dernière action me paraît indéniable quoique moins tangible et moins manifeste que la première.

CHAPITRE X

AFFECTIONS GLAUCOMATEUSES

275. Des expériences de Pflueger il semblerait résulter que l'électricité est contre-indiquée dans le glaucome. Pflueger aurait vu sous l'influence du courant la tension oculaire passer de 10 à 25 millimètres. Mais ses expériences paraissent être en désaccord avec les données de la clinique puisque les mêmes moyens d'investigation lui auraient fait constater sous l'influence de l'atropine une diminution de tension de 5 millimètres et jamais d'augmentation. Or nous savons quels résultats désastreux produit l'atropine dans les affections glaucomateuses.

De quelques observations de Gillet de Grandmont et de Giraud-Teulon, il paraîtrait cependant résulter que les courants continus ont eu une action efficace dans certains cas de glaucome subaigu.

L'électricité agirait, ainsi que l'a indiqué Giraud-Teulon, sur l'hyalitis glaucomoïde ; Gillet de Grandmont croit également que dans ces cas les courants agissent sur la sécrétion de la séreuse irido-choroïdienne.

Voici une observation de Giraud-Teulon.

LX. — Rameau, cinquante-trois ans. Amblyopie prononcée à droite. Opacité générale du vitré avec papille un peu glaucomateuse.

Le globe est dur, les pupilles paresseuses. A gauche V = presque 1 ; à droite lit le n° 200.

Après une séance de courants ascendants de 12 éléments Remak de cinq minutes l'acuité = 20/75.

Le 9, après deux ou trois séances, l'acuité = 20/50 : le globe est moins dur : l'examen ophtalmoscopique montra le vitré nettoyé.

Mais le 14 il revient avec une espèce d'attaque glaucomateuse contre laquelle ni les courants, ni l'iridectomie n'agissent plus. Des complications graves éclatent du côté du cerveau, accès de manie aiguë, ramollissement cérébral rapidement progressif (Giraud-Teulon).

276. Dans la thèse de Branère nous trouvons l'observation suivante qui paraît plus concluante.

LXI. — P. A..., cinquante-sept ans, charretier, se présente à la clinique de Badal le 14 juin 1884.

OG. Ptosis incomplet : injection considérable du globe, mydriase. Douleurs intra et périorbitaires.

Ces phénomènes ont débuté il y a un mois à la suite d'un traumatisme oculaire suivi d'insolation. (?) Pas de trace de blessure. V. OG = 2/10 ; V. OD = 6/10.

L'examen ophtalmoscopique OG ne dévoile qu'un trouble général du corps vitré. OD. Opacité du vitré avec battements veineux très nets.

La tension des globes d'autre part confirme le diagnostic de glaucome chronique double avec opacité du corps vitré.

Les courants continus sont commencés le 16 juin.

26 juin. Les douleurs périorbitaires ont considérablement diminué. *L'électrisation aurait donc une efficacité véritable sur l'élément douleur.*

Le ptosis est moins marqué : l'injection périkératique diminue. V. OD = 1. V. OG = 7/10.

30 juin. Plus de douleurs.

5 juillet. Seizième séance. V. OG = 8/10. La paupière se relève beaucoup mieux : plus de trouble du vitré. V. OG = 1.

277. Pilgrim a guéri par la galvanisation trois cas de glaucome.

Le premier malade, un homme de cinquante ans (hypertension, anesthésie cornéenne, rétrécissement du champ visuel, excavation des nerfs optiques) dont la vision était réduite à 20/200 OD, et à 20/160 OG, fut soigné par la pilocarpine sans résultat. Après la première séance de galvanisme (P. sur le cou, N. sur l'œil), le malade éprouve un soulagement immédiat; après la deuxième séance, plus de douleurs; après 25 séances, la vue était remontée à droite à 20/40, à gauche à 20/30.

Le second cas a trait à un homme atteint de glaucome aigu avec une vision de 20/160 pour OD, et 20/130 pour OG. Après quatorze mois de traitement par le galvanisme et la pilocarpine, la vision OD était de 20/40; la vision OG de 20/30.

Le troisième cas, une femme de vingt-neuf ans, présentant tous les symptômes glaucomateux. Sous l'influence de la pilocarpine la douleur et la tension augmentèrent. Le lendemain on eut recours au galvanisme qui diminua les douleurs et la tension. Un an après le champ visuel, la tension étaient normaux, la vision était remontée à 20/20.

278. Voici un fait personnel dans lequel l'électricité m'a paru avoir une action réelle sur l'affection glaucomoïde :

LXII. — M. S..., soixante-six ans, a subi il y a huit mois, à l'hôpital de L..., l'opération de la cataracte OD sans résultat autre qu'un moignon ; OG : cataracte complète : chambre antérieure très diminuée : $Tn = + 1/2$. Je tentai l'opération avec iridectomie le 3 avril 94, après avoir fait toute réserves quant à ses résultats. J'eus toutes les complications qu'on peut attendre en pareil cas : c'est-à-dire issue du vitré pendant l'opération, et hémorragie intra-oculaire le sixième jour. Heureusement la cicatrice était déjà solide : elle bomba fortement sous l'influence de la tension intra-oculaire exagérée mais ne céda pas. Je soumis immédiatement le malade au traitement par les courants continus. Deux séances par jour de quinze minutes avec 3 milliampères. Après un mois de ce traitement la vision était égale à $1/5$.

Trois mois après, le malade revient suivre une nouvelle cure électrothérapique : le globe est dur : $Tn = + 1/2$.

L'œil larmoyant supporte difficilement une forte lumière. Après quinze jours d'électrisation (joint aux myotiques qui ont été continués journellement depuis l'opération), la congestion oculaire est très diminuée : l'œil supporte parfaitement la lumière : la vision est de $2/5$, mais la tension est toujours un peu augmentée.

J'avoue avoir également employé l'électricité dans des attaques de glaucome aigu ; mais mes observations sont trop peu nombreuses et trop incomplètes pour que j'en tire des conclusions et les livre à la publicité.

Bibliographie.

PFLUEGER. Action des courants continus sur l'œil. *Congrès int. d'opht.*, 1880.

GIRAUD-TEULON. De l'électricité dans le traitement des opacités du corps vitré. *Bulletin de l'Académie de médecine*, 1871.

BRANÈRE. Valeur thérapeutique des courants continus dans les troubles du vitré. Thèse, Bordeaux, 1884-85.

PILGRIM. Is glaucoma curable without operation ? *Annals of opht. and ol.*, avril 1895.

CHAPITRE XI

BLESSURES DE LA ZONE CILIAIRE

Les blessures du corps ciliaire sont redoutables, elles peuvent entraîner l'atrophie de l'organe ou bien causer des troubles sympathiques sans que l'œil lui-même subisse l'atrophie progressive.

279. Sous ce chapitre je publierai l'intéressante observation suivante : je la dois à l'obligeance d'un de mes confrères militaires, proche parent du blessé.

« Le 21 juillet 1894, M. L., sergent aux tirailleurs tonkinois, en surveillant, au lever du jour, une corvée de bambous, est frappé à l'œil droit par l'extrémité d'une tige.

« Douleur excessivement vive, presque perte de connaissance ; impossibilité d'ouvrir les yeux à la lumière tant la photophobie est intense pendant les quatre premiers jours. Aucun soin n'est donné par suite de l'absence de médecin. On se contente de quelques lavages à l'eau fraîche.

« Les jours suivants, les douleurs diminuent, et l'œil gauche reprend intégralement sa fonction. Acuité nulle de l'œil droit.

« Le 4 août, première visite médicale, à la suite de laquelle, ce sous-officier est évacué sur l'hôpital le plus proche ; là, l'installation est plus que sommaire, et l'on dirige le malade sur l'hôpital de Quang-Yen, où il arrive le 20 août, c'est-à-dire un mois après l'accident.

« Le médecin traitant consigne alors en ces termes le résultat de son examen : O. D. Cécité complète, un peu de photophobie : cataracte traumatique, absence de douleurs périorbitaires. O. G. normal. Etat général bon, sauf un peu de paludisme. Comme traitement, lavages boriqués, atropine, et application continue de glace.

« Des phénomènes immédiats d'ophtalmie sympathique ne paraissant pas à redouter, le blessé est évacué, le 7 octobre, sur la France, où il arrive le 18 novembre.

« Quelques jours après, nous voyons le blessé pour la première fois. Notre examen assez rapide (car il est pénible) nous permet toutefois de noter les symptômes suivants : O. G. acuité normale ; O. D. douleur vive à la pression, la paupière supérieure présente un certain degré de ptosis ; le blessé la soulève très difficilement et très incomplètement. L'œil est fort peu injecté, mais dès qu'on le laisse à la lumière, l'injection apparaît rapidement, le larmoiement s'établit *même du côté de l'œil sain*. La cornée porte en dehors et au-dessous de son diamètre horizontal la cicatrice de la blessure : la partie sous-jacente de l'iris est adhérente à la cicatrice. L'iris a son aspect normal, la pupille ovalaire est déplacée du côté de la cicatrice, elle se dilate moyennement sous l'influence de l'atropine.

« Le cristallin a été résorbé en totalité ; mais la

cristalloïde apparaît opacifiée par place, laissant cependant pénétrer les rayons lumineux.

« *L'acuité visuelle comme qualité et quantité est nulle.* C'est à peine si le blessé peut distinguer le jour de la nuit. Le fond d'œil apparaît rouge clair à l'ophtalmoscope, mais les détails ne peuvent être perçus. L'examen est d'ailleurs très pénible pour le malade et ne peut être prolongé.

« La situation était peu rassurante : la sensibilité de l'œil à la lumière et à la pression, les douleurs que provoquait l'examen même le plus superficiel, enfin le larmoiement et l'injection périkératique que l'on notait du côté de l'œil sain, toutes les fois que l'on soulevait le bandeau occlusif, nous amenaient à penser qu'il se faisait un travail sourd d'irido-cyclite, avec menace d'ophtalmie sympathique.

« Ces craintes paraissaient si justifiées dans l'esprit du médecin traitant que l'énucléation de l'œil droit fut proposée à M. L. quelques jours après son entrée à l'hôpital.

« C'est dans cet état que le malade fut présenté le 5 décembre 1894 à notre collègue le docteur Pansier, qui voulut bien essayer un traitement, réservant l'énucléation comme pis aller.

« On fit journellement deux applications de courant continu de faible intensité (2 à 4 milliampères), un pôle (N) sur la paupière de l'œil malade, l'autre (P) dans le voisinage du ganglion supérieur du grand sympathique. Chaque séance durait environ vingt minutes. Au point d'application de chaque pôle, un peu de rougeur œdémateuse. On évitait avec soin la production de phosphène.

« Ce traitement amène une certaine amélioration vers le vingtième jour : l'œil est toujours très sensible à la lumière, mais la paupière supérieure se soulève avec plus de facilité. On note une diminution des élancements qui se produisaient dans l'œil lorsqu'on soulevait le bandeau.

« Le traitement est suivi ponctuellement sous notre surveillance : pendant les mois de janvier et février, l'amélioration continue ; les douleurs à la pression sont moins vives, l'œil supporte mieux la lumière et permet un examen plus approfondi.

« Vers le milieu du mois de février *l'acuité visuelle a notablement augmenté ;* avec un verre de + 12, les grosses lettres sont lues ; $V = 1/20$ environ.

« Le 1er mars, interruption du traitement pendant un mois ; il est repris le 4 avril 1895. La paupière supérieure devient de jour en jour plus mobile, et l'œil est moins sensible à la lumière : le bandeau est supprimé et remplacé par des verres fumés, teinte très foncée. Plus de larmoiement de l'œil sain.

« Le mois suivant, on substitue un verre plus clair qui permet de distinguer l'œil.

« Le 1er juin, nouvel examen de l'acuité visuelle, il donne les mêmes résultats que celui pratiqué en février. Pour des raisons de service le blessé quitte Avignon et suspend tout traitement.

« Nous avons su depuis que tout verre avait été supprimé au mois d'octobre, et que l'œil supporte sans inconvénient la lumière.

« Cette observation présente deux points sur lesquels nous croyons devoir insister, tant ils nous paraissent dignes d'intérêt.

« Le premier, c'est la plaie pénétrante du globe oculaire, qui intéresse la cornée, le cristallin, la zone ciliaire et qui guérit rapidement sans phénomènes suppuratifs, preuve de l'absence de toute infection malgré l'absence absolue de tout pansement.

« C'est ensuite l'amélioration incontestable et rapide amenée par l'application des courants continus.

« Au retour du Tonkin, on était sous la menace d'une ophtalmie sympathique : l'énucléation paraissait s'imposer et avait dû être conseillée. Le traitement ordinaire (lavages, atropine, révulsifs locaux) n'avait donné aucune amélioration.

« Sous l'influence de l'électrothérapie, dès le vingtième jour, une détente très appréciable est produite.

« L'amélioration se poursuit, et l'on obtient, au bout de trois mois de traitement, un résultat que l'on peut résumer en ces termes : disparition du ptosis, diminution de la photophobie, retour d'une acuité visuelle appréciable (elle était nulle au début du traitement).

« Il y a lieu de croire que le traumatisme a déterminé dans les cellules rétiniennes des désordres trophiques qui n'ont pas permis d'obtenir une amélioration croissante de l'acuité visuelle. Cette acuité est restée stationnaire malgré la persistance du traitement. Elle est telle qu'au point de vue utile, l'autre œil étant sain, nous pouvons la considérer comme négligeable.

« Nous croyons toutefois devoir nous féliciter, sous le rapport esthétique, d'avoir pu obtenir la conservation de l'œil blessé. Sans doute la prothèse oculaire a réalisé de tels progrès, qu'elle peut nous faire accepter, sans trop d'amertume, un œil artificiel. Mais, dans le cas actuel, le sacrifice apparaissait pénible, tant l'œil blessé avait subi peu de délabrement. Et puis, en supposant qu'un accident grave vienne compromettre l'œil sain, n'aurons-nous pas une ressource précieuse dans celui que nous avons pu conserver? La ressource est minime, il est vrai, mais nullement négligeable, puisque M. L. pourrait encore avec l'œil blessé se conduire et lire de gros caractères. »

280. J'ajouterai seulement quelques observations. Je crois qu'il s'agissait, dans l'œil blessé, non d'une blépharoptose, mais d'un blépharospasme, tel que nous l'observons toutes les fois qu'il y a, sous une cause quelconque, une irritation des éléments rétiniens.

J'insisterai également sur le siège de la blessure, ou plutôt de la cicatrice : linéaire, elle intéressait la cornée sur une longueur de 1 à 2 millimètres et paraissait s'être étendue assez loin dans la sclérotique en dessus de la zone ciliaire. Le corps ciliaire avait été atteint, ainsi que le démontrent les douleurs très vives qui accompagnent l'accident et amènent la syncope chez un soldat éprouvé et dur à la fatigue comme à la souffrance.

La section linéaire s'explique si l'on songe qu'elle a été produite par la pointe effilée d'une tige de bambou qui, écartée par un compagnon, vint, faisant ressort, frapper violemment l'œil de notre malade.

281. J'ai observé un second fait dans lequel l'électricité m'a paru agir efficacement contre ces phénomènes consécutifs aux blessures de la zone ciliaire. Il s'agissait d'un ouvrier entre les mains duquel éclata un siphon de limonade en chargement. Je vis le malade deux heures après l'accident : la cornée était sectionnée horizontalement dans sa moitié externe : la blessure s'étendait en dehors sur une étendue de 1 centimètre ; la sclérotique paraissait à cet endroit complètement sectionnée. La section était aussi nette qu'une incision opératoire ; l'iris était engagé dans la plaie. Je sectionnai (à tort peut-être) la portion de l'iris engagée et appliquai deux points de suture : l'un cornéen, l'autre comprenant la conjonctive et la sclérotique, celle-ci aussi superficiellement que possible. La guérison se fit rapidement. Mais trois semaines après éclatèrent subitement des phénomènes douloureux intenses au niveau de la cicatrice, de la photophobie, du blépharospasme.

J'attribuai cette apparition tardive de phénomènes inflammatoires à une compression de la région ciliaire par le tissu cicatriciel. J'appliquai le galvanisme, et rapidement obtins une sédation définitive. Mais ce qui infirmerait les conclusions à tirer d'un tel fait, c'est qu'il y avait une action judiciaire en jeu au point de vue de la responsabilité de l'accident, et je ne saurai faire exactement la part de l'exagération que le malade apportait en l'espèce.

CHAPITRE XII

CATARACTE

282. Les premières tentatives pour la cure de la cataracte par l'électricité remonte à Knox en 1789 ; Knox prétend avoir guéri par l'effluve électrique deux cas de cataractes.

283. Neumann, en 1842, a observé les effets du galvanisme sur deux malades atteints de cataracte.

Dans le premier cas, il s'agissait d'une cataracte avec adhérences irido-capsulaires. Neumann emploie une pile de deux pouces carrés trempée dans une solution d'acide sulfurique. Le pôle zinc est mis dans la bouche du patient ; le pôle cuivre est mis en communication avec une aiguille à cataracte que l'on enfonce jusqu'au centre du cristallin.

Le résultat de cette discission électrique est nul.

Dans un second cas où il s'agissait d'une cataracte secondaire, Neumann par le même procédé obtient une amélioration notable.

De ces deux expériences, Neumann conclut un peu prématurément : « Quoique les résultats ne soient pas brillants, ils laissent beaucoup d'espoir. »

Stauch critique avec beaucoup de justesse le procédé de Neumann. Le succès est problématique ;

ensuite, à elle seule, l'introduction répétée des aiguilles suffit à amener la résorption du cristallin : il ne voit donc pas l'heureuse influence du galvanisme.

284. Usiglio, en 1844, traite par le galvanisme trois cataractes *absolument incurables par les autres moyens chirurgicaux*. Il place le pôle négatif sur la langue, le pôle positif sur l'œil fermé. Deux des malades traités ainsi perdirent la vue ; le troisième, au contraire, la récupéra complètement. On est en droit de se demander si ces cataractes, inopérables par les moyens chirurgicaux, n'étaient pas de simples exsudats intra-pupillaires.

285. Signalons encore la canalisation galvanocaustique du cristallin prônée par Tavignot (§ 69) ; il a publié son procédé opératoire, mais ni les observations ni les résultats de ses observations.

286. Vers 1880, il a été publié en Amérique de nombreux cas de guérison de cataracte par l'électricité ; nous ne les discuterons pas en détail et nous nous contenterons de donner l'opinion du professeur Agnew, de New-York, sur ces prétendues cures : « Il est certaines opacités occupant la périphérie du cristallin qui ne constitue pas, à vrai dire, une cataracte ; on leur a donné le nom d'arc sénile de la lentille par analogie avec l'arc sénile de la cornée, le gérontoxon. De même que l'arc sénile de la cornée, l'arc sénile de la lentille s'observe vers un âge variant de quarante à soixante-cinq ans ; il est peu ou pas progressif. J'ai observé des cas semblables qui sont restés stationnaires un temps fort long (vingt ans) ; et, si ces altérations cristalliniennes

affectent une marche progressive, c'est du moins d'une manière fort peu appréciable.

« Les observateurs, qui ont cru arrêter ou même guérir des cataractes au moyen de l'électricité, ont certainement confondu le *post hoc* avec le *propter hoc* et n'ont pas assez tenu compte des opacités cristalliniennes dont il vient d'être question. Je suis convaincu que la marche de la cataracte ne se laisse nullement influencer par les courants électriques. »

287. Nous trouvons dans la thèse de Porte deux observations d'individus chez qui les troubles cristalliniens diminuèrent notablement sous l'influence du traitement électrique.

Une de ces observations, incomplète de l'aveu même de l'auteur, n'a pas grande signification.

La seconde a trait à un homme de quarante-cinq ans, qui a été atteint d'héméralopie vers l'âge de huit à dix ans. En trois ans sa vue a diminué à tel point qu'il distingue à peine la lumière.

« Par l'examen direct la pupille présente un aspect jaunâtre uniforme ; l'éclairage oblique montre une opacité jaunâtre, régulière. »

Sous l'influence des courants continus, l'amélioration est telle que le malade peut lire les caractères ordinaires d'imprimerie.

« Il ne reste plus qu'une petite opacité siégeant au centre du cristallin. »

On pourrait d'abord se demander si cette opacité jaunâtre est due à un trouble cristallinien ou à un exsudat intra-pupillaire. Si l'affection est cristallinienne, il s'agit là d'une sclérose survenue sous l'influence de troubles de nutrition et de lésions choroï-

diennes qui ne peut être assimilée à une cataracte.
De plus, l'augmentation de l'acuité peut être due à
l'action des courants sur les membranes profondes
plutôt qu'à son effet sur le cristallin.

288. Neftel, en 1889, déclare guérir la cataracte
par courants continus ; il cite à l'appui deux cas
probants. Or, voici l'un de ces deux cas probants :

« Une dame de soixante-neuf ans est, d'après le
diagnostic du professeur Agnew, atteinte de cataracte
double. Le traitement galvanique est institué par
Neftel : anode à la nuque, cathode sur l'œil avec
dix ou quinze minutes de durée. Après 25 séances,
la malade a recouvré sa vision et se sert des lunettes
qu'elle portait antérieurement. Plus de troubles
cristalliniens. »

Voilà la version de Neftel.

Mais une rectification du professeur Agnew [1], qui a
vu et suivi la malade, nous apprend que les troubles cristalliniens étaient les mêmes avant comme
après le traitement électrique ; il s'agissait seulement
d'une forme de cataracte à marche lente et pouvant
rester assez longtemps stationnaire.

Ce fait m'inspire peu de confiance en la véracité
des autres observations de Neftel, et malgré les
assertions plus récentes de King, je ne suis nullement convaincu que les courants galvaniques ou
faradiques aient une action curative sur les opacifi-
cations cristalliniennes.

Si dans quelques cas on a cru avoir des résultats

---

[1] Cité par Franke.

heureux, je crois qu'il faut ranger ces cas dans le cadre des coïncidences.

Chez les diabétiques, par exemple, Nettleship[1], entre autres, a vu disparaître spontanément des opacités cristalliniennes sous l'influence du traitement général. Des cas analogues peuvent bien avoir induit en erreur les expérimentateurs.

Si je m'en rapporte maintenant à mes seules expériences, voici ce que j'ai constaté :

289. Je distingue, selon qu'il s'agit de cataractes primitives ou de cataractes secondaires, ou mieux, selon que l'on électrise l'œil, le cristallin étant dans sa capsule, ou la capsule étant ouverte.

J'ai souvent électrisé des yeux atteints de cataracte, soit pour des lésions iriennes, soit pour des lésions musculaires. Je n'ai jamais vu se produire l'éclaircissement de la lentille même dans les cas où l'opacification cristallinienne paraissait être sous la dépendance de troubles choroïdiens.

Au contraire, chez quelques sujets âgés atteints d'irido-choroïdite ancienne et que j'ai soignés par l'électricité, j'ai vu, quelques mois plus tard, se produire très rapidement l'opacification cristallinienne, à tel point que je me suis demandé si un traitement électrique prolongé n'avait été pour rien dans l'apparition de ces cataractes.

290. Mais les phénomènes sont tout autres si on électrise un œil, la capsule du cristallin étant ouverte et les masses en contact avec l'humeur aqueuse.

L'électricité, dans ces cas, favorise l'imbibition du

---

[1] Guérison de la cataracte diabétique. Soc. opht. du Royaume-Uni, 14 mars, 1885.

cristallin et active considérablement sa résorption.

C'est à ce titre que bien des fois j'ai employé l'électricité chez des jeunes sujets opérés par discision, ou pour faire disparaître les débris encombrant la pupille après l'extraction du cristallin. Il est facile, dans ces cas, de comprendre le rôle de l'électricité. Les débris cristalliniens en contact avec l'humeur aqueuse subissent l'action électrolytique du courant, comme les opacités du vitré sur lesquelles nous avons vu l'électricité avoir une action très manifeste.

Bibliographie.

KNOX. D'une cataracte sur tous les deux yeux guérie par l'électricité; traduit par Diel. Altembourg, 1789.

NEUMANN. Guérisons par l'emploi du galvanisme. *Annales d'oculistique*, supplément III, 1842, p. 244.

STAUCH. Journal fur Chirurgie und Augenheilkunde, 1842.

USIGLIO. Du galvanisme dans le traitement des affections organiques des yeux. *Annales d'oculistique*, 1844, t. XII, p. 93.

NEFTEL. Le traitement électrique de la cataracte commençante. *Virchow's Archiv.*, 1879 et 1880.

CHURCHMANN. Guérison de la cataracte par l'électricité. *Med. Record*. New-York, XVII, n° 13, p. 335.

EVETZKI. Sur la nature de la cataracte et son traitement par l'électricité. *N.-York med. journal*, juillet 1885.

AGNEW. Le traitement et la prétendue cure de la cataracte par l'électricité. *The medical gazette*. New-York, 1880.

NOYES. De la prétendue cure de la cataracte par l'électricité. *American ophtalm. Society*, 1881.

KNAPP. Les allégations de Neftel relatives au traitement de la cataracte par l'électricité. *Medical Record*. New-York, XVII, n° 24, p. 678.

KING. L'électricité en ophtalmologie. *The journal of opht., otol. and laryng.*, 1893.

FRANKE. Geschichte der Electrotherapie in der Augenheilkunde. Thèse, Berlin, 1893.

CHAPITRE XIII

KÉRATITES

I. — **Kératite parenchymateuse**.

291. En 1871, Brière signala l'heureux effet des courants continus dans un cas de kératite parenchymateuse. Voici le résumé de son observation :

LXIII. — Jeune homme de treize ans, atteint ODG de kératite parenchymateuse diffuse type. Douleurs modérées, mais photophobie extrême. Les dents présentent l'altération décrite par Hutchinson. Le malade étant orphelin, on ne peut connaître ses antécédents.

Lavages chauds, atropine et frictions à l'onguent napolitain, belladone pendant un mois sans résultat.

On applique alors courants continus descendants de 4, 5, puis 6 éléments Trouvé pendant cinq à sept minutes sur chaque œil, après quelques jours de ce traitement, amélioration évidente et diminution notable de la photophobie.

Trois semaines suffirent pour obtenir la guérison.

On pouvait se demander si ce n'était pas une simple coïncidence et si l'amélioration était effectivement due au galvanisme.

Brière répond à cette objection : « Bien que je sois

assez sceptique à l'égard des guérisons opérées par les courants continus, j'ai été frappé dans ce cas de leur efficacité réelle. Pour moi, il n'y a pas eu simple coïncidence entre l'emploi des courants continus et l'amélioration de la maladie, mais bien relation de cause à effet. Le malade accusait lui-même du soulagement, et la photophobie était bien moindre après chaque application. »

292. Arcoleo a traité par l'électricité vingt-deux cas de kératite parenchymateuse à divers degrés d'infiltration. Quatorze furent guéris, neuf améliorés seulement. le traitement ayant été interrompu pour diverses causes ; seuls, les yeux d'une petite fille indocile n'éprouvèrent aucun effet de ce traitement. Ces quatorze cas furent traités par les courants faradiques.

Trois yeux atteints de la même maladie furent traités à titre de comparaison par les courants continus (trois éléments Bunsen, pôle à la nuque) pendant deux mois sans aucun effet.

Haltenhoff, analysant le travail d'Arcoleo dans les *Annales d'oculistique*, fait remarquer « qu'un de ces cas de kératite parenchymateuse était compliqué d'hypopion, un autre de petits foyers purulents, un autre de vascularisation préexistante, ce qui semble indiquer chez l'auteur relativement au diagnostic de la kératite parenchymateuse des vues différentes de celles généralement adoptées ». Aussi n'accepterons-nous que sous réserve les expériences d'Arcoleo.

293. Nous avons traité par les courants continus plusieurs cas de kératite parenchymateuse et en avons toujours tiré une grande amélioration.

LXIV. — Mlle A. B..., vingt-six ans, en décembre 1893, subit un traitement de sept semaines pour kératite parenchymateuse à l'hôpital de Montpellier au service du professeur Truc. Sa vision, quand elle entra en traitement, était presque nulle : elle était de 2/40 à sa sortie.

Elle vient nous trouver le 16 mai. La cornée OD est encore très trouble : sous l'influence de l'atropine la pupille se dilate irrégulièrement.

OG. atrophie du globe ancienne.

Nous employons les courants continus et atropine. Après trente séances la vision de 2/40 est montée à 3/15. Après dix-huit nouvelles séances V. OD = 4/7. La cornée a repris sa transparence normale.

LXV. — Mme G..., trente-neuf ans. Est atteinte à l'œil droit de kératite interstitielle diffuse avec iritis légère et photophobie.

L'affection assez ancienne a déjà été traitée par différents moyens sans résultat. OG normal.

Nous employons courant continu (2 à 3 M. A) et atropine ; après vingt séances, l'amélioration est peu sensible, seule la photophobie a diminué. La vision est toujours de 2/30.

Nous faisons alors trente nouvelles séances et constatons une grande amélioration : la cornée a repris sa transparence : le jeu de l'iris est normal. V = 5/10.

294. Par contre, dans la kératite parenchymateuse survenant chez des sujets en cours de syphilis, ou chez des syphilitiques héréditaires, les courants continus seuls nous ont donné peu de résultat.

II. — Kératite neuro-paralytique.

295. Jany rapporte un cas de kératite neuro-paralytique avec symptômes inflammatoires survenu

chez un syphilitique à la suite d'accidents cérébraux.
La maladie débuta par des scotomes scintillants de
l'œil gauche, du vertige, de la céphalalgie auxquels
s'ajoutèrent un jour des convulsions épileptiformes.
La sensibilité de la cornée et de la conjonctive à
gauche manquait, le domaine innervé par la première
et la seconde branche du trijumeau était anesthésié.
L'iodure de potassium et le traitement local continués pendant six semaines ne donnèrent pas grande
amélioration. On eut recours alors à la faradisation
et au bandage compressif qui amenèrent une amélioration sensible. Mais simultanément était administré
l'iodure et il existait encore des symptômes de
névrite de la première branche du trijumeau quand
le malade fut perdu de vue.

296. Parisotti signale les bons résultats qu'il a
obtenus par les courants continus dans un cas de
lésions trophiques interstitielles des deux cornées
avec hypotonie.

III. — Kératite ulcéreuse.

297. Arcoléo a traité par l'électricité trente cas de
kératite ulcéreuse ou abcès de la cornée dont vingt
s'accompagnaient d'hypopion. Il promenait sur l'ulcère un pinceau électrique relié au pôle négatif de la
pile, tandis que le pôle positif était dans la main du
malade.

Ce procédé lui a paru activer beaucoup la résorption du pus et favoriser la cicatrisation de l'ulcère.

298. Nous avons employé un grand nombre de fois l'électricité comme adjuvant des moyens ordinaires dans le traitement des ulcères simples ou avec hypopion.

Nous fûmes poussés à ces recherches par la constatation des heureux effets de l'électricité dans l'iritis à ses diverses périodes ; or, nous savons que les ulcères à hypopion s'accompagnent toujours d'inflammation de l'iris. En outre, nous avions présentes à l'esprit les expériences de Lagrange sur l'action de l'électricité sur les cultures de streptocoques. Lagrange attribue l'heureux effet du traitement électrolytique des dacryocystites à l'action antiseptique énergique qu'exerce l'électrolyse, action qu'il a constatée expérimentalement. Je sais bien que dans l'électrisation telle que nous l'avons employée, les conditions d'expérimentation diffèrent, mais nous ne devons pas oublier que l'œil est un milieu essentiellement propre aux actions électrolytiques et qu'on admet que les effets de l'électrothérapie en oculistique sont dans bien des cas dus à l'action électrolytique du courant. Voici quelques observations de notre pratique journalière :

LXVI. — Mme L..., soixante ans, est opérée le 2 octobre 1894 de la cataracte OG. Extraction avec iridectomie.

4 octobre. Je trouve sous le pansement l'œil ouvert : la cornée frottant contre le coton du pansement est dépolie.

5 octobre. Je trouve sous le pansement l'œil grand ouvert.

6 octobre. L'œil était ouvert sous le pansement : la cornée est complètement ulcérée. Quoique j'estimasse

l'œil complètement perdu, je suturai les paupières par deux points superficiels que je laissai cinq jours en place,

11 octobre. La chambre antérieure est reformée : mais la cornée est complètement leucomateuse, et par la fluorescéine, se colore en vert dans toute son étendue. Je fais faire deux applications d'électricité par jour avec un courant de 4 milliampères et de dix minutes de durée.

Le 30 octobre, cet œil, qui pendant cinq jours était resté ouvert, la cornée frottant à nu contre le coton humide, était complètement guéri : la cornée avait repris sa transparence, sauf tout à fait en haut dans la région de la kératotomie opératoire quelques légères stries leucomateuses. Il n'y a pas de pupille, mais la chambre antérieure est normale et il eût été très facile au moyen d'une irido-ectomie de créer un large champ pupillaire.

La malade a refusé cette seconde intervention.

LXVII. — Mme T..., soixante-quatre ans, vient me trouver le 23 juillet 1894 avec un ulcère à hypopion occupant toute la surface de la cornée qui est réduite à l'état d'une mince pellicule : la chambre antérieure est complètement remplie de pus. Après nettoyage des voies lacrymales, je fais le Sœmisch et un lavage de la chambre antérieure au sublimé. J'applique ensuite sur les paupières un courant de 4 milliampères pendant quinze minutes. Je couvre l'ulcère d'aristol et mets un pansement occlusif.

25, 27 juillet. Lavage, électrisation, et même pansement. Cet œil que je croyais voué à la panophtalmite a parfaitement guéri. Au bout de dix jours l'ulcère était en bonne voie de cicatrisation. Nous continuâmes les séances d'électrisation quotidienne pendant quinze jours encore. Il existe un leucome pas très épais couvrant toute la cornée, sauf une zone circulaire de 2 millimètres à la périphérie où la cornée a repris sa transparence. J'ai été frappé d'avoir après une ulcération pareille un leucome si peu marqué ; cependant une iridectomie optique faite un mois après ne ramena qu'une vision quantitative.

LXVIII. — Mme D..., trente-deux ans, vient me trouver le 19 novembre 1894 avec ulcération centrale profonde en coup d'ongle OD et 2 millimètres de pus dans la chambre antérieure.

Cautérisation légère au galvanocautère : atropine et électricité soir et matin.

20 novembre. Le pus est résorbé : l'iris se dilate après l'électrisation, mais la dilatation ne persiste pas.

10 décembre. L'ulcère est complètement cicatrisé : un albugo léger en est la seule trace.

XIX. — M. LV..., soixante-sept ans, vient me trouver le 24 juin 95 avec un large ulcère à hypopion central OG et dacryocystite. Lavage lacrymal, cautérisation au galvanocautère, application d'un courant de 4 à 5 milliampères sur la paupière pendant quinze minutes : atropine, aristol et pansement occlusif.

L'ulcère a été tenace : j'ai dû faire trois cautérisations au galvano, la dernière large et profonde.

6 juillet. L'ulcération est cicatrisée ; leucome peu épais central. Nous continuons l'électricité deux séances par jour.

6 août. L'œil a repris son aspect normal : de cet ulcère profond il ne reste comme trace qu'un léger albugo central gênant peu la vision. Quelques points d'adhérence irido-capsulaire ont persisté malgré l'atropine et l'électricité.

LXX. — M. B..., ajusteur mécanicien, reçoit le 13 avril un débris de fer dans l'œil droit.

Après une intervention non réussie faite le jour même, il vient me trouver le 17 avril avec un ulcère central, profond, d'aspect jaunâtre, et ayant 3 millimètres de largeur. Il y a 2 millimètres de pus dans la chambre antérieure.

Après extraction de la paillette de fer implantée profondément au centre de l'ulcère, je cautérise au galvano ; puis j'applique un courant de 3 milliampères pendant vingt minutes. Pansement occlusif.

Les jours suivants, soir et matin après atropinisation, application d'un courant de 4 milliampères pendant dix minutes.

Le pus s'est résorbé rapidement.

L'électrisation a été continuée jusqu'au 11 mai. A cette date l'ulcère est complètement cicatrisé. A la place qu'il occupait perte de substance transparente. La vision de l'œil droit est réduite à 4/30, celle de l'œil gauche étant de 4/10.

Je ne peux avoir la prétention de vouloir prouver dans ces observations l'action exclusive de l'électricité, puisque je ne l'employai que comme adjuvant. Je détergeai l'ulcère avec la pointe du galvanocautère, puis après application du courant pendant vingt minutes, j'introduisais de la pommade à l'aristol et mettais l'œil sous pansement occlusif. Les applications galvaniques ont-elles abrégé la durée de l'affection ? Je n'en sais rien. J'ai également laissé de côté les phénomènes douloureux : ceux-ci dans ces kératites ulcératives graves sont de deux ordres, les uns sont dus aux nerfs propres de la cornée, les autres sont constitués par les douleurs ciliaires de l'iritis qui suit rapidement l'infection cornéenne. Les premières douleurs sont calmées par le galvanocautère qui détruit les terminaisons nerveuses des tissus ulcérés ; les douleurs ciliaires d'origine rienne sont diminuées par les applications galvaniques ; mais cette action des courants a été étudiée et démontrée d'une façon plus tangible au chapitre des *Irilis*.

Le seul résultat que je retiens de ces recherches, le seul point qui m'a frappé, c'est l'absence presque totale ou la diminution énorme des leucomes, conséquence habituelle de ces ulcérations ; ce fait m'a d'autant plus frappé que j'avouerai ne l'avoir eu nullement en vue dans mes premières applications. Toutes les fois que j'ai employé cette méthode, j'ai vu des ulcérations, des pertes de substance profondes, que j'étais habitué à n'amener à guérison qu'avec des leucomes épais, se cicatriser avec des taies toujours légères ; celles-ci, d'ailleurs, dans bien des cas, ont disparu complètement sous l'influence de la continuation de l'atropine et de l'électricité. Ce résultat est évidemment dû à l'action des courants ; cette action, il est plus facile de la constater que de l'expliquer. L'électrisation a sur les éléments de la cornée une action excitante, elle devrait hâter la réparation des pertes de substance ; peut-être, en dehors de cette action et de l'action antiseptique propre, se passe-t-il dans les lames de la cornée, dans le tissu cicatriciel néoformé des phénomènes électrolytiques ayant pour résultat la disparition des couches exsudatives qui constitueraient des leucomes. Mais ce ne sont là que des hypothèses émises pour expliquer des faits constatés.

Comme mode opératoire dans tous ces cas, nous employâmes l'électrisation transpalpébrale ; pôle positif à la tempe ou la nuque, pôle négatif sur la paupière close. Intensité : 2 à 5 M. A. Durée dix à vingt minutes.

Nous avons essayé l'application directe du pôle négatif sur la cornée au moyen d'une électrode en forme de bague embrassant la partie ulcérée. Les résultats obtenus par cette méthode sont trop incertains pour que nous les publions.

Bibliographie.

Jany. Kératite neuro-paralytique. Guérison. *Centralb. fur p. Augenheilkunde*, 1881.

Arcoleo. Aperçu de quelques maladies oculaires traitées par l'électricité. Palerme, 1873.

Arcoleo. Compte rendu de la clinique ophtalmologique de Palerme. Palerme, 1871.

Brière. Kératites diffuses guéries par les courants continus. *Annales d'oculistique*, 1874, t. LXXII, p. 106.

Parisotti. Electrothérapie oculaire. *Société des Médecins de Rome*, 7 janvier 1893.

CHAPITRE XIV

L'ÉLECTRICITÉ DANS LE TRAITEMENT DES LEUCOMES

299. Crussel en 1841 aurait été le premier à employer l'électricité dans le traitement des leucomes de la cornée.

Il appliquait le pôle négatif formé d'une pointe conique sur la cornée même au point à éclaircir, le pôle positif était mis dans la bouche du patient.

Presque simultanément Neumann, en 1842, publie des recherches analogues. Il emploie le même procédé que Crussel, utilisant le courant de 3 couples de pile de 2 pouces carrés, trempés dans une solution d'acide sulfurique. Le traitement dura un mois avec deux applications par jour ; il obtint une amélioration considérable, et le malade arriva à distinguer les menus objets.

300. Usiglio, en 1843, s'est convaincu d'abord par des expérimentations sur les animaux, de l'innocuité des applications électriques telles que les pratiquaient Crussel et Neumann.

Dans ses applications cliniques, il relate un excellent résultat chez 3 malades atteints de taches survenues à la suite de longues ophtalmies et qui avaient résisté à tous les moyens employés.

Dans un cas d'albugo, il employa, sans succès, l'électricité pendant plus d'un an. Par contre, dans un autre cas analogue il en retira un sérieux avantage.

301. Hœring, en 1846, raconte avoir employé plusieurs fois l'électromagnétisme dans les taches de la cornée. Dans un leucome épais consécutif à une ulcération de la cornée, il relate un succès remarquable : « En désespoir de cause je dirigeais pendant cinq minute environ un léger courant électrique sur la tache de la cornée. Cette opération fut répétée tous les deux jours et fut prolongée à la fin pendant dix minutes. A la sixième séance on put se convaincre facilement que la tache était amincie, et la malade déclara qu'elle voyait plus clair. Après la trentième séance on n'apercevait plus, même à la loupe, la plus petite trace de la tache, et la vue de cette jeune personne était aussi parfaite pour cet œil qu'autrefois. »

302. Willebrand, en 1848, emploie le courant fourni par une pile à auge de Daniell. Le pôle positif est dans la bouche du patient ; le pôle négatif est relié à un bouton d'argent de 1/2 pouce de diamètre que l'on applique sur la partie leucomateuse.

Willebrand considère l'électricité comme l'agent le plus efficace contre les taches de la cornée. Il insiste sur le soin qu'on doit avoir de ne jamais trop prolonger l'action du courant électrique sur l'organe et de ne jamais lui imprimer une trop grande force. Il rapporte une observation que lui a communiqué Crussel et dans laquelle l'emploi du galvanisme détermina la perte de l'œil. Il ne faut jamais employer plus d'une paire d'éléments Daniell.

Willebrand préfère les courants permanents : « parce qu'ils agissent par la décomposition chimique que le fluide amène dans les parties organiques : les courants brisés déterminent seulement une forte irritation à l'endroit où ces secousses ont lieu.

« L'électricité semble avoir plus d'efficacité quand l'exsudation siège entre les lames de la cornée et est constituée par une masse amorphe. On doit au contraire très peu compter sur ce moyen quand la production pseudo-plastique a déjà ses faisceaux propres et par conséquent une organisation spéciale. »

303. Turck, en 1852, a traité par ce procédé une femme, trente ans ; atteinte d'albugo central O. G. de 1/2 centimètre de diamètre, ne permettant qu'une vision latérale très défectueuse ; à l'œil droit, albugo, vision quantitative. Il usait d'une pile de 6 centimètre de côté trempée dans de l'eau acidulée. Quand l'expérience durait plus de trois minutes, le sujet éprouvait des vertiges, des nausées, des battements dans la tête.

Il fut fait trente applications en quarante jours : l'albugo de l'œil droit, très réduit dès la cinquième séance, n'existait plus à la fin du traitement que « dans des couches profondes ou des tissus isolants le mettent à l'abri du courant ». Peu d'amélioration dans l'œil gauche.

304. Quadri, en 1856, publie les résultats qu'il a obtenus en opérant avec une pile de Bunsen.

Première expérience. — Malade atteint d'albugo central O. D. G., suite d'ophtalmie blennorrhéique. Le malade distingue les gros objets mais ne voit pas pour se conduire, Le pôle charbon est mis dans la bouche, le pôle zinc sur la tache pendant quatre à cinq minutes. L'œil s'irrita très peu, pas de sensation désagréable. Après trois séances le malade put distinguer les chiffres, les petits objets et reprendre son état de domestique.

Après quelques mois perte d'une partie de l'amélioration, et rapide amélioration par un nouveau traitement.

Deuxième expérience. — Albugo scrofuleux central : après cinq séances, amélioration telle que le malade se déclare guéri et part.

« Je dois déclarer d'autre part, ajoute Quadri, qu'ayant appliqué le galvanisme à des leucomes anciens et épais, l'effet a été presque nul. »

305. Philipeaux (*Gazette médicale de Lyon*, 1866) distingue les opacités de la cornée en nébulosités, albugos, leucomes.

1° *Nébulosités.* — L'électricité peut les faire disparaître si elles siègent dans les couches superficielles de la cornée. Si le nuage est dû à un épanchement fibro-albumineux siégeant à la surface interne ou dans les lames de la cornée, l'électricité en activant l'absorption peut bien provoquer une petite amélioration, mais le plus souvent elle donne lieu à des résultats négatifs. » Il cite un cas traité avec succès.

2° *Albugos.* — Les taches sont constituées par des produits fibrineux. L'électricité leur enlève seulement leur teinte grisâtre, les rend plus nacrées et par suite plus perméables aux rayons lumineux.

3° *Leucomes.* — Ces opacités étant constituées

par du tissu fibreux opposent une infranchissable barrière à l'action thérapeutique de la galvanisation. Ce sont de véritables cicatrices qu'il ne faut pas même tenter de faire disparaître.

Philipeaux employait l'électrisation directe de la cornée avec un élément volta de 4 centimètres carrés : chaque séance durait deux à trois minutes. Après chaque séance il observait comme ses prédécesseurs des douleurs de tête, du larmoiement, de l'injection périkératique.

306. Driver mettant le pôle positif sur le cou et le pôle négatif sur la paupière fermée déclare n'avoir eu aucun résultat dans les taches de la cornée; il employait 6 à 8 éléments Stœhrer.

307. Seeger, en 1877, a entrepris quelques expériences sur des malades atteints de leucomes, il se servait d'électrodes de 2 millimètres appliquées toutes les deux directement sur la cornée. Mais la douleur que causait leur application l'obligeait à faire des séances trop courtes pour qu'on puisse tirer des conclusions de ses observations.

308. Meyer (*Lerhbuch der Elektrotherapie*, Berlin, 1883) a eu de bons résultats en appliquant une éponge mouillée, pôle négatif sur l'œil fermé et le pôle positif dans la main du patient.

Chaque séance doit durer de dix à quinze minutes.

309. Adler, en 1885, reprend les expériences de Seeger. Il cocaïnise l'œil et applique les deux lamelles électrodes l'une, pôle négatif, sur la cornée, l'autre sur la conjonctive sclérale. Il laisse agir un courant de 1 à 1,5 centi-ampère pendant dix, quinze ou vingt secondes au maximum.

Au pôle négatif apparaît assez vite, après deux secondes, une mousse blanchâtre que l'examen microscopique a démontré être des débris d'épithélium et un sel dérivant du métal de l'électrode appliquée sur la cornée.

La cocaïne rend l'opération indolore : « après l'opération l'œil pleure, rougit, cercle périkératique. Au pôle négatif perte de substance de la cornée. On peut aussi mettre le pôle positif en connexion avec la cornée, mais il se produit alors un trouble gris bleu. Après l'expérience l'œil est atropinisé et fermé.

« J'ai toujours examiné mes malades dans un intervalle de cinq à sept heures après l'opération. Le larmoiement avait cessé. Le cercle périkératique disparaît en douze, vingt-quatre ou trente-six heures. L'épithélium se reforme dans un laps de temps de deux à quatre jours.

« La vision est diminuée immédiatement après l'application : elle s'améliore rapidement huit à dix jours après. Dans quelques cas l'amélioration est immédiate.

« Quel intervalle doit-on mettre entre chaque séance, l'expérience clinique seule l'indique.

« Le traitement est contre-indiqué dans les leucomes totaux, l'inflammation aiguë de la cornée, de l'iris et de la conjonctive. La conjonctivite granuleuse, les synéchies ne sont pas une contre-indication. »

Voici quelques résultats donnés par Adler :

I. — Mlle E., treize ans, leucome central. V $= 20/70$, Jæger n° 2. Après quatre séances : V $= 20/40$, Jæger n° 1.

II. — M^{lo} B., onze ans, leucome central OD, granulations. V = 6/36. Après trois séances, V = 4/36,

III. — M. P., dix-huit ans, leucome central OD.G. V, OD = 6/36, Jœger n° 5 ; V, OG = 6/24. Jœger n° 3. Après deux séances, V, OD = Jœger n° 2 ; V, OG = Jœger n° 1.

IV. — M. K., quatorze ans, leucome central, V = 3/68, Jœger n° 14. Après trois séances, V = 3/10, Jœger n° 10.

V. — M. J., quatorze ans, leucomes cornéens O.D.G. V, OD = 1/18, Jœger n° 3 ; V, OG = 1/24, Jœger n° 10. Après une séance, V, OD = Jœger n° 4.

Adler explique ces résultats par une action électrolytique directe et une suractivité de nutrition de la cornée.

310. Hubert (Société française d'ophtalmologie. 1886) divise les taches de la cornée en deux groupes : celles d'origine glaucomateuse; celles dues à la sclérose, que cette sclérose existe isolément ou vienne compliquer les cicatrices de la cornée. « Tous les moyens locaux employés contre celle-ci ont pour effet de produire sur les parties altérées une irritation plus ou moins limitée et plus ou moins profonde. De tous ces moyens l'électricité est celui qui présente l'action la plus puissante et la plus facile à graduer comme durée, comme étendue, et comme intensité.

« Contre les opacités d'origine glaucomateuse, il faut s'abstenir formellement de l'électrolyse et·dans les cas d'adhérence ayant déterminé une augmentation de tension, toujours pratiquer au préalable une opération ayant pour effet de diminuer la dureté du globe oculaire.

« L'électrolyse doit être faite de façon à éviter la destruction profonde des tissus par la cautérisation chimique. J'emploie un petit couteau bipolaire formé par un fil de platine très fin, interrompu en son milieu et dont les deux parties au voisinage de leur extrémité ont subi une double inflexion de telle

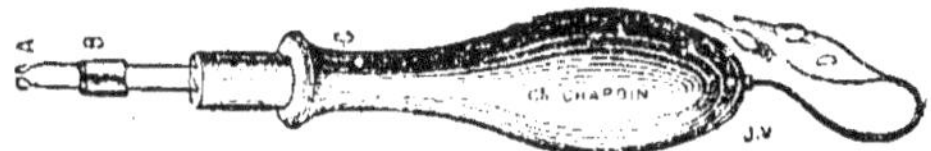

Fig. 12. — Excitateur bipolaire de la cornée du D' Hubert.

sorte que le fil ne touche la cornée que par le sommet du cône ainsi formé.

« La force du courant employé ne doit pas dépasser cinq à sept milliampères ; le courant est suffisant dès que apparaît entre les électrodes un peu de mousse blanchâtre indiquant qu'une décomposition a lieu. La durée de son application est limitée à cinquante ou soixante secondes. Le couteau bipolaire est promené à la surface de la tache par de légers mouvements de va-et-vient d'où résulte un détachement de la couche épithéliale et parfois l'apparition d'un lacis de vaisseaux sanguins.

« L'épithélium est cicatrisé au bout de deux jours ; la vision légèrement troublée prend dès le cinquième et le septième jour un accroissement qui se continue pendant quinze jours ou trois semaines. Il faut attendre environ ce laps de temps avant de recourir à une nouvelle application.

« Nous avons employé ce traitement sur près de trente individus d'âge différent contre des taches demeurées stationnaires. Dans deux tiers des cas nous avons eu une amélioration très notable se traduisant, pour les lésions périphériques par un éclaircissement de la tache et pour les lésions centrales par une augmentation de l'acuité, qui chez plusieurs malades a été suffisante pour leur permettre de se conduire ou de lire. »

311. Alleman emploie une électrode spéciale en argent dont la pointe est formée par un globule de mercure en contact avec la cornée. Il emploie un courant de 1/4 à quatre milliampères pendant une à trois minutes. Dans deux cas qu'il rapporte l'acuité passa de 20/200 à 20/50, et de 20/100 à 20/40.

312. L'exposé de ces différents travaux sur le traitement des leucomes par l'électricité nous montre que deux méthodes ont été employées : l'une (Meyer, Seeger) consiste à faire agir le courant sur l'œil a travers la paupière, l'autre plus ancienne et plus généralement employée consiste à mettre directement l'électrode en contact avec la cornée.

313. Voulant me rendre compte de l'action réelle de l'électricité et de la plus ou moins grande efficacité de ces deux procédés, j'ai repris ces études et expérimenté les deux méthodes.

J'ai pris comme sujets d'expérience des malades atteints de vieux leucomes, épais et profonds, consécutifs à des ulcères à hypopion. J'ai appliqué à travers les paupières un courant de deux à six milliampères (pôle positif sur la nuque, pôle négatif sur la paupière) avec une séance de cinq à vingt minutes tous les deux jours.

Un de ces malades en particulier a eu la patience de continuer ce traitement pendant plus de dix-huit mois.

Quand l'électricité appliquée de cette façon me paraissait ne plus agir, et que j'observais qu'il ne se produisait plus aucun changement dans l'état du leucome, j'employai l'électrisation directe au moyen d'un petit anneau de cuivre nickelé ou mieux d'un petit anneau de fil de platine appliqué sur la tache cornéenne et relié au pôle négatif : le pôle positif était placé sur la nuque, la joue ou la tempe. Comme intensité de courant j'ai rarement pu attendre deux à trois milliampères sans que le sujet accuse des douleurs intolérables. Les phénomènes que l'on observe immédiatement sont ceux notés par les différents auteurs : larmoiement, rougeur, desquamation épithéliale.

Comme résultat final, en aucun cas, je n'ai obtenu par ce procédé une plus grande amélioration : l'état de la tache est toujours resté stationnaire.

Je me crois donc autorisé à conclure qu'il est inutile d'appliquer les électrodes directement sur la cornée et que le courant agira aussi bien à travers les paupières.

L'application indirecte à travers les paupières exige un courant un peu plus fort (trois à cinq milliampères) des séances plus nombreuses et plus longues.

L'électrisation directe de la cornée, malgré la cocaïne, est douloureuse, dès que l'on dépasse environ 1,5 milliampère : il est vrai que les séances sont de courte durée : je n'ai jamais dépassé une minute et demie. Son seul avantage me paraît être le suivant : elle agit plus rapidement et exige un nombre de séances moins considérables que l'électrisation transcutanée.

314. Au point de vue des résultats de cette thérapeutique je diviserai mes expérience en quatre groupes : dans le premier je rangerai les leucomes épais mais sans adhérences iriennes ; dans le second, les leucomes totaux compliqués d'adhérence ; dans le troisième, les leucomes complets avec léger staphylome ou ectasie par places ; dans le quatrième, les albugos.

Mes expériences portèrent d'abord sur des individus atteints de leucomes épais gênant considérablement la vision.

Le premier malade que je traitai incidemment par cette méthode était un homme de soixante ans qui, atteint de cataracte traumatique à l'œil droit, avait été opéré avec iridectomie. Il vint me trouver porteur d'un leucome couvrant la moitié supérieure de la cornée et la totalité de la pupille un peu déplacée en haut. La vision était presque nulle. La pupille ne se dilatait pas sous l'influence de l'atropine. Avant de lui faire une nouvelle iridectomie inférieure, j'essayai de combiner atropine et courant continu pour dilater la pupille. La dilatation pupillaire ne se produisit pas, mais au bout de dix séances la cornée avait repris sa transparence.

Dans ce cas je ne sais si le leucome était la conséquence du traumatisme accidentel ou du traumatisme opératoire : il est plus probable cependant qu'il était la conséquence de l'opération, car au cas où il eut préexisté, l'opérateur aurait été obligé de faire une kératotomie inférieure.

Chez un autre vieillard atteint de chorio-rétinite de l'œil droit et de leucome diffus avec atrésie pupillaire de l'œil gauche, l'électricité produisit les mêmes résultats : la disparition presque complète du leucome et la récupération d'une bonne vision.

La tache leucomateuse paraissait ici limitée aux couches superficielles de la cornée. Néanmoins voilà les deux cas dans lesquels j'ai constaté sous l'influence des courants continus la disparition de leucomes anciens et assez épais pour empêcher toute vision utile.

315. Dans une seconde série d'expériences j'ai groupé des malades atteints de leucomes adhérents totaux. Le résultat constant que j'ai obtenu c'est l'éclaircissement de la périphérie du leucome, mais jamais la disparition de la tache centrale.

Voici deux observations qui montreront surtout que j'ai choisi pour mes expériences des cas absolument mauvais.

LXXI. — Mme L...., cinquante-quatre ans, porte à l'œil droit un leucome adhérent consécutif à un ulcère à hypopion dont cet œil a été atteint il y a trois ans. La cornée est complètement blanche, sauf un liseret bleuâtre occupant la périphérie.

L'électrisation est commencée en mai 1893 : trois séances par semaine, de vingt minutes, avec un courant de 2 à 3 milliampères. En mai 1894, toute la périphérie du leucome s'est éclaircie : il y a en dedans une zone cornéenne transparente de 3 millimètres et de 1 millimètre seulement en dehors. De plus en dedans la chambre antérieure existe et une iridectomie serait possible.

Nous essayons alors l'électrisation directe de la cornée au moyen d'un anneau métallique directement appliqué sur elle. Nous faisons ainsi vingt séances sans constater aucune amélioration ultérieure.

LXXII. — Mme A..., soixante ans : vient me trouver en décembre 1893 avec l'œil droit, en pleine panophtalmite et un leucome total ancien de l'œil gauche.

Je pratique l'énucléation de l'œil droit et en janvier 1894 traite l'œil gauche par un courant continu dirigé à travers la paupière.

En septembre, j'ai obtenu l'éclaircissement du tiers inférieur de la cornée : le reste du leucome de blanc sale est devenu bleu nacré. Constatant que les courants ne produisent plus aucune amélioration, j'essaye l'électrisation directe de la cornée. Vingt-cinq séances sont faites sans amener aucune amélioration de l'état actuel. Néanmoins chez cette malade l'iris étant complètement accolé à la cornée, une iridectomie serait difficile et ne donnerait, je crois, aucun résultat.

Comme résultat visuel de cet œil qui ne distinguait que la lumière, la malade voit les gros objets tels qu'une chaise, une table.

316. Dans une troisième série d'expériences j'ai traité des leucomes complets avec staphylome léger ou ectasie par place. Dans ces cas je n'ai pas obtenu l'éclaircissement de la cornée au sens strict du mot; en effet tandis que dans les expériences précédentes j'obtenai sur la cornée des segments transparents suffisamment larges pour rendre l'iridectomie possible, ici rien de tel. La seule modification que j'ai constatée consistait dans le changement de couleur

de la tache : de blanche elle devenait bleutée et par place laissait à l'éclairage oblique apercevoir l'iris accolé contre elle ; mais jamais je n'ai obtenu aucun résultat visuel.

Quant au résultat esthétique il est appréciable, en ce sens que, si la tache est plus visible que lorsqu'elle est dissimulée par un tatouage, elle est cependant moins disgracieuse et bien moins apparente qu'elle n'était antérieurement.

317. Dans une dernière catégorie je range les albugos légers, gênant seulement la vision. Ici mes expériences sont moins nombreuses, les malades en effet manquent ou de patience ou de confiance, et d'ailleurs leur infirmité les gêne peu, c'est ce qui fait qu'ils recherchent moins le soulagement. Néanmoins les améliorations que j'ai obtenues me laissent croire qu'avec un peu plus de persévérance on arriverait dans ces cas à la disparition complète de l'albugo.

Chez ces sujets je n'ai employé que l'électrisation indirecte et n'ai jamais osé appliquer l'électrode directement sur la petite taie.

318. Quant à expliquer le mode d'action de l'électricité en pareil cas, Adler, Hubert et d'autres admettent qu'il se passe là des phénomènes électrolytiques, aussi placent-ils les deux électrodes sur la cornée où l'épisclère de façon à limiter le champ d'électrisation aux parties atteintes. J'obtiens les mêmes résultats en faisant agir le courant à travers les paupières de façon à ce qu'il embrasse et comprenne dans son parcours tous les centres trophiques de l'organe : je crois qu'il y a plus que l'action électrolytique et

qu'il faut faire intervenir l'action excitatrice du courant sur les cellules de la cornée.

Bibliographie.

CRUSSEL. Ueber den Galvanismus als chemische Heilsmittel gegen ortliche Krankheiten. St-Petersburg, 1841.

NEUMANN. Guérison par l'emploi du galvanisme. *Annales d'oculistique*, sup. III, 1842, p. 244.

USIGLIO. Du galvanisme dans le traitement des affections organiques des yeux. In *Annales d'ocul.*, 1844, t. XII, p. 93.

HOERING. De l'emploi de l'appareil de rotation électro-magnétique dans les maladies des yeux. *Annales d'oculistique*, 1846, t. XVI, p. 220.

WILLEBRAND. Emploi du galvanisme en oculistique dans le traitement des opacités de la cornée. *Finska lakare Sellskappets, Handlinger*. 1848.

TURCK. Albugos traités avec succès par le galvanisme. *Annales d'ocul.*, 1852, t. XXVIII, p. 223.

QUADRI. De l'application des courants continus dans les taches de la cornée. *Annales d'ocul.*, 1856, t. XXXVI, p. 41.

PHILIPEAUX. Du traitement des taches de la cornée par le galvanisme. *Gazette médicale de Lyon*, 1861, p. 185.

FANO. Du traitement des taches de la cornée par galvanisation. *Presse Médicale*, 1865.

DRIVER. Sur le traitement de quelques maladies oculaires par les courants continus. *Archives of opht. and otol.*, 1873.

SEEGER. Berichte der K. K. Krankenhauses. Wieden, 1877.

HIEWODNIEZAÏSKI. Macules de la cornée; guérison par l'électricité. *Medycyna*, 1879.

MEYER. Lehrbuch der Electrotherapie. Berlin, 1883.

ADLER. Uber die electrolytische Behandlung standiger Hornanstrubungen. *Wien. medizinische Woch.*, 1885, p. 560.

HUBERT. Des taches de la cornée et de leur traitement. *Société française d'ophtalmologie*, 1886.

ALLEMAN. Traitement galvanique des opacités de la cornée. *Brooklyn medical journal*, novembre 1890.

CHAPITRE XV

TRACHOME

319. Successivement on a employé dans le traitement du trachome le galvanisme, la galvanocaustique thermique, l'électrolyse.

320. Rodolfi a appliqué les courants continus au traitement des granulations chroniques. Il s'est servi de deux piles de Bunzen : le pôle négatif était appliqué sur la conjonctive palpébrale au moyen d'une plaque de cuivre convexo-concave, en ayant soin d'isoler la paupière du bulbe oculaire par l'interposition d'un corps mauvais conducteur. Quant au pôle positif, après tâtonnement, l'auteur l'a placé sur le bord inférieur de l'os zygomatique.

Il donne les résultats de deux cas. Dans le premier compliqué de pannus l'état inflammatoire fut d'abord combattu par les antiphlogistiques, puis le malade fut soumis au traitement électrique : cinq séances furent faites, de dix minutes au plus. Les granulations furent considérablement aplanies et réduites de volume.

Dans le second cas : granulations rebelles à plusieurs traitements antérieurs; recrudescence inflammatoire avec symptômes violents : peu d'effets des antiphlogistiques. Rodolfi eut recours au traitement

électrique pendant que l'état congestif et spasmodique persistait encore. Séance de dix minutes à
chaque œil ; le lendemain, amélioration notable :
après la deuxième séance, l'amélioration est encore
plus prononcée.

Nous ne suivrons pas Rodolfi dans les explications
fantaisistes qu'il donne de ces deux expériences.

321. D'autant plus qu'elles sont fortement battues
en brèche par les recherches postérieures de Cadei,
qui reprenant ces expériences et se plaçant dans les
mêmes conditions est arrivé à des résultats à peu
près négatifs.

322. Nous avons dû faire mention de ces expériences, mais jusqu'à plus ample informé, reconnais-
sons que dans ces cas l'action du courant ne produit
aucun effet thérapeutique autre que la diffusion de
l'électrode soluble (cuivre) dans les tissus (§ 436).

Nous avons employé le courant galvanique dans
quelques cas de kératites panneuses tenaces, chez
des granuleux lymphatiques, dans l'espoir de voir
disparaître plus rapidement les troubles cornéens.
L'électricité nous a paru avoir peu d'action, et les
résultats obtenus ne nous encouragent pas à continuer de nouvelles expériences dans cette voie.

Pour le traitement galvano-thermique et électrolytique des granulations (§ 433, 469).

Bibliographie

RODOLFI. De l'électricité appliquée au traitement des granulations. *Giornale d'oftalmologia italiano*, 1870.

CADEI. Des courants électriques appliqués au traitement des
granulations. *Annali di oltalmologia*, 1871.

CHAPITRE XVI

PARALYSIE DES MUSCLES OCULAIRES

I. — Les paralysies musculaires de l'œil.

323. Elles sont périphériques ou centrales. Les *paralysies centrales* dépendent de lésions survenues dans la substance cérébrale au niveau des noyaux d'origine des nerfs moteurs de l'œil, ou bien dans les centres psycho-moteurs de l'écorce.

Dans les paralysies de cause centrale, Erb a délaissé l'électrothérapie, qui, dit-il n'a sur elles aucun effet appréciable.

324. Les *paralysies périphériques* se subdivisent en deux espèces : les unes reconnaissant pour cause une lésion intéressant le tronc nerveux soit à son émergence de l'encéphale, soit dans son trajet intra-cranien ; dans les autres, les lésions sont limitées à l'extrême périphérie, dans les points où la fibre nerveuse terminale devient intra-musculaire.

325. La première catégorie comprend les paralysies causées par une lésion du nerf dans son trajet intra-cranien. Tous les processus morbides qui évoluent à la base du crâne sont susceptibles de les engendrer : citons la méningite tuberculeuse, les

tumeurs, les exsudats de nature syphilitique, les anévrismes, les hémorragies méningées.

Il est clair que l'électricité dans ces cas ne pourra avoir aucune action, et que tant que durera la cause la paralysie persistera. Cependant dans les paralysies syphilitiques l'électricité pourra être employée encore lorsque le traitement général aura fait disparaître la gomme ou l'exostose comprimant le nerf. Mais cet adjuvant ne sera de quelque utilité qu'autant que la sclérose du nerf ne sera pas complète.

326. Dans cette même catégorie nous placerons les paralysies tabétiques.

Celles-ci sont de deux sortes : les unes précoces, peu durable, disparaissent souvent d'elles-mêmes et sans traitement, les autres tardives, incurables, sont le résultat d'une sclérose qui a envahi le nerf.

Les paralysies précoces de l'ataxie peuvent cependant réclamer l'intervention thérapeutique à cause de la gêne qu'elles provoquent.

Boucheron rapporte une observation de paralysie chez un ataxique au début. La diplopie datait de trois mois, elle céda complètement en dix séances d'électrisation par les courants continus. Une autre attaque de paralysie oculaire survint quelque temps après et fut aussi rapidement améliorée. Sans doute l'électricité dans ces cas n'agit pas sur l'ataxie elle-même, mais elle en fait disparaître un symptôme gênant.

327. La seconde catégorie des paralysies périphériques comprend les paralysies à frigore, appelées aussi paralysies rhumatismales.

Les paralysies périphériques localisées sur la terminaison intra-musculaire du filet nerveux se rencontrent fréquemment chez des rhumatisants. A ce sujet il y a lieu de distinguer deux catégories de malades : les uns atteints de rhumatisme chronique présentent déjà d'autres troubles nerveux plus ou moins invétérés ; chez ceux-là les paralysies oculaires présentent ce caractère particulier de ténacité propre aux manifestations de la diathèse rhumatismale. D'autres au contraire n'ont que des paralysies passagères, consécutives à l'impression du froid : elles débutent subitement, mais quelques jours suffisent pour les voir disparaître (Abadie).

Boucheron pense que les paralysies rhumatismales peuvent être produites soit par un gonflement périostique au moment où le tronc nerveux passe au fond de l'orbite à travers les anneaux ostéo-fibreux, soit par l'action du froid sur les extrémités terminales des nerfs. Il croit que la syphilis pourrait agir de même et produire un gonflement périostique et aussi une compression du nerf à son entrée dans l'orbite. Quant aux différences d'intensité et de durée de ces diverses paralysies voici comment il les explique :

« La compression par gonflement périostique inflammatoire ou autre est-elle peu durable ou peu intense, il y a seulement difficulté générale dans la transmission de l'influx nerveux. La guérison peut être très rapide par la stimulation du nerf.

« Le tronc nerveux, au contraire, est-il atteint dans sa nutrition, les tubes nerveux dégénèrent comme après une section expérimentale, et la guérison, si elle se produit, demandera des mois ; il faudra attendre la régénération des tubes nerveux détruits.

« Il existe très probablement une série de cas mixtes, où un certain nombre de tubes dégénèrent, encombrent le névrilème des produits de leur dégénérescence et gênent l'action des tubes restés sains. Si l'on active la résorption des produits de régression, si l'on réveille l'activité des tubes comprimés, la guérison fait rapidement de grands progrès et ne se complète que plus tard après la régénération des tubes détruits. »

Aussi le pronostic des paralysies à frigore est-il excessivement variable ; les unes guérissent très rapidement, d'autres résistent très longtemps au traitement.

Les paralysies diathésiques peuvent être heureusement influencées par l'électricité : « Dans les paralysies d'origine diathésique, dit Abadie, le traitement général est beaucoup plus important que le traitement local, néanmoins celui-ci n'est pas à dédaigner et doit être employé simultanément. » Ainsi dans les paralysies rhumatismales, chez les diabétiques, chez les syphilitiques, l'électricité constituera un excellent adjuvant du traitement général.

II. — Traitement faradique.

328. Bénédikt a recours à l'excitation réflexe des muscles de l'œil, il cherche à agir sur le trijumeau plutôt qu'à exciter directement les muscles.

L'intensité des courants sera différente selon le

degré de sensibilité du trijumeau : les séances dureront environ une demi-minute. Il ne faut mettre en jeu que très faiblement la contractilité musculaire, en effet en provoquant des contractions fortes on perd souvent l'effet antérieurement obtenu. Le courant doit être centripète, le pôle positif étant sur le front, on promène l'électrode négative autour de l'orbite.

329. Duchenne réglemente ainsi qu'il suit la *faradisation localisée des muscles de l'œil :* une tige métallique longue de 5 à 6 centimètres est isolée par une couche de gutta-percha jusqu'à un centimètre de ses extrémités : l'une est terminée par une olive de 1 millimètre de diamètre destinée à être introduite sous la paupière, l'autre par un bouton à vis qui est mis en communication avec une des électrodes de l'appareil.

L'œil étant cocaïnisé au préalable, l'introduction de ce réophore se fait sans difficulté : on le place dans la direction du muscle à exciter en l'appuyant sur la surface de ce dernier.

L'intensité du courant, faible d'abord, doit être augmentée graduellement, sans aller jusqu'à provoquer la douleur, les intermittences du courant doivent être éloignées chacune d'une demi-seconde. Le courant de la première hélice mérite la préférence en raison de son action faiblement excitante sur la rétine.

330. Szokalski recommande aussi la faradisation directe, une électrode sur la nuque, l'autre sur le muscle paralysé par l'intermédiaire d'un élévateur palpébral enduit d'un vernis isolant, sauf dans les points en contact avec le muscle.

331. Gillet de Grandmont emploie une électrode bipolaire composée de deux petites plaques métalliques de 3 millimètres de diamètre portées par deux tiges isolées renfermées dans une même gaine : ces deux tiges sont mobiles et peuvent s'écarter ou se rapprocher l'une de l'autre. Elle sont montées sur un manche d'ivoire qui porte deux bornes auxquelles arrivent les deux fils de l'appareil d'induction. Introduites sous la paupière les plaques sont appliquées sur le muscle à électriser.

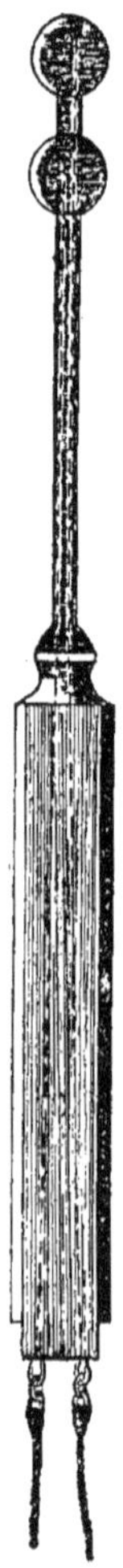

Fig. 13. — Electrode bipolaire de Gillet de Grandmont.

III. — Traitement galvanique.

332. Erb s'est servi du courant galvanique fourni par six à huit éléments Stœhrer appliqués chaque fois pendant une demi-minute à une minute et demie. La méthode qui lui paraît la plus efficace consiste à placer l'anode (pôle P) à la nuque et le cathode (pôle N) sur la paupière fermée vis-à-vis du muscle affecté. Quant à l'application de l'anode sur le ganglion cervical supérieur, procédé que recommande Bénédikt, Erb n'en a retiré aucun effet. La force du courant sera graduée de manière à produire quelques secousses dans les muscles de la face.

Tandis que Erb emploie un courant centrifuge, Giraud-Teulon préfère le courant centripète.

La direction du courant ne paraît pas avoir grande influence et des guérisons ont été obtenues avec des courants centripètes comme avec des courants centrifuges.

333. Eulemburg recommande l'électrisation directe des muscles de l'œil. Il croit ce dernier procédé de beaucoup supérieur à celui de Bénédikt, à « l'irritation réflexe du muscle » qui se faisait à travers les paupières. Cette méthode lui paraît insuffisante. L'électrisation directe, qui n'avait pas été admise, probablement à cause de la douleur qu'elle provoque peut maintenant grâce à la cocaïne, être appliquée sans inconvénient.

A cinq minutes d'intervalle, il verse dans l'œil quelques gouttes d'une solution de cocaïne à 2 ou 5 p. 100, il applique sur le muscle oculaire l'électrode constituée par une lame de platine effilée de 8 millimètres de longueur sur 6 millimètres de largeur. L'électrode indifférente est mise sur le sternum ou dans la main.

Il emploie un courant galvanique 0,5 à 1 milliampère, ou un courant induit dont l'intensité est réglée selon la sensibilité du sujet.

334. Buzzard place un pôle en contact avec la nuque du malade et prend l'autre dans sa propre main gauche. Il applique alors l'indicateur de sa main droite sur les insertions des divers muscles oculaires : son doigt est recouvert d'une mousseline mouillée, et la conjonctive du malade, pour pouvoir supporter le contact du doigt, a été anesthésiée avec de la cocaïne.

Il fait usage d'un courant de 1,5 à 2 milliampères.

335. Boucheron pense qu'il est utile d'appliquer le courant à la nuque et de lui faire traverser toute la tête. En effet, on excite ainsi le trijumeau, qui, d'après Bénédikt, joue un rôle dans l'action curative, et le nerf paralysé de son origine à sa terminaison. La durée de l'électrisation est de une à dix minutes avec huit à dix éléments Daniell modifiés par Trouvé ou Morin (3 à 7 M. A.).

336. Lefort propose d'employer des courants de faible intensité mais permanents. Deux éléments Trouvé ou Morin suffisent. Des plaques d'étain malléables recouvertes d'une peau humide et communiquant avec les pôles de la pile sont placées ou bien sur les tempes, ou bien l'une sur le front, l'autre sur la nuque. Le malade garde l'appareil toute la nuit et peut très bien dormir en restant sous l'influence des courants.

337. Il paraît important cependant de ne pas exagérer la durée ni surtout l'intensité de la galvanisation : « car, dit Abadie, si l'irritation électrique dépasse une certaine limite à une excitation trop vive succède une période d'épuisement défavorable ».

IV. — Pronostic et durée du traitement.

338. Dans les paralysies musculaires des membres ou de la face les symptômes tirés de l'excitabilité musculaire par les courants interrompus offrent des éléments de pronostic important.

Cette méthode d'examen est inapplicable à l'œil ;

en effet, en dehors des phosphènes gênants qu'ils causent, les courants interrompus ne donnent pas lieu à la contraction des muscles oculaires (Duchenne de Boulogne).

339. D'après Erb, lorsque l'étendue de l'excursion de l'œil augmente plus vite que le rapprochement des images doubles, le pronostic est plutôt fâcheux au point de vue de la durée du traitement.

Quelquefois dès les premières séances l'amélioration est considérable. Magne cite le cas d'un malade atteint de paralysie complète de la 3ᵉ paire avec ptosis et mydriase qui au bout de quelques minutes d'électrisation put ouvrir et mouvoir l'œil.

Généralement la guérison est plus lente à se produire et quelquefois exigera un traitement de plusieurs mois.

V. — Paralysie de la 6ᵉ paire.

340. Elles seraient les plus nombreuses et celles dont le pronostic est le plus favorable. Mais il ne faut pas oublier que ces paralysies de la 6ᵉ paire que l'on classe souvent, faute d'une étiologie nette, dans les paralysies rhumatismales sont des paralysies tabétiques. Elles disparaissent facilement, mais peuvent réapparaître de même les autres symptômes du tabes n'apparaissant qu'après un long intervalle.

VI. — Paralysie de la 3ᵉ paire.

341. Le ptosis sans paralysie des autres muscles est assez rebelles au traitement.

Arcoleo, dans deux cas de paralysies de la 3e paire de cause cérébrale, a vu le ptosis considérablement amélioré par quelques séances de faradisation.

Dans deux cas de ptosis monoculaire, Quadri a obtenu la guérison par les courants continus en vingt séances.

« Dans le ptosis, d'origine syphilitique, dit de Lapersonne, le traitement mixte sera puissamment aidé par l'usage de faibles courants continus : je n'ai jamais eu de bons effets des courants induits, fort mal supportés d'ailleurs. »

342. Signalons encore le cas, rapporté par Brunache, de guérison d'une paralysie de la 3e paire par l'électricité statique.

« Le malade placé sur un isoloir recevait le fluide au moyen du contact direct avec le condensateur d'une machine en action. En approchant une tige métallique de la paupière supérieure droite l'opérateur forçait l'électricité à s'accumuler vers ce point pendant le temps que durait le bain électrique. Chaque séance durait un quart d'heure ; une séance par jour. » Au premier jour la paupière se releva ; la pupille n'a pas tardé à se contracter, une guérison durable fut obtenue en cinq séances.

VII. — Paralysies de la pupille.

343. La mydriase est rebelle, dit Erb, elle s'améliore mais ne guérit que lentement et rarement.

Fieber relate le cas d'une malade qui, à la suite d'une iritis fut atteinte de mydriase. Il l'attribua à la persistance de l'action toxique de l'atropine dont on avait usé pendant la maladie.

Il mit alors en usage les courants d'induction appliqués de la joue à la cornée. On appliqua des courants assez forts et en moins d'un mois la pupille avait repris ses dimensions et ses mouvements réguliers.

344. Duchenne réglemente ainsi qu'il suit l'emploi de la faradisation localisée dans le traitement de la mydriase :

« J'applique l'extrémité de deux petits réophores métalliques de chaque côté de la cornée à 2 à 3 millimètres en dehors du bord libre. Au moment où le courant arrive avec des intermittences fréquentes, le muscle constricteur de l'iris se contracte jusqu'à fermer complètement la pupille ; ce procédé est assez douloureux. On peut le modifier de la manière suivante : on applique un des réophores sur la sclérotique à 2 à 3 millimètres de la cornée, l'autre est ou sur la tempe ou derrière l'oreille on fait passer un courant de la première hélice extrêmement faible que l'on augmente graduellement avec des intermittences rares (de 1 à 4 par seconde). »

345. J'ai traité par le galvanisme quelques cas de mydriase traumatique. Je n'ai eu aucun résultat : dans les deux cas le cristallin avait été luxé dans le vitré par la force du traumatisme ; malgré l'ésérine et l'électricité employées dans un cas immédiatement après l'accident, la pupille est restée immobile et dilatée.

VIII. — Paralysie de l'accommodation.

346. Signalée par Donders en 1861 la paralysie de l'accommodation consécutive à la diphtérie laryngée a été donnée par Follin comme la seule cause de ces troubles de la vision que l'on a compris sous le nom d'amaurose diphtéritique. Dor, tout en reconnaissant la fréquence de ces paralysies, croit que l'amaurose diphtéritique reconnaît pour cause une congestion séreuse rétinienne avec infiltration de la papille. Camuset signale les heureux effets de l'électrothérapie dans ces paralysies accommodatives.

LXXIII. — Une jeune femme, H. $+ 1$ D, fut atteinte, en avril 1871, d'angine diphtéritique ; la diphtérie atteignit également sa bonne et son mari.

Au commencement de mai, Mme N... a quelques fourmillements des lèvres et amblyopie ; la bonne, paralysie du pharynx ; le mari, engourdissement dans les bras et les jambes.

L'amblyopie de Mme N... consiste en une paralysie complète de l'accommodation ODG : la lecture n'est possible qu'avec verres $+ 4^o$.

« Je commence l'électrisation le 11 juin avec 10 éléments Remak, pôle N sur la nuque, pôle P sur l'orbite, puis électrise le ganglion cervical supérieur.

« Au bout de quatre séances de dix minutes, Mme N... avait recouvré complètement sa vue, et son accommodation s'était tellement fortifiée qu'elle lisait sans fatigue le journal dans la salle d'attente. »

347. Arcoléo constate les avantages de la faradisa-

tion dans deux cas de paralysies diphtériques du muscle ciliaire.

La faradisation lui a réussi fort bien contre l'asthénopie accommodative de cinq individus hypermétropes.

348. J'ai traité avec succès deux cas de paralysie du muscle ciliaire par les courants continus.

Dans le premier cas, il y avait une mydriase légère : l'amélioration fut rapide.

Dans le second cas la pupille était normale, l'accommodation seule était paralysée : l'amélioration fut longue à obtenir, mais je suis arrivé à la guérison complète. Ces deux cas pouvaient être imputés à la diathèse rhumatismale.

Bibliographie.

ARCOLEO. Aperçu de quelques maladies oculaires traitées par l'électricité. Palerme, 1873.

BENEDIKT. Etudes électrothérapiques et physiologiques sur les paralysies oculaires. *Archiv für Ophtalm.*, 1864.

BOUCHERON. Essai d'électrothérapie oculaire, et Thèse, Paris, 1876.

BRUNACHE. Paralysie de la troisième paire guérie par l'électricité statique. *Annales d'oculistique*, 1848, t. XIX, p. 35.

BUZZARD. Application de l'électricité dans les paralysies oculaires. Société ophtalmologique du Royaume-Uni 1889, In *Annales d'oc.*, t. CII, p. 247.

CAMUSET. Paralysies des muscles de l'accommodation suite de diphtérie. *Gazette des Hôp.*, 1874.

DRIVER. Sur le traitement de quelques maladies oculaires par les courants continus. *Archives of opht. and otology*, 1873.

ERB. Du traitement des affections de l'œil et de l'oreille par le galvanisme. *Archiv für Augen und Ohrenheilkunde*, 1871.

EULEMBURG. Faradisation épisclérale des muscles oculaires. *Centralbl. für p. Augenh.*, 1887.

FIEBER. Du traitement électrique dans les mydriases par paralysie totale. *Wien. med. Wochenschrifft*, 1864, p. 340.

GILLET DE GRANDMONT. Electrode bipolaire pour l'électrisation localisée des muscles de l'œil. *Annales d'oculistique*, 1879, p. 90.

LAPERSONNE (DE). Maladies des paupières (*Encyclopédie Léauté*).

MAGNE. De l'électricité dans les paralysies des muscles du globe oculaire. *Gazette des hôpitaux*, 1860, p. 135.

PARISOTTI. Electrothérapie oculaire. Société des hôpitaux de Rome. In *Annales d'oculistique*, 1893, t. CIX.

SALTERAIN (DE). De l'électricité en thérapeutique oculaire : « paralysies et contractures ». *Recueil d'ophtalmologie*, 1886, p. 544.

SAMEHLSON. Sur les affections diabétiques de l'œil. *Deutsche m. Wochenschrift*, 1886, n° 50.

SZOKALSKI. Du traitement des parésies de l'œil par l'électricité. *Klin. Monatsblätter für Augenh.*, 1865.

CHAPITRE XVII

L'ASTHÉNOPIE MUSCULAIRE

350. Landsberg, en 1867, a signalé l'heureuse influence des courants continus sur l'asthénopie musculaire. Des onze observations dont il donne les détails, voici les conclusions qu'il tire.

« Les insuffisances du muscle interne sont simples ou bien accompagnées d'autres anomalies, et il est évident qu'on ne peut attendre d'amélioration par le galvanisme que lorsque les complications ont été écartées par d'autres moyens. Outre la concordance des yeux, on voit même une amélioration de l'acuité visuelle par un rapport plus régulier entre la réfraction et l'accommodation. Des diminutions vraies de l'accommodation même cèdent au galvanisme, ainsi que les parésies pures.

« Il ne résulte nullement de ce qui précède que la ténotomie doive être mise de côté ; au contraire, elle sera toujours indiquée dans les cas où la puissance du muscle externe surpasse de beaucoup celle de l'interne ; le galvanisme sera indiqué dans les cas où, après avoir fait le sacrifice de toute puissance abductrice, le muscle interne n'a pas encore assez d'énergie, ou bien quand de faibles prismes à base interne ne peuvent être surmontés ; enfin, dans tous les cas d'insuffisance musculaire, à la suite de faiblesse générale. »

Il a paru à Landsberg que le courant descendant (centrifuge) était plus actif ; cependant, dans deux cas, l'amélioration a été obtenue avec le courant direct.

Landsberg se servait d'une batterie Stœhrer de quatre à huit éléments : pôle positif sur la racine du nez ou sur le front, pôle négatif au côté interne de l'œil ou sur les paupières. Chaque séance ne durait que trente secondes.

« J'ai employé le galvanisme sur une vaste échelle, rapporte Driver, pour l'insuffisance du muscle droit interne et avec de brillants résultats. Ici, j'applique l'électricité d'une manière tout à fait locale, dans l'angle interne de l'œil. Sans rapporter en détail les différents cas, je citerai seulement un malade qui est guéri depuis longtemps. Ce monsieur avait depuis quatre ans l'habitude de fermer l'œil droit pour lire et il ne pouvait se rendre compte de l'origine de cette habitude. Il y a quelques mois, il fut atteint d'une mydriase avec parésie de l'accommodation de l'œil gauche pour laquelle il vint me consulter. En plus de la fève de Calabar, je proposai le traitement électrique pour son insuffisance si longtemps ignorée. Au commencement du traitement celle-ci était si considérable que la convergence nécessaire pour obtenir la vision binoculaire à courte distance ne pouvait être maintenue que quelques secondes. Lorsque le malade voulait fixer un objet il se produisait une telle divergence de l'œil gauche mydria-

tique qu'il en résultait un strabisme fort désagréable.

« Après deux mois de galvanisation presque
quotidienne dirigée d'abord contre la mydriase
qui a cédé rapidement, le malade, emmétrope d'ailleurs, pouvait fixer et fermait seulement par moments son œil droit le soir et lorsqu'il était fati-
gué. »

Seely, Arcoleo, King, Norton, publient des résultats analogues :

351. Pour la compréhension des quelques observations que nous rapportons comme type, nous
croyons utile de rappeler brièvement comment on
mesure l'insuffisance de convergence.

« Pour mesurer exactement la force de chaque
muscle, on emploie généralement des prismes : la
valeur en degrés de l'angle que forme l'arête du
prisme, indique la valeur du prisme.

« Le muscle droit interne est à l'état normal
capable de surmonter un prisme de 28 à 30 degrés,
la base tournée en dehors vers la tempe. On dira que
la force du droit interne, ou la force d'*adduction* de
l'œil normal est de 28 à 30 degrés.

« Le muscle droit externe ne peut surmonter
qu'un prisme de 7 à 8 degrés, la base en dedans
tournée vers le nez. La force d'*abduction* ne sera
donc que de 7 à 8 degrés.

« Les muscles droits supérieur et inférieur ne sur-
montent que des prismes de 1 à 2 degrés.

« Pour mesurer le degré d'insuffisance d'un muscle
on utilise la déviation des rayons lumineux par les
prismes, et le degré du prisme qui corrige la dévia-

tion causée par les muscles, ou divergence dynamique, mesure l'insuffisance du muscle.

« On place devant l'un des yeux du malade soupçonné d'insuffisance musculaire un prisme d'environ 10 degrés, la base tournée en haut. Immédiatement, il y a diplopie et les images sont superposées ; et s'il y a de l'insuffisance musculaire, de la difficulté à converger, la vision binoculaire ne maintenant plus les yeux fixés sur un même point, chaque œil suivra l'équilibre de ses muscles, le muscle externe prépondérant entraînera l'œil en dehors : il y aura divergence. Dans ces conditions, si l'on fait regarder sur une feuille de papier, un gros point placé sur une ligne verticale fixe, les deux points superposés ne seront pas sur la même ligne, l'un d'eux s'écartera sur une certaine distance. Alors, avec des prismes de différents degrés à base tournée en dedans, on ramènera les deux points sur la même ligne, et le degré du prisme choisi indiquera le degré de divergence pour la distance donnée, et le degré de l'insuffisance du muscle. » (Boucheron.)

LXXIV. — Oscar J..., onze ans. Au 18 juillet, on a une déviation pour l'œil droit pendant la fixation dans le plan médian avec images doubles croisées, réunies par un prisme abducteur de 7° ; à sept pouces on a divergence 11°, à quatre pouces divergence 13°. A distance les prismes abducteurs les plus faibles ne peuvent être surmontés. A gauche V = 1. A droite myopie = 1/5 ; V = à peine 1/4. A droite scléro-choroïdite postérieure arrêtée. On ordonne le verre — 15 pouces pour les objets éloignés, — 19 pouces pour la lecture, exercices séparés de l'œil droit et galvanisation. Vers le 30 juillet, on observe à droite V = 13/20 ; myopie 1/7 ; à 4 pouces 3° de divergence dynamique ; plus loin que 4 pouces 8° ; adduction 31° ; abduction. 7° (Landsberg.)

On voit dans cette observation que non seulement l'insuffisance musculaire a été rapidement guérie mais encore l'acuité visuelle a plus que doublé et la myopie elle-même a été diminuée par cessation du spasme du muscle ciliaire.

LXXV. — Jean P..., écrivain dix-huit ans, présente le 30 juillet une déviation de 6″ en dehors à droite, devenant de 12″ en couvrant l'œil par la main. A 8 pouces divergence dynamique = 10° ; à grande distance = 0° ; adduction 14° à 6 pouces. A l'œil droit myopie de 1/9 et de 1/12 à gauche. Acuité visuelle = 1 des deux côtés. Peu de changement après quatre séances. Le 4 octobre on intervertit le courant : amélioration rapide ; plus de divergence à 6 pouces l'adduction surmonte des prismes de 31° à 3 pouces. On continue les courants jusqu'au 27 août.

En septembre, même de très près avec prisme réfractant en haut (ce qui permet à chaque œil de se diriger à sa guise la vision binoculaire étant détruite), la position des yeux est précise. Adduction=31° ; abduction = 6°. (Landsberg.)

LXXVI. — Laure S..., trente-deux ans, depuis l'hiver précédent souffre des yeux et de la tête après les travaux de couture. Après douze à quinze minutes de travail se produisent des douleurs névralgiques.

Le 17 juillet les images sont croisées pendant le regard à 6 pouces par divergence. A 8 pouces il y a une divergence dynamique de 21°. A gauche myopie de 1/24, à droite myopie de 1/30. V = 1.

Traitement galvanique. Le 7 septembre l'adduction surmonte un prisme de 31°; l'abduction un prisme de 8°; c'est-à-dire que l'état normal est reconstitué. (Landsberg.)

Bibliographie.

Landsberg. De la thérapie de l'asthénopie musculaire. *Archiv fur ophtalmologie*, t. XI, p. 69.

Arcoleo. Compte rendu de la clinique ophtalmologique de l'université royale de Palerme pour les années scolaires 1867 à 1869. Palerme, 1871.

King. L'électricité en oculistique. *Journal of opht. and laryng.*, 1893.

Norton. L'électricité dans le traitement des maladies des yeux. *The journal of electrotherapie*. New-York, janvier 1894.

Driver. Sur le traitement de quelques maladies oculaires par les courants continus. *Archiv of opht. and otology*, 1873.

Seely. Galvanisme in ocular and aural affections. *Archiv of elect. and neurol.*, 1er novembre 1874.

CHAPITRE XVIII

CONTRACTURES DES MUSCLES OCULAIRES

I. — Blépharospasme.

I. — Blépharospasme hystérique

Il affecte la forme clonique, la forme tonique, la forme pseudo-paralytique.

352. Le *blépharospasme clonique*, le plus fréquemment observé est passager, il consiste en une série de contractions brusques et répétées suivies du relâchement des paupières.

Bernutz a noté une forme plus atténuée consistant en une vibration constante des paupières closes ou demi-closes, un léger clignement qui ne s'interrompt que pendant le sommeil.

353. *Blépharospasme tonique.* — Tandis que le blépharospasme clonique est toujours bilatéral, le blépharospasme tonique n'intéresse quelquefois qu'un seul œil.

Il affecte la forme indolore ou la forme douloureuse. Dans ce dernier cas, il siège sur les deux yeux avec exacerbation sur l'un deux.

Dans la forme indolore, fréquemment binoculaire,

l'orbiculaire est contracté, la paupière supérieure plissée. Les efforts que le malade fait pour ouvrir l'œil n'impriment que de légères oscillations aux paupières. La paupière supérieure empiète sur l'inférieure ; elle est de temps en temps animée de mouvements convulsifs spontanés (Gilles de la Tourette). Cette forme, d'après Robin, se présente par accès dont la durée varie de quelques minutes à quelques heures et plus.

354. La *forme pseudo-paralytique* a été décrite par Parinaud : ici on n'observe pas le plissement de la peau du spasme tonique ; si l'on ordonne au malade d'ouvrir les yeux, il rejette la tête en arrière, tandis que le frontal se contracte énergiquement. Si l'on veut entr'ouvrir les paupières, on éprouve une résistance qui n'existe pas dans le ptosis paralytique. Enfin on observe un signe caractéristique indiqué par Charcot, c'est l'abaissement du sourcil du côté où siège le spasme.

355. Nous avons placé en premier lieu le blépharospasme hystérique, car il comprend, croyons-nous, la grande majorité des cas, et le plus souvent son origine est méconnue.

« Le traitement du spasme d'origine nerveuse, dit Valude[1], est demeuré jusqu'ici irraisonné, empirique, et la plupart du temps impuissant.

« On a cité un certain nombre de guérisons à la suite d'opérations (névrotomie, élongation des branches du trijumeau). Il est à penser que le spasme était de nature hystérique et que l'opération avait

---

[1] Valude. *Du blépharospasme, étiologie, traitement. Arch. d'Ophtalm.*, 1889.

agi par suggestion, ou directement sur une zone hystérogène. »

Aussi allons-nous classer dans cette catégorie un grand nombre d'observations des auteurs.

356. Boucheron rapporte une observation de Giraud-Teulon dans laquelle un blépharospasme intermittent disparut par quelques séances d'électrisation (courant continu descendant d'une minute de durée).

Dans un cas de blépharospasme pseudo-paralytique, de Salterain a vu employer les courants continus : ceux-ci ne furent pas supportés, mais les courants faradiques donnèrent un excellent résultat.

Ces cas, ainsi que celui de Driver, qui cédait par pression de plusieurs points de la face et ne disparut pas après section du nerf sus-orbitaire, semblent reconnaître l'hystérie comme cause première ; ils se rapprochent donc du cas de Hodges, qui vit sous l'influence de l'électricité statique disparaître rapidement un blépharospasme hystérique.

Chiralt rapporte également un cas de blépharospasme hystérique : il apparut après suppression des règles, s'accompagnant de nystagmus, d'aphonie et d'anesthésie rétinienne.

Chiralt employa les courants d'induction avec secousse et vit disparaître ces symptômes après des alternatives assez longues d'amélioration et de rechute.

Le cas de Seeligmuller nous paraît rentrer aussi dans le cadre des spasmes hystériques : il s'agit en effet d'une femme de cinquante-neuf ans, atteinte de blépharospasme intermittent depuis trente ans ;

points spasmogènes et spasmo-phrénateurs. On la soigna par tous les moyens en usage : injections sous-cutanées d'atropine, de morphine, application de vésicatoire, section des nerfs sus-orbitaires.

Les courants continus seuls amenèrent une amélioration passagère : « Mais tandis que sous l'influence de l'électricité la douleur disparaissait sur certains points, elle ne tardait pas à reparaître sur d'autres. »

Nous savons, en effet, que l'électricité produit le transfert comme les métaux et l'aimant.

Il est étonnant que, malgré ces symptômes frappants, l'auteur n'ait pas songé à mettre l'hystérie en cause.

357. Dans l'hystérie l'électricité peut être employée sous ses trois formes : électricité statique, électricité galvanique, électricité faradique.

L'électricité galvanique paraît peu en vogue actuellement dans le traitement des névroses et de leurs manifestations ; le bain électro-statique ou le bain électro-faradique sont au contraire très employés.

L'électricité statique (souffle autour de l'orbite) nous a donné un excellent résultat dans le traitement d'un blépharospasme tonique douloureux intermittent de nature hystérique.

LXXVII. Mlle S..., vingt ans, se plaint de violentes douleurs intra et péri-orbitaires à l'œil gauche. Ces douleurs reviennent par crises de durée variable, de quelques minutes à plusieurs heures. Durant toute la crise la malade est dans l'impossibilité d'ouvrir la paupière.

Diminution notable du réflexe pharyngé, hypoesthésie conjonctivale, pas de zones hystérogènes.

A l'examen du champ visuel : inversion très nette des cercles des couleurs qui s'échelonnent dans l'ordre suivant : blanc, rouge, vert, bleu.

1 décembre 1893. La malade, traitée sans succès par l'antipyrine, est mise au traitement par le bromure.

4. Les douleurs, loin de se calmer, sont devenues plus violentes et plus fréquentes. Nous avons recours à l'électricité statique. La malade étant sur l'isoloir et en communication avec le collecteur de la machine, le souffle est promené autour de l'orbite ; durée de la séance, cinq minutes.

5. La malade n'a eu que deux crises dans la soirée.

6. Une seule crise d'un quart d'heure.

7 et 8. Une seule crise de quelques minutes.

9. Les crises ont cessé. Les séances quotidiennes d'électrisation sont continuées jusqu'au 15.

La malade reprend son travail et cesse de venir à la consultation.

Hodges, Pflueger, vantent dans des cas analogues l'action de l'électricité faradique : il faut mettre en ligne de compte outre l'action de l'électricité l'action suggestive que produit son application.

358. La métallothérapie, les aimants ont donné des résultats heureux.

Harlan dans un cas de blépharospasme avec mydriase complète emploie l'aimant de Charcot. A la suite des applications le spasme disparaissait et la vue était améliorée. Après quelques séances, on fit faire une imitation en bois de la pièce aimantée, et on obtint avec ce pseudo-aimant un meilleur résultat qu'avec l'aimant ordinaire.

359. C'est dire quelle part peut revenir à la suggestion dans le traitement des affections hystériques.

Aussi l'hypnotisme réussit-il quelquefois là où ont échoué ces différents moyens. Je me rappelle avoir soigné une jeune fille hystérique atteinte de blépharospasme pseudo-paralytique double. On lui avait fait, sous chloroforme, la dilatation forcée des paupières; elle avait suivi un traitement hydrothérapique, les applications d'aimant avaient été tentées, le tout sans résultat. Je l'hypnotisai et lui suggérai qu'à son réveil elle ouvrirait les yeux sans difficulté. Effectivement, au réveil de la malade, le blépharospasme avait disparu, et la guérison s'est maintenue.

Fontan et Ritzmann ont publié plusieurs observations analogues de guérison définitive de spasme de l'orbiculaire par l'hypnotisme.

II. — BLÉPHAROSPASME DE NATURE DIVERSE

360. La forme la plus intense constitue le *ptosis spasmodique*.

Cette contracture reconnaît des causes variées (inflammation du nerf facial, irritation d'une branche de la cinquième paire, névralgie idiopathique, carie dentaire).

Les formes atténuées constituent le *tressaillement des paupières*, le tic palpébral ou le *clignement morbide*, fréquent chez des choréiques, la nictitatio.

361. Quadri rapporte 13 cas de blépharospasme guéris par les courants continus ; dans certains cas, malgré la brièveté des renseignements on peut voir qu'il s'agit d'une affection hystérique, mais d'autres

observations plus détaillées permettent de mettre la névrose hors de cause.

LXXVIII. — Une jeune fille atteinte de palpitation nerveuse des paupières a été traitée par le courant électrique, et la guérison a été rapide et complète.

LXXIX. — Un jeune homme de dix-sept ans, à tempérament nerveux, est rapidement guéri de son blépharospasme, par le courant électrique d'une pile de Bunsen, pôle zinc à la paupière, pôle charbon à la bouche.

LXXX. — Trois hommes atteints de blépharospasme ont été guéris par l'électricité. Age : de deux ans, 1; de quarante à soixante ans, 2; profession : matelot, 1; maçon, 1.

LXXXI. — Le fait suivant mérite d'être rapporté. Je me rendais dans un petit village des environs de Naples pour opérer une cataracte. On me présenta un pauvre maçon que je crus entièrement aveugle au premier abord, parce qu'on le conduisait par la main; ses yeux étaient fermés. Je l'observai et le trouvai atteint de blépharospasme. Quand on lui ouvrait les yeux à l'aide des doigts, il voyait parfaitement. Il me raconta que ce malheur lui avait pris deux ans auparavant et que tous les traitements avaient été appliqués sans succès. Je lui conseillai de se rendre chez moi pour être soumis au courant électrique.

Le lendemain, je lui appliquai le pôle charbon d'une pile de Bunsen sur la langue, le pôle zinc sur l'œil pendant cinq minutes.

Dès la première application, il eut quelque soulagement et put tenir les yeux ouverts pendant deux heures. A la troisième application il les tint ouverts pendant toute la matinée. Après quelques applications, il fut en état de retourner à ses occupations.

LXXXII, LXXXIII, LXXXIV. — Nystagmus et palpitations des paupières. Hommes, 1 ; femmes, 2. Age : un, dix à vingt ans, 1 ; de trente à quarante ans, 2.

Le courant électrique a guéri la palpitation et un peu amélioré le nystagmus.

LXXXV. —Nictitatio un seul cas; un enfant lymphatique âgé de sept ans; il guérit par l'application du courant continu d'une pile de Bunsen.

LXXXVI. — Demoiselle, dix-sept ans, tempérament nerveux, sujette à des convulsions. Après une convulsion elle avait conservé une palpitation continuelle des paupières et une photophobie nerveuse si grave, qu'elle l'empêchait de se livrer à aucune espèce d'occupation et l'obligeait à demeurer dans l'obscurité. Pôle charbon sur la joue, pôle zinc sur la paupière supérieure. Après deux minutes toute palpitation avait cessé et la photophobie disparaît. J'ouvre la fenêtre, et la malade peut supporter la lumière du soleil. Même résultat pour l'autre œil. Après un mois de traitement à cinq minutes par jour, la malade fut entièrement guérie. De temps en temps après une émotion morale vive, le blépharospasme reparait : quelques applications en ont raison.

LXXXVII. — Jeune fille de onze ans, lymphatique, souffre de contractions involontaires des muscles du visage et de l'œil, qui lui font faire une grimace continuelle. J'applique le courant avec une pile de Bunsen pendant un mois, cinq minutes par jour; pôle charbon à la bouche, pôle zinc dans la direction des nerfs du trijumeau Après un mois, ma jeune malade était guérie.

LXXXVIII. — Jeune fille de dix-huit ans, à la suite d'une ophtalmie scrofuleuse, voyait tous les soirs apparaitre une nictitatio avec photophobie qui durait jusqu'à minuit. L'affection, qui avait résisté à tous les traitements,

fut guérie en quelques séances. Une violente émotion la
fit réapparaître; elle fut améliorée par les courants, mais
n'a pas encore complètement disparu, car pendant quelques heures de l'après-midi, ses yeux sont encore moins
ouverts que d'habitude.

LXXXIX. — Dame, soixante ans, souffrait depuis seize
ans d'un blépharospasme, à l'œil gauche, qui se répétait
toutes les secondes...

J'appliquai le courant continu comme dans les cas précédents, une fois, ensuite deux fois par jour, pendant
cinq minutes; après quinze jours les convulsions des
muscles du cou avaient disparu; celles du visage et de
l'œil étaient moins graves et moins fréquentes. En continuant le traitement, la maladie qui datait de seize ans
s'est réduite à un tel degré, qu'elle ne lui cause pas le
moindre embarras, et j'espère que par ce moyen et avec
le temps elle se calmera complètement.

Arcoleo dit avoir employé la faradisation dans un
cas de blépharospasme intense et avoir obtenu la
guérison en cinq jours, avec des séances de huit à
dix minutes.

River indique que les vieux blépharospasmes
intermittents sont très rebelles. Dans la plupart des
cas cependant, il a obtenu une amélioration, mais
pas complète.

A Giraud-Teulon, nous empruntons l'observation
suivante :

XC. — Le 16 juillet 1867, Marie C..., âgée de six ans,
est amenée à ma clinique pour un blépharospasme intermittent de l'œil droit qui dure depuis un an. Elle cligne
brusquement les paupières cinq à six fois par minute. La
vision est normale. La mère a un tic de la face; l'enfant

est d'ailleurs bien portante en apparence. On fait une application du courant continu descendant d'une minute de durée.

Le lendemain 17, la mère en la ramenant dit que le clignement a été notablement moins fréquent : seconde application.

Le 18, l'enfant n'a cligné qu'une dizaine de fois depuis hier : troisième application.

Le 19, n'a plus cligné que trois fois.

Le 27, l'enfant ne cligne plus.

L'enfant a été revu un mois après, la guérison s'est maintenue malgré une atteinte de blépharite légère qui est survenue dans l'intervalle.

J'ai moi-même parmi mes malades une pauvre vieille femme, qui avait subi une névrotomie double pour un blépharospasme : elle ne retira aucun bénéfice de cette intervention. Je lui fis quelques applications de courants continus et obtins une grande amélioration : la malade disparut au bout de cinq à six séances. Un an après, elle revint, me racontant que pendant tout cet intervalle la guérison était suffisante pour lui permettre de vaquer à ses occupations, mais depuis huit jours, le blépharospasme a reparu. Elle a fait encore cinq à six applications, a été améliorée et malgré mon insistance a cessé le traitement avant guérison complète.

Luraschi a essayé dans le blépharospasme le courant sinusoïdal. La malade depuis quatre ans était atteinte de contracture de l'orbiculaire droit rebelle à tout traitement. Luraschi employa un courant transformé (P à la nuque, N sur l'œil) de 5 — 10 — — 15 — 20 M A pendant 10 minutes chaque fois. En

quinze jours la malade fut complètement débarras-
sée de son affection.

Bibliographie.

Hodges. Blépharospasme hystérique de l'œil droit guéri par
l'électrothérapie, 1873. *Lancet*, I, p. 378.

Harlan. Affections hystériques de l'œil. *Philad. med. and surg.
report*, 1876, p. 139.

Arcolfo. Aperçu de quelques affections oculaires traitées par
l'électricité. Palerme, 1873.

Chiralt. Nystagmus, blépharospasme, anesthésie rétinienne,
guérison par les courants induits. In *Annales d'oculistique*,
1875, t. LXXIII, p. 184.

Quadri. De l'application des courants continus dans les palpitations nerveuses des paupières. *Annales d'oculistique*, 1856,
t. XXXVI, p. 41.

Quadri. Comptes rendus de la clinique ophtalmologique de
Naples. *Annales d'oculistique*, 1858, 1859, 1860.

Seeligmuller. Du blépharospasme intermittent. *Klin Monatsbl.
für Augenh.*, 1871.

Fontan. La suggestion hypnotique et les maladies des yeux.
Recueil d'ophtalmologie, 1887.

Ritzmann. Traitement des affections oculaires par l'hypnotisme.
Correspondent Blatt für Sch. Ärzte, 1891.

Luraschi. Le correnti transformate. *Atti dell Associazione
Medica Lombarda*, 1895, n° 4.

II. — Strabisme spastique.

362. En dehors des attaques, le strabisme spastique
hystérique permanent est rare. « Le blépharospasme
tonique des hystériques s'accompagne presque toujours de contracture des muscles des globes, dit Parinaud, mais la contracture isolée de ceux-ci est
rare, du moins à l'état de contracture fixe. »

Dans neuf cas de strabisme hystérique spastique que nous avons sous les yeux (sept rapportés par Borel et deux autres observés, l'un par Lapersonne, l'autre par Landesberg), nous voyons que sept fois le spasme siégeait sur le droit interne, une fois sur le droit supérieur, une fois sur trois muscles simultanément : droit supérieur, droit externe, petit oblique.

Sept fois le strabisme coïncide avec des lésions oculaires autres, telles que amblyopie, photophobie blépharospasme. Dans un cas (celui de Manz), le malade présentait au début un strabisme convergent produit par un spasme du droit interne de l'œil droit. Dans la suite de l'affection, le droit externe gauche fut atteint d'un spasme, et on eut dans cet état l'image de la déviation conjuguée spastique transitoire.

Cliniquement, les caractères du strabisme spastique hystérique sont les suivants : Il se présente surtout chez les jeunes sujets novices de l'hystérie qui n'ont pas eu d'attaque et chez lesquels la nature de la déviation est d'autant plus difficile à établir que les stigmates de la névrose sont très peu marqués.

364. Le début de l'affection est brusque, l'œil n'est pas immobile, mais généralement agité de petites secousses qui augmentent quand le sujet veut fixer un objet. La diplopie est très difficile à mesurer à cause des mouvements et des changements du degré de déviation. Ce strabisme s'accompagne de clignements de contracture fibrillaire de l'orbiculaire, de douleur consistant en une pesanteur particulière au niveau de l'arcade frontale avec hyperesthésie rétinienne, ou affectant franchement la forme kopiopique.

365. L'observation de Lapersonne est tellement

nette au point de vue symptomatique que nous croyons devoir la citer en entier :

XCI. — « Il y a quelques jours, on nous amenait, à la Clinique, une jeune fille de quatorze ans atteinte d'un strabisme interne de 45° de l'œil droit, ayant apparu depuis trois semaines et accompagné de diplopie intermittente. Le strabisme s'accompagne de clignotements, et l'œil est parfois agité de mouvements irréguliers incoordonnés. Il n'y a ni photophobie ni larmoiement ; on n'observe que quelques légères douleurs frontales. L'acuité visuelle, le champ du regard sont normaux.

« La malade présente un habitus caractéristique. On observe chez elle des tics de la face, un hoquet fréquent, une respiration saccadée et irrégulière, une toux en aboiement ; elle rit ou pleure très facilement et sans raison, elle a la sensation de boule et présente de l'hyperesthésie épineuse. Elle n'a pas, toutefois, de zone d'anesthésie. »

366. La marche de l'affection est variable comme ses symptômes ; la déviation peut se modifier disparaître, pour faire sa réapparition quelques mois après, comme dans le cas de Manz.

Ce strabisme invétéré pourra amener la parésie du muscle.

367. En présence d'un strabisme chez un hystérique, on doit examiner s'il s'agit d'un spasme musculaire ou d'une paralysie de l'antagoniste, ou simplement d'un strabisme concomitant.

Les éléments du diagnostic entre la paralysie et le spasme des muscles de l'œil ont été étudiés en détail par Parinaud (*Gazette hebdomadaire*, 1887). Les différences portent sur le champ de fixation monoculaire normal dans le spasme, présentant une encoche dans la paralysie ; sur l'inclinaison des images ; les contractures fibrillaires de l'orbiculaire : les incoordinations des mouvements. Enfin, en dernière analyse, la chloroformisation tranchera la question.

Tout strabisme, chez un hystérique, n'est pas nécessairement une manifestation de la névrose et il faut distinguer le strabisme hystérique du strabisme concomitant.

Quant au traitement, on doit en premier lieu proscrire toute intervention chirurgicale : « Dans le strabisme hystérique, dit de Lapersonne, on se contentera de corriger l'hypermétropie, on pratiquera le traitement orthoptique en sollicitant la vision binoculaire au moyen du verre coloré et de la stéréoscopie ; on pourra essayer la métallothérapie et faire usage de l'aimant ; on insistera surtout sur l'emploi des courants continus qui ont sur les contractures une si remarquable action. »

Bibliographie.

Borel. Affections hystériques des muscles de l'œil. *Archives d'ophtalmologie*, 1887.

Landesberg. Affections de l'œil dépendant de l'hystérie. *Journal of nervous and mental diseases*, février 1886.

Lapersonne (de). Le strabisme hystérique. *Bulletin médical du Nord*, 1891, n° 3.

III. — Contracture de l'accommodation.

369. Boucheron a constaté que, dans les contractures du muscle accommodateur soit chez les myopes,

soit chez les hypermétropes, l'électrisation donnait les mêmes résultats que l'atropinisation. Il cite une observation de Giraud-Teulon dans laquelle un des deux yeux fut atropinisé, l'autre électrisé, le résultat curatif fut le même des deux côtés.

370. De même Landsberg, électrisant les yeux de ses myopes pour lutter contre l'insuffisance des droits internes, voyait diminuer le degré de myopie.

« Mais, ajoute Boucheron, on a dans l'atropine un moyen si commode de paralyser le muscle ciliaire qu'il n'y a pas à songer à l'électricité pour remplacer ce médicament. »

371. Giraud-Teulon conseille les courants continus descendants : pôle positif derrière l'oreille, pôle négatif sur l'œil fermé. Il dit avoir vu en deux ou trois séances l'accommodation se détendre brusquement.

XCII. — Le 21 novembre 1867, Mlle R..., trente-deux ans, se présente à la Clinique, se plaignant de l'impossibilité de voir pour son travail, avec douleurs asthénopiques, troubles généraux dysménorrhéiques et hystériques mais peu intenses.

On trouve à l'examen de la vue une myopie apparente O.G. = 1/18; O.D. = 1/15.

Il y a mydriase des deux côtés surtout à gauche où l'on note aussi de la micropsie; elle tente et tâtonne pour trouver les objets.

L'examen ophtalmoscopique révèle un œil emmétrope ou voisin de l'emmétropie; pas de traces de staphylome.

Il suit de là que nous devons nous trouver en présence d'yeux presque emmétropes, affectés tous deux de spasme accommodatif allant à droite jusqu'à la contracture fixe. (Le punctum proximum est à 12 pouces, le remotum à

15). Nous traitons l'œil droit par l'atropine ; le gauche par le courant continu alternant.

22 novembre. On trouve O. D. myope $= 1/5$, O. G. myopie $= 1/18$; punctum proximum toujours à 42 pouces.

On applique alors sur cet œil le courant descendant ; la myopie est, après, de $1/20$.

Le lendemain, après une deuxième application de courant descendant elle devient de $1/36$.

Enfin, au bout de quelques jours paralysie et contracture sont effacées, ainsi que la micropsie, mais non la mydriase. On a O. D. myopie — 48, O. G. myopie — 36.

IV. — **Nystagmus**.

372. Boucheron rapporte dans sa thèse 5 cas de nystagmus guéris par l'électricité.

Deux, ceux de Chéron cités par Gadaud, échappent à l'analyse.

Dans les 3 autres cas (Boucheron, Giraud-Teulon, Chirall), la cause de nystagmus paraît avoir été la même : parésie du muscle droit interne avec contracture spasmodique de l'antagoniste.

Dans le cas de Giraud-Teulon, la contracture guérit en quatre séances, mais non la parésie du droit interne, qui dut être corrigée par une ténotomie.

Dans le cas de Boucheron, le nystagmus se produisit chez une fillette de quatre ans ; il s'accompagnait de strabisme divergent et d'atrophie optique. L'électrisation par les courants continus centripètes, dirigée contre l'atrophie, diminua le strabisme et le nystagmus.

373. Freund observa, chez un soldat de dix-neuf ans, un nystagmus horizontal, survenu brusquement à la suite de fatigue, diminuant dans la fixation, et cessant dans la vision monoculaire. Freund rattacha ce nystagmus à la maladie de Basedow, dont le sujet était atteint. Sous l'influence des courants galvaniques, le nystagmus disparut en trois semaines.

374. Svetlin, chez deux malades, employa 4 à 7 éléments Siemens-Halske, en appliquant le pôle zinc sur les paupières fermées et le pôle cuivre derrière l'oreille. Le premier malade fut guéri en neuf séances d'une minute et demie, le second en quatorze séances.

Nieden a confirmé ces résultats.

375. L'électricité a été prônée par Snell et Dransart dans le traitement du nystagmus des mineurs : mais elle suppose comme condition indispensable la cessation du travail. Les guérisons obtenues par l'électrothérapie dans ces cas sont peu concluantes, le nystagmus disparaissant souvent spontanément dès que le mineur cesse son travail.

Dransart conseille l'électrisation, deux fois par semaine, des muscles élévateurs (par courants continus) jointe à l'emploi des toniques et de la strychnine.

376. Je n'ai eu que trois fois l'occasion d'employer le courant continu dans le traitement du nystagmus : j'ai obtenu un insuccès, une amélioration, une guérison. Voici ces trois observations brièvement résumées :

XCIII. — M. J..., dix-neuf ans, chorio-rétinite ancienne,

atrophie optique datant de la première enfance ; nystagmus horizontal : O.D.G. distingue la lumière. Trente-cinq séances de courants continus sans aucun résultat : la vision ni le nystagmus ne sont modifiés.

XCIV. — Mme D..., quarante-cinq ans. O.G. leucome adhérent central : O.D. cataracte pyramidale. Nystagmus horizontal O.D.G. Le traitemant dirigé contre les troubles irido-cornéens a diminué considérablement le nystagmus au bout de trente séances d'électrisation à 4 milliampères.

XCV. — M. D..., quinze ans. Chorio-rétinite pigmentaire congénitale avec nystagmus. V O.D.G. = 1/20 ; après deux mois d'électrisation, V O.D.G. = 1/15 ; le nystagmus a complètement disparu.

Bibliographie.

Dransart. Traitement du nystagmus des houilleurs. *Union médicale*, 1882, p. 707.

Freund. Forme nouvelle de nystagmus. *Deutsche medizinische Wochenschrift*, 1891, n° 8.

Snell. Nystagmus des mineurs, in-8°, 1892.

Svetlin. Traitement du nystagmus par les courants continus. *Wiener medizinische Presse*, 1874.

CHAPITRE XIX

ZONA OPHTALMIQUE

377. Le zona ophtalmique est une éruption herpétique qui se développe sur la moitié du front : les branches du nerf sus-orbitaire constituent son siège de prédilection. Cette éruption est accompagnée, et souvent précédée, de douleurs névralgiques très fortes : la kératite, l'iritis sont des complications fréquentes.

Il se produit une anesthésie plus ou moins complète de la peau dans toute l'étendue des ramifications du nerf sus-orbitaire.

Au point de vue anatomo-pathologique, le zona ophtalmique paraît être la conséquence d'une névrite du ganglion de Gasser ou du nerf ophtalmique.

378. Les courants continus ont été employés avec succès pour rétablir la sensibilité cutanée de la région anesthésiée. Mais leur action paraît encore plus efficace pour calmer les douleurs névralgiques intenses dont s'accompagne cette affection.

Driver et Nagel ont été les premiers à signaler cette action remarquable du galvanisme.

379. Nagel attribue aux courants le pouvoir de calmer les douleurs et d'accélérer la guérison de l'é-

ruption. Dans un cas où cette dernière était parfaitement caractérisée, et dans lequel les injections de morphine, n'avaient qu'une action palliative de très courte durée, trois applications du courant continu eurent un succès presque immédiat, les douleurs névralgiques cessèrent pour ne plus reparaître; l'éruption guérit avec rapidité et laissa peu de traces.

Mathewson rapporte cinq cas, Pfluger un cas dans lesquels le courant continu fut appliqué avec le même succès.

380. Le cas de Pfluger est intéressant parce que l'herpès était surtout cornéen; malgré le traitement, l'éruption durait depuis un mois, et tous les matins on constatait de nouvelles vésicules. Pfluger appliqua le courant continu, anode sur les paupières, cathode sur la nuque. Le soulagement fut immédiat, deux jours après il y eut encore éruption de trois vésicules qui furent les dernières. En douze jours l'œil était revenu à son état normal.

381. Parisotti a employé le courant continu dans une kératite faisant partie d'un zona ophtalmique; une grande amélioration est survenue après quelques applications, la sensibilité a reparu, l'ulcère s'est réparé.

Parisotti a encore employé le courant faradique pour rétablir la sensibilité dans un cas de zona ophtalmique ayant atteint le sus-orbitaire. La sensibilité a reparu après trois applications, pôle fixe au point de sortie du nerf, pôle mobile sur la partie anesthésique.

382. Lavagna, dans trois cas de kératites herpétiformes, suite d'influenza, accompagnées d'anesthé-

sie de la cornée de douleurs ciliaires violentes et de névralgie du trijumeau employa en vain le traitement local. L'affection ne céda que sous l'effet du traitement électrothérapique. Lavagna employa un courant faradique très faible d'abord, mais dont il augmentait l'intensité jusqu'à production d'un larmoiement assez considérable, les pôles étaient appliqués sur le trajet du trijumeau.

Bibliographie.

DRIVER. Du traitement de quelques affections oculaires par les courants constants. *Archiv fur Augen und Ohrenheilkunde*, t. II, p. 75.

NAGEL. Société ophtalmologique de Heidelberg 1871. In *Annales d'oculistique*, t. LXVII, p. 94.

METHEWSON. Traitement de plusieurs cas d'herpes zoster frontalis par l'électricité. *Société ophtalmologique américaine*, 1874.

PARISOTTI. Électrothérapie oculaire. *Société des hôpitaux de Rome*, 7 janvier 1893.

PFLUGER. Un cas d'herpés de la cornée. *Klin Monatsblatter fur Augenheilkunde*, 1875.

LAVAGNA. Sur une affection oculaire d'origine neurotrophique et son traitement électrique. In *Semaine médicale*, 1895, n° 51.

CHAPITRE XX

DOULEURS NÉVRALGIQUES
(COPIOPIE, OPHTALMODYNIE)

L'électricité a été employée dans ses différentes formes pour le traitement des douleurs névralgiques oculaires ou péri-orbitaires.

Nous n'essaierons pas de les classer et nous contenterons d'exposer les faits tels que nous les trouvons dans les auteurs.

383. *Ophtalmodynie.* — Quadri a traité par les courants continus divers cas de douleurs névralgiques mal définies et localisées à l'œil ; il a toujours eu une grande amélioration.

XCVI. — Un cas datant d'un an avait résisté à tous les remèdes préconisés. J'eus recours à l'électricité. J'appliquai le pôle charbon d'une pile Bunsen à la bouche et le pôle zinc sur le cours des nerfs de la cinquième paire Après la première séance le malade se sentit immédiatement soulagé ; pendant un mois le courant fut appliqué tous les jours pendant cinq minutes et le malade se rétablit entièrement.

384. *Copiopie.* — Cette forme d'asthénopie névroptique qui avait été décrite par Donders sous le

nom d'accommodation douloureuse, et par Nagel
sous celui d'hypéresthésie du muscle ciliaire, est
fréquente dans l'hystérie et dans la neurasthénie.

« Il n'est pas de praticien, dit Abadie, qui n'ait eu
à soigner des femmes se plaignant de ne pouvoir
fixer un instant sans éprouver de violentes douleurs
de tête, accusant une photophobie des plus pénibles,
des douleurs frontales et péri-orbitaires presque
constantes, s'exaspérant à la moindre lecture. »

La copiopie n'a de commun avec l'asthénopie
accommodative ou musculaire que l'exagération et la
ressemblance des symptômes, puisque l'accommodation comme la réfraction dans ces cas ont toujours
été trouvées normales.

Contre ces phénomènes douloureux, Eulemburg a
employé avec succès la faradisation épisclérale du
muscle ciliaire.

385. *Névralgies.* — Dans le traitement des névralgies de la cinquième paire, dit Frieuzal, nous avons
employé quelquefois avec succès l'électricité à courant continu.

Labbé, dans un cas de migraine chronique péri-
orbitaire qui avait résisté à tous les traitements,
obtint les meilleurs résultats avec l'électricité statique.

XCVII. — Mme A..., encore bien réglée, a toujours été
bien portante jusqu'à l'âge de cinquante-sept ans. Depuis
cette époque elle éprouva des migraines violentes. Depuis
un an elles sont devenues quotidiennes. Depuis deux
mois elle n'a aucun répit, elle souffre nuit et jour. Les
douleurs occupent surtout les régions frontale et sus-orbitaire gauche. Vomissements et étourdissements qui obli-
gent la malade à s'aliter.

Rien dans les antécédents... on porte le diagnostic de migraine idiopathique, aucun traitement, même l'antipyrine, ne l'a soulagée.

25 août 1887. On commence le traitement par l'électricité statique : bain électro-statique avec souffle promené autour de la partie douloureuse, et finalement on tire quelques étincelles, puis friction électrique. Le tout de dix minutes environ de durée.

Dès les premiers jours du traitement une amélioration notable s'est accusée. Après la huitième séance, la malade se déclarait soulagée. Après la séance d'électricité, disparition immédiate de la crise douloureuse.

Le traitement a été continué jusqu'au 1er novembre 1887, soient 28 séances. L'état de la malade est resté excellent jusqu'au 20 février 1888. A cette date elle éprouva de nouveau une crise de migraine persistante, qui la décida à revenir me trouver.

Cinq nouvelles séances furent faites. Depuis le 21 février la malade n'a plus éprouvé la moindre crise et se trouve tout à fait guérie après 34 séances en tout.

Bibliographie.

Quadri. Comptes rendus de la clinique ophtalmologique de Naples. *Annales d'oculistique*, 1858, 1859 et 1860.

Fieuzal. Clinique ophtalmologique des Quinze-Vingts, 1875 à 1877.

Eulemburg. Faradisation épisclérale des muscles oculaires. *Centralb. fur p. Augenheilkunde*, 1887, p. 67.

Labbé. Des migraines préorbitaires et oculaires guéries par l'électricité statique. L'Electrothérapie, janvier 1889.

CHAPITRE XXI

GOITRE EXOPHTALMIQUE

Cette affection est plutôt du domaine du neurologiste que de l'oculiste : cependant je crois devoir la mentionner. Je me bornerai d'ailleurs à de courtes citations empruntées aux différents auteurs.

386. Voici, d'après Charcot, la pratique de Vigouroux :

« Je vous ai dit que nous sommes en possession d'un traitement vraiment efficace de la maladie de Basedow. Le traitement électrique, galvanisation du cou, ou, comme on l'a dit souvent, du grand sympathique a déjà donné des succès en Allemagne. M. Vigouroux a complété et perfectionné cette méthode et a obtenu constamment depuis cinq à six ans les meilleurs résultats.

« On commence la séance par la faradisation du cou. Pour cela : 1° l'électrode positive, en forme de large tampon, est appliquée sur la partie postérieure et inférieure du cou ; la négative en forme d'olive ou de bouton étroit, est appliquée en déprimant fortement les tissus, sur la carotide, au-dessous de l'angle de la mâchoire.

Les deux régions carotidiennes sont faradisées successivement de la même manière.

2° Ensuite l'électrode négative est promenée légèrement sur les paupières en faisant contracter l'orbiculaire.

3° Faradisation de la tumeur thyroïdienne et des muscles sterno-hyoïdien et tyroïdien, dont il est bon de provoquer la contraction.

4° Enfin on passe à la *galvanisation* de la région précordiale. L'électrode large postérieure étant toujours en place, on remplace le bouton de l'autre par un tampon large et plat intercostal que l'on applique sur la partie interne du troisième espace. Cela fait, on substitue le courant galvanique au courant faradique, l'électrode antérieure correspondant au pôle positif. La force du courant varie de 50 à 70 milliampères. Cette dernière partie de l'application a pour objet et pour effet la sédation du cœur. Les battements diminuent instantanément de force, sinon de fréquence : celle-ci est toujours le phénomène le plus difficile et le plus long à modifier d'une façon permanente.

« La séance, composée de ces différents temps, dure de dix à quinze minutes, également répartie ou à peu près, sur les différents points (faradisation des carotides, de la région thyroïdienne, et galvanisation précordiale). Elle doit être répétée de deux jours l'un.

« Les symptômes les plus promptement modifiés, quelquefois dès les premiers jours du traitement, sont l'exophtalmie et le goitre..... La guérison complète exige un temps assez long, six mois et plus. »

387. D'autres auteurs emploient la faradisation seule.

Voici la technique opératoire employée par Bordier chez le professeur Bergonié, de Bordeaux :

« A l'aide d'un excitateur terminé par une olive recouverte avec soin de coton hydrophile, nous excitons l'orbiculaire des paupières en plaçant l'électrode active, qui recouvre environ 1 centimètre carré, sur le point moteur de ce muscle et en graduant le courant jusqu'à ce que le muscle se contracte assez pour fermer complètement les paupières. Ce courant produit une sensation désagréable du côté des dents : l'orbiculaire est ainsi tétanisé pendant une minute. L'électrode est ensuite portée sur la branche supérieure du nerf facial, au point indiqué par Erb ; nous avons soin d'éviter l'électrisation des nerfs sus et sous-orbitaires : la faradisation du facial est faite pendant une demi-minute. Voilà pour l'exophtalmie.

« L'électrode est ensuite portée vers l'angle de la mâchoire inférieure, entre l'os hyoïde et le bord antérieur du sterno-mastoïdien, où on l'enfonce jusqu'à ce qu'on perçoive, par l'intermédiaire du manche de l'excitateur, les pulsations carotidiennes. Pour mieux faire pénétrer l'électrode, nous recommandons aux malades d'incliner la tête du côté faradisé ; les muscles sont ainsi relâchés et nous pensons que le sympathique est mieux atteint par les lignes de flux du courant faradique.

« Nous réglons le courant jusqu'à ce que le muscle peaucier se contracte, de façon à faire exécuter une légère grimace à la partie inférieure du visage. La faradisation ainsi appliquée dure pour chaque côté une minute et demie environ.

« Avec la même électrode, nous faisons ensuite contracter les muscles sus et sous-hyoïdiens ; cette électrode à petite surface localise mieux les contractions de chaque muscle qu'une plus large.

On produit des interruptions rythmées à raison de trente à quarante minutes ; l'excitation de ces muscles est faite pendant quatre à cinq minutes.

L'excitateur à olive est alors remplacé par une électrode demi-cylindrique recouverte de quatre couches de gaze mouillée et appliquée exactement sur le goitre à l'aide d'une cravate en caoutchouc attachée derrière le cou du malade.

« On faradise, sans produire ici d'interruptions, pendant cinq minutes, en réglant le courant de manière que le malade ait une sensation assez forte ; malheureusement nous ne pouvons pas encore préciser, comme cela se fait pour les courants galvaniques, les conditions électriques exactes du courant ainsi employé.

« Enfin on termine le traitement par la faradisation de la région précordiale. On place sur cette région une électrode circulaire de 4 centimètres de diamètre, recouverte d'une couche de ouate humide. La faradisation est faite à l'aide d'un courant faible pendant trois minutes.

« Pour toutes ces applications successives, l'électrode indifférente de 200 centimètres carrés de surface est placée dans le dos, en dessous de la nuque. »

388. La galvanisation a de nombreux partisans.

Bartholow place une électrode dans la fosse paroti-
dienne, derrière l'angle de la mâchoire ; l'autre à
l'épigastre. La séance doit durer de cinq à quinze
minutes. On obtient, dit-il, immédiatement un
ralentissement du pouls et une diminution de la
saillie oculaire.

Heldinger rapporte un cas très grave de maladie
de Basedow avec palpitations, pouls presque insensible (150 pulsations à la minute), dyspnée très
intense, insomnie, etc., qui fut rapidement améliorée
par le courant galvanique ; pôle positif au niveau du
ganglion cervical supérieur, entre la deuxième et la
troisième vertèbre cervicale ; pôle négatif correspondant à la fosse mastoïdienne.

La durée de chaque séance était de huit à dix minutes : 2 séances par jour avec 4 ou 8 éléments (?).
Après quatre mois, amélioration considérable.

Une malade de quarante-deux ans, dit Pelzer,
avait sans résultat fait un traitement interne. Elle
fut complètement guérie en six mois par la galvanisation : 5 à 10 éléments, une électrode dans la
région intersternocléido-mastoïdienne ; l'autre, dans
la région du cœur. Après six semaines de ce traitement, courant alternant à travers la colonne verté-
brale.

Sollier emploie un courant de 6 à 7 milliampères,
pôle négatif sur le corps thyroïde, positif sur la
région précordiale, avec huit à dix minutes de durée
pour chaque application

389. Les auteurs sont unanimes à reconnaître
l'heureuse action de l'électricité dans le traitement
du goitre exophtalmique. Sous quelle forme doit-on

l'employer : faradisme, galvanisme? *Medici certant, et adhuc sub judice lis est.*

Voici quelques extraits des traités classiques d'électrothérapie qui démontrent la vérité de cette assertion.

390. « La galvanisation, et principalement celle du cordon cervical du grand sympathique, dit Vigouroux, a été d'abord pratiquée en Allemagne et elle y est encore classique.

« Je préfère de beaucoup la faradisation.....

« Les raisons qui m'ont déterminé à me séparer, sur ce point, de l'école allemande, sont les suivantes : l'action du courant faradique sur la circulation et la température du côté de la face où se fait l'excitation est beaucoup plus prononcée que celle du courant galvanique.

« J'ai pu me convaincre par une pratique quotidienne que la même différence existe dans le rapport thérapeutique.

« La faradisation a pour avantage de donner une amélioration très rapide aboutissant à la disparition de tous les symptômes. L'ordre dans lequel ceux-ci disparaissent varie suivant les sujets. Le premier amendé est tantôt l'état nerveux, tantôt la tachycardie, tantôt le goitre, tantôt l'exophtalmie. Il n'y a aucune régularité à cet égard. En même temps que l'amélioration générale, on voit aussi s'élever la résistance électrique soit dès le début, soit tardivement.

« De l'aveu même des auteurs qui la préconisent, la galvanisation ne réussit pas à la cure complète. Erb, notamment, dit que le goitre et l'exophtalmie résistent.

« On peut encore reprocher à la galvanisation des inconvénients plus sérieux. Ainsi j'ai appelé l'attention sur la diminution considérable de la résistance électrique chez les malades atteints de goitre oxophtalmique. Il en résulte que si les applications de courant ne sont pas faites avec l'emploi attentif du galvanomètre, ou encore si, comme cela se fait souvent, on confie au malade lui-même le soin de les faire, il peut se produire des escarres. J'en ai vu des exemples. A ce point de vue, je considère le procédé recommandé par Onimus comme absolument dangereux.

« Quant à la prétention émise par quelques auteurs d'agir sur le pneumogastrique, il suffit de se rappeler qu'une seule irritation de ce nerf aurait pour effet immédiat l'arrêt du cœur. »

391. Voici le procédé d'Onimus auquel Vigouroux fait allusion : « Nous électrisons le grand sympathique en plaçant les rhéophores de chaque côté du cou, au niveau du ganglion cervical supérieur, et nous agissons en même temps du côté du pneumogastrique. Nous employons un courant continu de 15 à 20 éléments pendant huit à dix minutes. On peut même employer, au bout de quelque temps, un courant plus fort, jusqu'à 30 et même 40 éléments à action chimique faible, et en ayant soin de n'enlever le tampon positif que très lentement. »

Bardet et Larat préconisent aussi le galvanisme.

392. « L'indication la plus rationnelle est la galvanisation polaire positive du pneumogastrique. A cet effet on applique le pôle positif au point d'élection au-devant de la partie supérieure du ster-

num, entre les deux insertions inférieures des sterno-mastoïdiens. Le pôle négatif peut être perdu dans la main correspondante. L'intensité doit être élevée doucement jusqu'à 8 et 10 milliampères. La séance peut durer jusqu'à dix minutes. Il est rare que l'on puisse dépasser une intensité de 10 milliampères, et, dans tous les cas, la chose doit être faite avec une extrême prudence, quelle que soit l'intensité ; l'interruption du courant doit être amenée progressivement du maximum à zéro, car un mouvement brusque pourrait provoquer une syncope. On pourrait également placer le négatif au niveau du ganglion cervical supérieur ; le mieux, dans ce cas, serait d'employer un rhéophore bifurqué, de manière à agir sur les deux ganglions (Bardet). »

« 393. Depuis plusieurs années je m'en tenais à la méthode de Vigouroux, mais dernièrement, ayant à traiter un malade de M. le professeur Potain, ce dernier insista pour que j'eusse recours au galvanisme dont il me cita deux succès remarquables qui lui étaient personnels. Je me rendis à ses conseils et les résultats excellents obtenus par les courants continus en cette occasion ont ébranlé ma conviction en ce qui touche la supériorité prétendue du courant faradique. Je crois donc parler sagement en disant que cette question mérite encore des études contradictoires. » (Larat.)

Bibliographie.

Charcot. Maladie de Basedow, traitement par l'électricité. *Gazette des hôpitaux*, 15 février 1885.

Roberts Bartholow. La galvanisation du sympathique cervical dans le goitre exophtalmique. In *Quinzaine médicale*, novembre 1884, d'après le *Canada Lancet*.

HELDINGER. Traitement de la maladie de Basedow par les courants galvaniques. *Quinzaine médicale*, 6 mars 1884.

PELZER. Un cas de maladie de Basedow guéri par l'électricité. *Therapeut. Monatsbl.*, 1888, II, 11.

VIGOUROUX. Traitement électrique du goitre exophtalmique. Conférence recueillie par Plique. *Gazette des hôpitaux*, 1891, p. 494.

BORDIER. Contribution au traitement faradique du goitre exophtalmique. *Archives d'électricité médicale*, 1894.

SOLLIER. Un cas de maladie de Basedow rapidement amélioré par la galvanisation. *Société franc. d'électrothérapie*, 19 juillet 1894.

CHAPITRE XXII

LE BAIN HYDRO-ÉLECTRIQUE SIMPLE
ET LE BAIN HYDRO-ÉLECTRIQUE MÉDICAMENTEUX
EN OCULISTIQUE

Dans le traitement hydro-électrique nous devons distinguer le bain hydro-électrique simple et le bain hydro-électrique médicamenteux.

A. — *Bain hydro-électrique simple.*

394. Kabat paraît de cette méthode avoir été le promoteur; elle consiste à faire arriver le courant sur l'œil à travers une couche d'eau.

Noiszewski récemment est revenu à ces applications hydro-électriques : dans les opacités stationnaires de la cornée, dans les troubles du vitré; il remplit le sac conjonctival avec de l'eau et introduit ensuite l'hydro-électrode au milieu de laquelle s'épanouit l'extrémité du conducteur de la pile. Dans le traitement des leucomes en particulier, l'électrode hydro-électrique aurait l'avantage de permettre d'agir directement sur la cornée tout en évitant l'irritation mécanique qui résulte du contact direct de l'électrode métallique sur cette membrane.

B. — *Bain électrique médicamenteux.*

395. Provoquer par l'électricité l'absorption directe des substances médicamenteuses est une idée qui avait germé assez anciennement dans l'esprit des praticiens. Nous avons vu les essais infructueux traités dans ce sens en Italie vers 1760 (§ 32) et, en ce qui concerne l'oculistique, les tentatives de Guepin en 1835 (§ 62).

Dans les deux cas les conditions même des expériences étaient déplorables et ne pouvaient aboutir à aucun effet.

396. Un médecin russe Kabat aurait le premier employé une méthode vraiment scientifique en faisant passer le courant sur l'œil baigné dans une solution de la substance médicamenteuse. D'après une note parue dans le *Petersburg medical Wochenschrift* (1882, n° 8). Kabat aurait dès 1842 employé la douche hydro-électrique simple, puis les bains médicamenteux dans le traitement des affections oculaires rhumatismales.

397. Eulemburg, en 1883, reprend ces expériences : mais la sensibilité de l'œil rendait peu pratiques ces applications directes de bains médicamenteux.

398. Courserant en 1885 grâce à la cocaïne a pu employer le bain médicamenteux électrique dans des cas de kératites. Il se sert de courants constants qu'il fait passer à travers une cuve remplie de différents principes médicamenteux variables suivant les cas

(chlorure de sodium, iodure de potassium, acides borique, mydriatiques). On produit ainsi : « des courants endosmo-exosmotiques qui favorisent la résorption des produits inflammatoires et en même temps l'absorption des principes médicamenteux modificateurs. La direction du courant doit varier, au moins pour la cornée suivant le degré de sensibilité de cette membrane. Dans les affections purulentes, abcès profonds, ulcères infectés, le courant doit traverser la cornée d'arrière en avant. » Dans un cas d'ulcère serpigineux, Courserant a obtenu en trois séances la disparition d'un hypopion assez important et l'arrêt dans la marche de l'ulcère qui baignait pendant l'électrolyse dans une solution d'acide borique.

399. Pierd'Houy emploie une batterie de douze éléments Daniell : l'un des excitateurs est remplacé par un robinet spécial permettant de faire venir en contact avec l'œil, soit sous forme de jet, soit sous forme de pluie, le liquide médicamenteux : le robinet lui-même est relié à la pile et sert de réophore.

Le liquide employé varie selon les cas. En quatre séances il a guéri une névralgie sus-orbitaire rebelle à tout traitement. La douche hydro-électrique s'est montrée inefficace contre les paralysies musculaires et les leucomes. Elle échoua dans un cas de kératite à hypopion, mais se montra utile dans deux cas de kérato-conjonctivite scrofuleuse (douche boriquée) et dans les amblyopies alcoolico-nicotiques (douche iodurée). Pierd'Houy recommande les courants faibles et peu prolongés : pôle négatif en rapport avec le tuyau adducteur du liquide lorsqu'on a à traiter un état congestif de l'œil. Si l'on veut activer la circulation du fond de l'œil il faut augmenter l'intensité du courant.

400. Denti et Norsa ont surtout employé le bain médicamenteux dans les affections oculaires de nature goutteuse et rhumatismale.

Partant de ce principe : que, dans les épisclérites syphilitiques, le traitement général par l'iode et.le mercure, dans les sclérites arthritiques, le traitement général par la cochicine, la lithine, est d'une utilité non contestée, Norsa provoque l'absorption de ces médicaments par l'œil lui-même.

Il applique sur l'œil une œillère remplie d'une solution de salycilate de lithine, à l'intérieur de laquelle pénètre un des pôles du courant galvanique. L'autre pôle, représenté par une large électrode, est appliqué sur le trajet du sympathique cervical. La durée de l'application est de cinq minutes.

401. Silex (cité par Franke) combat la valeur des expériences de Norsa et s'élève contre ses conclusions. Il s'appuie sur ses propres expériences. Il a tout au plus le sentiment mais non la preuve de l'utilité du bain médicamenteux. Il l'a essayé dans de vieux troubles cornéens, de récentes kératites interstitielles, des cas d'épisclérite non spécifique : tous les sujets accusent de l'amélioration, mais dans les taies de la cornée, objectivement, on ne peut constater aucun accroissement de l'acuité. La kératite interstitielle guérit très bien par le bain hydro-électrique d'eau pure, mais elle guérit aussi bien par le traitement habituel.

Dans un cas, Silex, en trois semaines, a vu guérir

une épisclérite chez une jeune fille par le bain de salycilate de lithine à 1 p. 100. Mais il pense que ce cas eut aussi bien guéri sans électricité.

402. Ces critiques ne sont pas fondées. Le bain électrique médicamenteux est un utile adjuvant dans le traitement des sclérites et épisclérites diathésiques. On emploie un courant de 3 à 5 M. A. Un des pôles est mis à la nuque, l'autre est relié à une œillère métallique contenant une solution de salycilate de lithine à 1 ou 2 p. 100 ; l'œil a été préalablement cocaïnisé. Durée de chaque séance 5 à 10 minutes ; on les répète tous les jours ou tous les deux jours.

403. Laissant de côté le bain hydro-électrique pur, qui n'a d'autre effet que de substituer une électrode humide à l'électrode sèche et de permettre au courant d'agir d'une façon peut-être plus diffuse sur les membranes oculaires externes, nous nous arrêterons sur l'emploi du bain oculaire médicamenteux.

Cette dernière méthode repose sur l'introduction des médicaments dans l'organisme soit par électrolyse, soit par cataphorèse. Il paraît possible que par le phénomène électrolytique différents corps puissent être introduits dans l'organisme.

Brondel applique sur une partie du corps un morceau d'amadou imbibé d'iodure de potassium. Par-dessus il applique le pôle négatif d'une pile dont le pôle positif est placé sur une autre partie du corps. Si on fait passer le courant, l'iodure est décomposé ; l'iode se sépare du potassium qui reste au pôle négatif et chemine à travers les tissus organiques vers le pôle positif, où il arrive très rapidement, comme on peut s'en assurer au moyen d'un papier amidonné qui bleuit.

Pour contrôler ces expériences et savoir si réellement, lorsque le courant continu est amené dans le corps humain par une dissolution saline en contact avec l'épiderme, il y a entraînement de la substance dans les tissus, Labatut a recours à l'analyse chimique. Il s'est adressé pour ses expériences au lithium : le choix de ce métal se justifie, car le spectre d'émission de sa vapeur incandescente est caractéristique et facile à observer. Pendant quatre jours consécutifs il traita son sujet par un courant de 40 milliampères durant une demi-heure, les électrodes étant imbibées d'une solution de sel de lithine. L'analyse des urines du sujet a démontré qu'il n'y avait pas de lithium le premier jour; que la raie caractéristique n'apparaissait que le second jour, pour disparaître après la fin du traitement.

La substance médicamenteuse peut aussi être introduite dans l'organisme par simple entraînement, par cataphorèse. Destot vient de donner une étude très intéressante de ces phénomènes. « La cataphorèse électrique, dit-il, existe mais ne saurait être comparée à ce qui se passe en électro-chimie dans les milieux séparés par les diaphragmes. L'organisme humain joue un rôle physiologique capital qui dépend surtout de la constitution et des fonctions de la peau. » Il constate que la cataphorèse est une méthode d'absorption qui a son maximum d'effet au point soumis au bain électrique : la quantité de médicament absorbé dépend de l'intensité du courant, de l'étendue de la surface soumise à l'action du courant électrique, et surtout de la capacité physiologique d'absorption de cette surface.

Or, dans l'œil, soit que nous admettions que l'introduction se fasse par cataphorèse, soit que nous admettions qu'elle se fasse par électrolyse, le liquide médicamenteux est en contact avec les muqueuses dant la capacité d'absorption est plus grande que celle de la peau et la résistance apportée à l'introduction bien moindre encore que celle de l'épiderme. L'absorption doit donc être plus considérable que quand nous agissons sur la peau.

Dans des cas d'iritis aiguë où l'atropine ne dilatait pas la pupille, j'imbibais abondamment d'une solution d'atropine l'œil et les culs-de-sac et faisant passer immédiatement pendant vingt minutes un courant de 4 milliampères, j'observais à la fin de la séance une dilatation considérable de la pupille. Et sans électricité j'avais beau employer l'atropine, je n'avais aucune dilatation. Je suis bien forcé d'admettre que le courant facilitait l'introduction du médicament.

Il paraît donc indéniable que par ce moyen on peut introduire rapidement dans l'œil des substances médicamenteuses. Certes, le déterminisme de cette méthode est encore à l'état rudimentaire : nous ne connaissons pas les lois qui président à l'entraînement des substances et qui pour chaque substance doivent être différentes ; mais le peu que nous connaissons, nous pouvons l'utiliser.

« L'action thérapeutique de la cataphorèse, dit Destot, dépend de deux éléments inséparables : l'action du courant continu et l'action propre au médicament employé. » Or nous savons que dans toutes les inflammations oculaires le courant continu seul ne peut avoir qu'une action salutaire : cette action ne sera qu'augmentée si on y joint l'influence du médicament approprié à l'état local et à la nature de lésion.

Bibliographie.

KABAT. Expériences sur l'emploi du galvano-magnétisme à l'aide de l'eau dans le traitement de quelques affections oculaires et autres. Saint-Pétersbourg, 1844, d'après le *Petersburg medical Wochenschrift*, 1882, n° 8.

EULEMBURG. Hydro-electrische Augenbader. Leipzig, 1883.

COURSERANT. Du bain d'œil électrique. *Société française d'ophtalmologie*, 1885.

DENTI. Saggio di Idro-elettro-therapia oculare. *Gazella medica italia Lombardia*, 1885.

PIERD'HOUY. La douche hydro-électrique en thérapeutique oculaire. *Gazella med. ital. Lombardia*, 1885.

NOISZEWSKI. Hydro-électrodes pour l'électrisation de l'œil. *Congrès des médecins polonais*, 1891.

NORSA. Le bain électrique médicamenteux dans la sclérite et l'épisclérite. *Archiv. fur Augenheilk.*, 1892, XXIV, 3.

FRANKE. Geschichte der Electrotherapie in der Augenheilkunde. Berlin, 1894.

LAURET. Introduction de substances médicamenteuses à travers la peau saine, sous l'influence de l'électricité. Thèse, Montpellier, 1885.

BRONDEL. Sur l'introduction dans l'économie de certains agents médicamenteux au moyen de l'électricité. *Académie de médecine*, séance du 22 septembre 1885.

DESTOT. De la cataphorèse électrique. *Lyon médical*, 1894, n° 38.

LABATUT. Transport des ions dans les tissus organisés (application à l'introduction des médicaments par l'électrolyse). *Archives d'électricité médicale*, 1894, p. 497.

ALLARD. Introduction diadermique des médicaments par l'électricité. Thèse, Montpellier, 1895.

CHAPITRE XXIII

DES DANGERS DE L'ÉLECTRICITÉ

404. Signalons en premier lieu les escarres qui se produisent surtout au pôle négatif, d'après Boucheron. Il est, je crois, facile de les éviter en employant comme électrode des éponges que l'on tient bien humides. Ce n'est d'ailleurs là qu'un petit inconvénient.

Mais, à la suite de l'emploi de courants trop énergiques, il peut se produire des phénomènes plus graves.

Rappelons l'accident arrivé à Duchenne.

« J'électrisais un malade pour paralysie des muscles de la face avec un appareil électro-dynamique. Un jour l'inventeur d'un nouvel appareil galvanique me pria d'expérimenter sa machine. Je dirige le courant sur les muscles paralysés qui se contractent à un faible degré. A l'instant même le malade perçut une flamme considérable dans l'œil et s'écria : Je vois l'appartement en feu. Lorsqu'il revint de cet éblouissement occasionné par cette forte excitation de la rétine, il s'aperçut qu'il ne voyait plus de cet œil : l'autre avait peu souffert. Malgré un traitement rationnel on ne put obtenir qu'une légère amélioration de la vue. »

« Il faut se garder, dit Onimus, d'employer un courant trop intense et de faire des interruptions fréquentes, car souvent l'emploi peu méthodique du traitement hâte et exagère le travail inflammatoire et précipite la cécité complète. »

Il cite le cas d'un ophtalmologiste distingué qui, employant un courant trop fort (qui amenait des phosphènes intenses) voyait après chaque séance la vision du malade diminuer.

Dans la thèse de Carnus est cité le cas d'un malade qui, atteint d'atrophie choroïdienne, fut soumis au traitement par les courants. L'électrisation fut suivie de congestion intense, et de ruptures vasculaires qui ne firent que compliquer son état.

Le seul accident que j'ai observé dans mes nombreuses applications d'électrothérapie, c'est un peu de vertige quand je prolongeais trop la durée de la séance avec un courant de 5 à 6 milliampères.

406. Aujourd'hui nous tendons à mieux connaître les intensités électriques à employer : avec le galvanomètre, qui nous permet de mesurer exactement l'intensité de nos piles nous ne sommes plus exposés à appliquer des courants trop forts et à renouveler l'accident de Duchenne.

Quelle est l'intensité maximum que nous ne devons pas dépasser dans nos applications oculaires ?

Je suis arrivé quelquefois (involontairement, c'est vrai) à employer des courants de 9 à 10 milliampères, pôles à la nuque et sur la paupière. Je crois que de pareilles intensités ne sont pas sans danger, elles produisent des phosphènes intenses, et je ne les conseille ni ne les emploie. D'autant plus qu'en employant des courants de 3 à 5 milliampères on obtient des effets plus sûrs ; les séances peuvent, dans ce cas, dépasser 10 et 15 minutes. Il y a tout avantage à employer des courants faibles et à faire des séances longues.

En application directe sur la cornée ou l'episclère malgré la cocaïne, je ne pense pas qu'on puisse dépasser 2 milliampères sans produire une douleur insupportable.

Chez les enfants, en applications transpalpébrales, j'ai été souvent obligé de débuter par 0,5 M. A. et n'ai jamais dépassé 2 à 3 M. A.

L'application des courants induits à l'œil est plus dangereuse que celle des courants galvaniques et surtout nous ne pouvons la doser aussi mathématiquement. Larat recommande, pour se mettre à l'abri de tout accident, de faire passer le courant induit dans la main de l'opérateur, l'index servant alors d'électrode et la sensibilité de la main étant un excellent moyen de juger si l'intensité du courant n'est pas trop considérable.

407. Ce n'est pas seulement appliqué sur l'œil qu'un courant trop intense pourra engendrer des désordres : une violente décharge sur la face a un retentissement jusque sur l'organe de la vision.

Avec l'extension de l'emploi en industrie des courants à haute tension, ces accidents ne sont pas exceptionnels.

Rivers rapporte le cas d'un ouvrier qui touchant une conduite électrique avec un instrument tenu dans sa main droite frôla en même temps du coude droit une machine dynamo. Il se fit par le bras une décharge évalué à 550 volts et 1000 ampères. Le malade roula sur le sol et se releva immédiatement affolé par une douleur atroce dans le bras et à la face : un des bouts de l'instrument métallique s'étant trouvé au niveau de la face, elle avait été directement atteinte par la décharge.

La peau du bras et de la face était brûlée ; la brûlure ressemblait à celles qui sont produites par l'eau bouillante. Les deux cornées étaient très louches, la conjonctive couverte d'un exsudat pareil à celui que produit le nitrate d'argent en solution concentrée. La vision était réduite à la perception lumineuse ; irrigations à l'eau stérilisée, atropine, pansement. Le troisième jour l'escarre cornéenne se détache des parties profondes ; on reconnaît que l'épithélium seul a été détruit. Le onzième jour les deux cornées étaient redevenues transparentes. La vision est de 20/200 à droite, de 20/40 à gauche ; les champs visuels sont trouvés normaux. Rien à l'ophtalmoscope. La vision s'améliora assez rapidement, mais un certain degré d'asthénopie et de photophobie existait encore huit mois après l'accident.

Bibliographie.

Carnus. Des troubles du vitré et de leur traitement par les courants continus. Thèse, Paris, 1874.

Onimus et Legros. Traité d'électricité médicale. Paris, Alcan, 1888.

Larat. Précis d'électrothérapie. Paris, 1890.

Rivers. Traumatisme des yeux par une forte décharge électrique. *Archiv of ophtalm.*, janvier 1894.

TROISIÈME PARTIE

LA GALVANOCAUSTIQUE CHIMIQUE, ÉLECTROLYSE

CHAPITRE PREMIER

GÉNÉRALITÉS

408. On utilise en thérapeutique l'action thermique ou chimique des courants électriques sous le nom de galvanocaustique. Selon qu'on utilisera l'une ou l'autre de ces deux actions, on dira qu'on emploie la galvanocaustique thermique ou la galvanocaustique chimique.

La galvanocaustique chimique utilise les effets chimiques, les effets électrolytiques du courant, aussi est-elle plus généralement appelée : *électrolyse*.

409. En faisant passer un courant galvanique à travers une substance animale vivante ou morte, on opère la décomposition des sels minéraux renfermés dans les parties placées sur le trajet de l'électricité : les acides se rendent à l'électrode positive, les alcalis à l'électrode négative. Le sang, les différents tissus de l'organisme renferment des sels minéraux sur lesquels se porte l'action du cou-

rant, et suivant la règle, les acides sont transportés au pôle positif, les bases au pôle négatif. C'est ce que constata Davy en faisant plonger les extrémités d'un morceau de chair dans deux vases pleins d'eau distillée, et le mettant en communication avec le courant d'une forte pile; dans le vase négatif il trouva de la potasse, de la soude, de la chaux, de l'ammoniaque, et dans le vase positif des acides sulfurique, chlorhydrique, phosphorique et nitrique.

410. Les acides et les bases séparés réagissent sur les parties avec lesquelles ils se trouvent en contact. Si les électrodes sont inaltérables, c'est sur les tissus que se portent leur action, et il en résulte une cautérisation analogue à celle que produisent les caustiques potentiels.

Au pôle positif on obtient une escarre dure et rétractile comme celle que déterminent en géné-

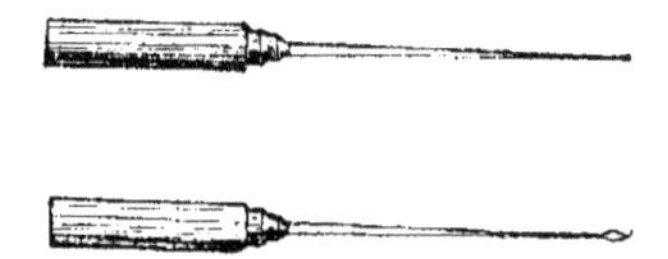

Fig. 14. — Aiguilles à électrolyse.

ral les acides : au pôle négatif l'escarre due à la présence des alcalis est molle et non rétractile.

411. La galvanocaustique chimique exige l'emploi d'une pile à forte tension, car les tissus organiques qui sont interposés dans le circuit offrent une grande résistance au passage du courant; il s'ensuit qu'il faut augmenter la résistance intérieure en associant les couples en série. On doit d'ailleurs

choisir les éléments à petite surface pour éviter autant que possible les effets calorifiques.

412. Comme électrodes on se sert d'aiguilles métalliques qu'on implante dans les tissus à une certaine

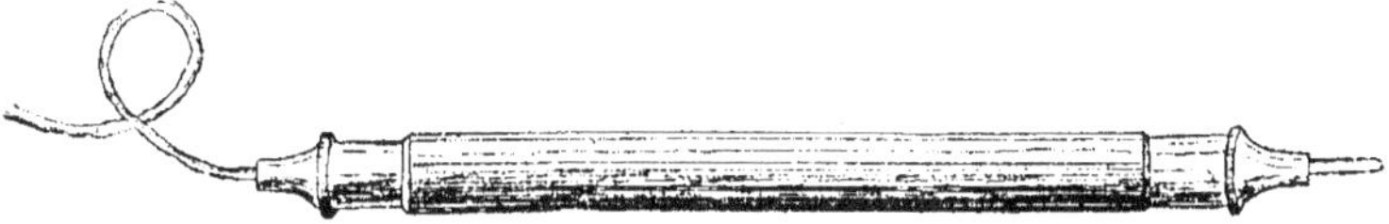

Fig. 15. — Manche porte-aiguilles à électrolyse.

distance l'une de l'autre. Si l'on veut obtenir des effets de cautérisations aux deux électrodes, il faut les choisir en métal inattaquable par les produits de décomposition ; l'électrode positive devra donc être en platine ou en or ; pour l'électrode négative on pourra prendre du cuivre ou de l'acier, ces métaux n'étant pas attaqués par les alcalis.

Bibliographie.

Tripier. Applications de l'électricité à la chirurgie, 1874.
Imbert. Physique médicale, 1895.

CHAPITRE II

TRAITEMENT ÉLECTROLYTIQUE DU CHALAZION

L'ablation du chalazion dans la pince fenêtrée de Desmarres est une opération facile et peu douloureuse si l'on a soin de faire au préalable dans la tumeur une injection de cocaïne.

413. Gard prétend que la méthode électrolytique est tout aussi sûre et bien plus simple. Il applique un large réophore, pôle positif, sur le cou du patient et avec une aiguille en rapport avec le pôle négatif il pique la tumeur qu'il tient immobilisée avec la main gauche. Dans trois minutes l'opération est finie sans douleur et sans perte de sang et la disparition de la tumeur est complète au bout de huit jours.

A l'ouverture du courant les malades éprouvent un phosphène lumineux et une sensation gustative de fer dans la bouche. Si le courant a l'intensité voulue au bout d'une minute il se forme autour de l'aiguille une aréole jaunâtre et un dégagement de quelques bulles de gaz. Après trois minutes environ on retire l'aiguille lentement de façon à éviter le phosphène de fermeture. Pour éviter la phosphène d'ouverture, Gard emploie une carte de visite qu'il glisse entre le pôle positif et la peau et qu'on retire peu à peu.

Selon l'intensité de la pile la durée de l'opération sera plus ou moins longue. « Après une opération satisfaisante le trou de l'aiguille reste béant et visible, il s'est formé une escarre cylindrique et un trajet fistuleux par lequel le contenu du kyste liquéfié et désorganisé sort tout entier. » Après l'opération il n'y a aucune précaution ultérieure à prendre.

414. Gard emploie l'aiguille au pôle négatif parce que lorsqu'on la met au pôle positif elle est attaquée rapidement dans la tumeur. A la place de l'aiguille il emploie quelquefois une pince en forme de serrefine qui saisit la tumeur entre ses mors. L'un des mors est armé d'une longue dent qui pénètre dans la tumeur, tandis que l'autre plat garni de cire isolante sert de support à la tumeur.

Souvent après la première séance la tumeur se vide seule ; le plus généralement on la videra par pression ; si la première opération ne suffisait pas, on peut y revenir une seconde fois.

« Je n'ai jamais observé le moindre inconvénient ni le moindre insuccès, dit Gard, et je pense que tous ceux qui en essayeront seront aussi enchantés que moi. »

415. En pareil cas j'ai employé un courant de 4 à 6 milliampères, électrolyse négative, le pôle positif étant sur la joue. Selon le volume de la tumeur je fais une, deux, trois ou quatre piqûres : quelquefois j'ai eu recours à l'électrolyse bipolaire. La disparition complète de la tumeur demande sou-

vent une quinzaine de jours. Mais ces ponctions sont douloureuses, c'est pourquoi, généralement, j'ai dû multiplier les piqûres, laissant agir seulement le courant pendant plusieurs secondes à chaque introduction.

Bibliographie.

ALTHAUS. Traitement des tumeurs du tarse par l'électrolyse. *Lancet*, II, n° 20, 1880.

ROY. Quelques considérations sur la galvanocaustique chimique. *Revue clin. d'oculistique*, 1885, n° 3.

GARD. Méthode électrolytique appliquée au traitement du chalazion. *Gazette des hôpitaux*, 1885, p. 124.

CHAPITRE III

TRAITEMENT ÉLECTROLYTIQUE DU XANTHELASMA

416. Affection constituée par la présence de petites plaques jaunes sur les paupières, le xanthélasma constitue une difformité désagréable pour les femmes.

Le seul traitement connu et efficace, l'excision, pourrait être remplacé avantageusement par l'électrolyse.

Wende, chez deux malades de cinquante et un et soixante ans, a employé l'électrolyse chimique. Les taches devinrent plus foncées, puis se desséchèrent et à leur place se développa une peau normale.

Bibliographie.

WENDE. Traitement de deux cas de xanthélasma par l'électrolyse. *Med. Presse of Western.* N.-Y., septembre 1888.

CHAPITRE IV

TRAITEMENT ÉLECTROLYTIQUE
DES TUMEURS ANGIOMATEUSES DES PAUPIÈRES
ET DE L'ORBITE

417. L'emploi du bistouri dans l'ablation des tumeurs angiomateuses, télangiectasiques des paupières donne des résultats peu satisfaisants : il est impraticable si la tumeur est très étendue. D'autre part, on sait combien pour les angiomes des paupières les injections de liquide coagulant sont dangereuses en raison des communications vasculaires avec les sinus du crâne. La méthode électrolytique paraît donner des résultats certains : son emploi est facile et n'effraie pas le patient. Elle permet de doser l'intervention selon chaque cas particulier en augmentant ou restreignant l'intensité du courant, le nombre des aiguilles, la durée de l'application.

Monoyer, Nieden, Martin, René, Leplat. Valude ont publié des observations très concluantes sur la valeur thérapeutique de cette méthode.

418. Comment agit l'électrolyse.

C'est sur l'action coagulante qu'il faut compter, dit Onimus. Cette action coagulante serait insuffisante à expliquer les résultats obtenus, il faut aussi et surtout tenir compte de l'action caustique du courant, de la décomposition qui s'opère dans les liquides des tissus et dans les tissus eux-mêmes.

449. Je rapporte quelques cas qui nous indiqueront la méthode à suivre.

XCVIII. — Fillette âgée de quatre mois portait depuis sa naissance à la paupière inférieure droite une tumeur érectile de la grosseur d'une aveline ; la tumeur insignifiante à la naissance a augmenté peu à peu.

28 janvier 1871, première séance avec 8 à 12 éléments Stœhrer, le pôle positif étant constitué par quatre aiguilles de platine qu'on enfonce dans la tumeur, l'électrode négative, constituée par un bouton de charbon de cornue recouvert d'amadou imbibée d'eau salée, est appliquée sur le front. On pouvait suivre la marche de la cautérisation à l'auréole rougeâtre qui se développait autour de chaque aiguille et s'étendait circulairement au fur et à mesure que la cautérisation gagnait d'étendue. L'opérateur s'arrêtait quand l'auréole atteignait un rayon de 1 à 1 millimètre et demi.

Un mois après la troisième séance, la tumeur était complètement affaissée, excepté au centre où s'élevait encore une saillie de la forme et du volume d'une lentille. A la périphérie apparaissent encore des vaisseaux en voie de développement. La cinquième et dernière séance eut lieu le 23 juin.

Sept piqûres circonscrivirent le siège du mal et la cautérisation fut poussée un peu plus loin que les fois précédentes.

Le 24 juillet les escarres étaient entièrement éliminées, on ne remarquait plus de trace de tumeur ni de tissu érectile. Le seul signe qui persistât était une coloration rouge de la peau à l'endroit soumis à la cautérisation. (Monoyer).

XCIX. — Enfant de dix-huit mois porteur d'un nœvus à la partie interne et supérieure de la région orbitaire droite et sur le dos du nez. Son plus grand diamètre mesurait 4 centimètres de la région intersourcilière jusqu'au quart inférieur du nez, et horizontalement 3 centimètres. La paupière inférieure droite, quoique légèrement envahie, se relevait moins que l'autre : mollasse et sans pulsations, elle se tuméfiait et prenait une teinte foncée quand l'enfant criait.

A sa naissance l'enfant portait simplement à l'angle interne de l'orbite droite une dilatation vasculaire souscutanée.

2 juin. Première séance. Je fis y séjourner successivement pendant trente minutes une aiguille de platine dans les deux points opposés du diamètre vertical de la tumeur à une profondeur d'environ 20 millimètres. L'aiguille était reliée au pôle positif d'une batterie de 4 éléments Leclanché. (L'autre pôle était appliqué ?)

Après chaque séance l'enfant a été pris de vomissements.

Au niveau de chaque piqûre, escarre jaunâtre de 3 millimètres.

4 juin. Séance d'une heure pendant laquelle l'enfant s'endort.

9 juin. La paupière supérieure droite est œdématiée : 2 piqûres avec une aiguille de fer enfoncée obliquement à 3 centimètres et laissée à chaque endroit quarante-cinq minutes en place.

11 juin. Deux piqûres avec l'aiguille de platine et 6 éléments Leclanché. Après quarante-cinq minutes le courant avait mortifié la peau sur une étendue de 6 millimètres.

15 juin. Cinquième séance. Deux piqûres à l'aiguille de fer de vingt-cinq minutes chacune.

La suppuration s'est établie autour des quatre premières piqûres. Sur les deux dernières s'est détachée une escarre sans pus.

18 juin. Sixième séance. J'introduis deux aiguilles de platine l'une en communication avec le pôle positif, l'autre avec le pôle négatif. Durée de la séance quinze minutes. A leur sortie je constate avec surprise que le nœvus ne subissait plus aucun changement dans toute sa moitié supérieure lorsque les cris de l'enfant congestionnaient la tête. Au pôle positif un coagulum général a englobé les divers caillots précédemment formés. Une escarre molle d'un centimètre de diamètre existait au pôle négatif et l'aiguille adhérait au tissu.

21 juin. Septième séance. Les deux aiguilles reliées avec les deux pôles sont introduites à la partie inférieure de la tumeur pendant douze minutes. La solidification de toute la masse était obtenue, l'escarre du pôle positif, bien que la séance ait été courte est aussi grande que si elle avait duré une heure.

25 juin. La solidification entière du nœvus était obtenue ; sa masse centrale était en pleine suppuration.

Quinze jours après je constatai la disparition totale de toute portion saillante du nœvus et le rapprochement naturel des téguments. Du côté de l'orbite le prolongement de la tumeur était moins visible; le toucher dénotait au-dessous de la peau une induration de la grosseur d'une noisette. (Martin.)

C. — Fillette, huit ans, portait depuis sa naissance à la joue, à la tempe et aux paupières du côté gauche un vaste angiome qui croissait de jour en jour. Depuis quatre ans il se produisait souvent à l'angle externe des paupières des fissures qui causaient des hémorragies parfois difficiles à arrêter.

La joue gauche, la tempe et les deux paupières du même côté sont le siège d'une tumeur vasculaire faisant saillie de 4 à 5 millimètres. La forme générale de la tumeur est un rectangle s'étendant en haut jusqu'à une ligne horizontale joignant l'angle des paupières à l'oreille, présentant une étendue horizontale de 7 centimètres sur une étendue verticale de 5 centimètres. Les bords sont peu nets, la tumeur se continuant sans contours tranchés dans la peau normale. La coloration est bleuâtre à la joue, plutôt rouge vineux aux paupières. En différents points l'on pouvait voir des pulsations; si l'on comprimait la jugulaire externe ou interne du côté gauche, de même que la jugulaire interne du côté droit, la tumeur se gonflait.

La malade étant chloroformisée, on introduit sous la peau et sous un angle très aigu deux aiguilles d'acier que l'on met en communication avec les pôles d'une pile de 20 à 30 éléments au sulfate de cuivre; au moment de la fermeture du courant il se produit naturellement une vive contraction des muscles de la région où l'on opère.

Quelques secondes plus tard on voit apparaître autour des deux pôles, surtout de l'aiguille négative, une zone circulaire pâle, anémiée, puis une fine mousse de bulles d'hydrogène. Après deux ou trois minutes, on retire l'aiguille négative : une petite hémorragie se produit alors ; une plaque d'amadou l'arrête facilement. On peut réintroduire l'aiguille négative trois ou quatre fois en différents points de la tumeur sans déplacer le pôle positif. Lorsqu'on retire l'aiguille positive on éprouve de la difficulté, elle adhère aux tissus et on constate qu'elle est érodée par l'action de l'oxygène naissant(?). Comme pansement nous appliquâmes simplement une couche d'ouate et après huit jours les escarres tombaient. La suppuration d'une telle piqûre est une exception; nous ne l'avons observée que deux fois. Je crois inutile de dire que la tumeur et les aiguilles étaient désinfectées; on ne peut donc attribuer à une faute dans les mesures antiseptiques ces suppurations exceptionnelles. Autour de ces piqûres on peut sentir qu'il s'est produit un caillot. Celui-ci s'organise et amène par la suite une rétractation cicatricielle. Nous avons fait vingt-neuf séances semblables et chaque fois le pôle négatif était introduit à trois ou quatre endroits.

Six mois après son entrée à la clinique, la malade présentait l'état suivant : la paupière supérieure a repris sa coloration normale à part deux ou trois filets rougeâtres. Le bord libre a son épaisseur ordinaire. La paupière inférieure s'est considérablement rétractée. Elle présente encore une épaisseur un peu plus grande que normalement. La coloration est encore un peu bleuâtre ; çà et là des taches ardoisées qui sont la trace des piqûres. Ces cicatrices sont déprimées donnant ainsi à la peau un aspect plus ou moins rembourré ; trois sillons cicatriciels étranglent la paupière. La joue a acquis à l'endroit de la tumeur son niveau normal. Ici également on trouve des dépressions répondant aux cicatrices. Ces dernières sont de deux sortes : les unes blanches, un peu ardoisées (pôle négatif); les autres entourées d'un noyau rouillé (pôle positif). Entre ces cicatrices la peau a d'ailleurs regagné sa coloration normale. La compression des veines n'amène plus le gonflement de la tumeur. La pression laisse sentir sous la peau des noyaux nombreux.

Un mois plus tard la rétraction cicatricielle continuant son œuvre, l'aspect de la tumeur a été s'améliorant. On peut espérer que le tatouage de la peau par l'oxyde de fer deviendra moins visible. (Leplat, d'après Fuchs.)

CI. — Mlle M..., vingt ans : tumeur érectile occupant toute l'épaisseur de la moitié interne de la paupière inférieure droite, volume d'une amande. Elle a envahi la conjonctive au niveau de l'angle interne de l'œil et se propage dans l'extrémité interne du bord libre de la paupière supérieure ; à ce niveau elle a le volume d'un gros pois. La communication des deux tumeurs se fait par quelques vaisseaux dilatés situés dans l'épaisseur de la conjonctive.

Congénitale, la tumeur depuis quelque temps augmente de volume ; quand la malade fait un effort, baisse la tête, la tumeur devient turgescente et prend un aspect plus bleuâtre.

13 mai. Première séance : trois aiguilles de platine reliées au pôle positif sont plongées dans la tumeur, spécialement dans la saillie qu'elle forme du côté de la conjonctive inférieure. Electrode négative sur l'avant-bras avec interposition d'un tampon d'amadou imbibé d'eau salée pour éviter l'action caustique des alcalis. La séance dure onze minutes avec 8 éléments de la pile Gaiffe.

Pendant le passage du courant on note une élévation notable de la température de la paupière opérée.

La douleur est peu vive : l'opérée se plaint d'une saveur métallique désagréable dans la bouche. La malade après l'opération sent pendant deux ou trois heures une tension particulière dans la paupière.

17 mai. On constate un affaissement remarquable de la tumeur. Séance de dix minutes avec trois aiguilles.

21 et 31 mai. Séance de dix minutes avec quatre aiguilles et 10 éléments.

Après une cinquième séance, le 10 juin, on constate le 17 juin que la paupière inférieure est guérie. Trois aiguilles sont enfoncées dans la paupière supérieure.

Deux dernières séances le 21 et le 22 juin.

Les paupières n'ont pas plus d'épaisseur que celles du côté opposé. Leur consistance toutefois est plus dure : la peau présente la même coloration.

Deux mois après il n'y a pas de trace de cicatrice sur la peau de la paupière, ni aucune difformité, aucune tendance à une déviation. (De Wecker rapportée par René.)

CII. — N..., mineur, soixante et un ans, porte depuis son enfance une tumeur à la paupière supérieure O.G. Depuis un an, à la suite d'un traumatisme, le volume de la tumeur augmenta. La tumeur de la paupière supérieure, de la grosseur d'un œuf de pigeon, de couleur violacée, est divisée en deux lobes par un raphé médian. Les mouvements de la paupière sont impossibles. La tumeur apparaît plus livide et augmente de volume quand le patient tousse. En relevant la paupière on aperçoit le globe intact.

Première séance. Les deux aiguilles négative et positive, sont introduites dans la tumeur à une profondeur de un centimètre et demi. Après une minute et demi je retire l'aiguille négative et l'enfonce un peu plus loin. Plusieurs fois, pendant dix minutes en tout, je changeai de place l'aiguille négative ; puis retirai l'aiguille positive qui adhérait et opposait une certaine résistance. L'aiguille (d'acier) du pôle positif était oxydée, celle du pôle négatif intacte. Le malade a accusé quelque douleur à chaque fermeture ou ouverture du courant. Lavage et pansement antiseptique occlusif.

Trois jours après, deuxième séance. L'extraction de l'aiguille positive, même faite avec précaution, a toujours donné lieu à une légère hémorragie.

La troisième séance est faite huit jours après la première.

On remarqua, après cette séance, qu'autour de quelques piqûres n'était pas la croûte sèche habituelle, mais une légère suppuration ; quelques-unes formaient une véritable fistule communiquant avec le centre de la tumeur.

Après la quatrième séance, dans laquelle l'introduction des aiguilles fut limitée à la zone marginale, on observe que la circulation de la tumeur a complètement cessé : suppuration abondante. Une pression exercée pour ouvrir la paupière fit détacher complètement la tumeur que l'on sentit mobile dans la paupière et qu'on put extraire sous la forme de longues masses filamenteuses. Donc la tumeur variqueuse, probablement par thrombose des vaisseaux afférents, avait subi la nécrose et s'était complètement détachée des tissus environnants. Au bout d'une semaine la cicatrisation était faite et la paupière supérieure qui jadis recouvrait l'inférieure avait repris sa position normale. Quelques excroissances télangiectasiques sont alors découvertes sous la conjonctive supérieure vers le grand angle et sont détruites dans une cinquième séance d'électrolyse. Une sixième séance fut nécessaire pour faire disparaître quelques petites taches variqueuses de la grosseur d'une tête d'épingle éparses sur la surface de la paupière.

Les cicatrices des piqûres sont à peine visibles et cachées en partie par les plis de la paupière. (Nieden.)

CIII. — Enfant, dix semaines ; angiome de la paupière supérieure O.G. de la grosseur d'une noisette.

Première séance avec 4 éléments. Les deux aiguilles sont introduites dans le centre de la tumeur et laissées en place une demi-minute, ensuite l'aiguille négative est retirée et piquée ailleurs. Durée de la séance : quatre minutes avec huit piqûres.

Deux séances furent faites chaque semaine.

Après six semaines la tumeur dégénérée se fondit en matière purulente par les piqûres.

Après vingt séances la tumeur a disparu. Plusieurs taches, de couleur brune, indiquant les cicatrices des piqûres. (Nieden.)

CIV. — Fillette d'un an, avec angiome de la paupière supérieure empêchant d'ouvrir l'œil, de la grosseur d'une noix muscade, réductible par compression.

Même traitement que ci-dessus, disparition de la tumeur en quatre semaines. Revue deux mois après la guérison persistait : rien d'anormal dans la position et la mobilité de la paupière supérieure. (Nieden.)

CV. — Enfant, quinze mois, angiome de la paupière

supérieure du volume d'une grosse mûre, et laissant à peine entr'ouvrir l'œil. La tumeur était réductible par compression.

Guérison en six séances avec vingt-huit à trente piqûres par la méthode bipolaire. (Nieden.)

CVI. — Tumeur enkystée de l'orbite faisant dévier l'œil en dehors et en bas. On applique le courant galvanique d'une pile de 20 éléments. Le pôle positif fut enfoncé dans la tumeur : le pôle négatif appliqué sur la joue. Cette opération, très douloureuse quoique fort courte (cinq minutes), exigea une anesthésie par l'éther; un mois après l'application électrolytique la tumeur était presque entièrement résorbée. (Thompson.)

CVII. — Fillette, quatorze ans : angiome kystique de l'orbite O.G., V = 1/3. Exophtalmie énorme rendant impossible l'occlusion des paupières. L'exploration digitale permet de reconnaître une bosselure rémittente dans le sillon palpébral supérieur; pas de bruit de souffle.

Incision exploratrice sous chloroforme au niveau du sillon palpébral supérieur donnant issue à 8 grammes environ de liquide hématique; quinze jours après l'exophtalmie s'est reproduite. Dans une seconde incision on trouve une seconde poche kystique, puis une troisième quelques jours après, qui fut également incisée.

Mais l'exophtalmie reparut très rapidement. Quelques mois après la malade revient. « Après une ponction exploratrice, pratiquée avec l'appareil Potain, qui nous donna 15 grammes environ d'un liquide sanguin presque pur, nous pûmes faire revenir l'œil en place et une compression énergique fut instituée. Dans les jours suivants nous pratiquâmes une succession d'injections sous-cutanées d'ergotine, mais le tout sans aucun résultat.

« J'essayai alors l'électrolyse. Introduisant une longue

aiguille d'acier dans le sillon orbito-palpébral inférieur, vers le point où le doigt pouvait démêler le plus nettement une sensation de tumeur profonde, j'enfonçai celle-ci jusqu'au fond de la cavité orbitaire. Cette aiguille était reliée au pôle négatif, le pôle positif étant appliqué au voisinage, sur la joue. Courant de 4,5 milliampères pendant cinq minutes.

« Au bout de quelques jours nous fûmes surpris au dernier point du résultat obtenu. Cette tumeur kystique, qui augmentait depuis sept ans et qui avait résisté à diverses ponctions, avait déjà aux trois quarts fondu.

« Une seconde application de l'électrolyse fut faite dans les mêmes conditions que la première fois, et huit jours après elle amena une disparition complète de l'exophtalmie et de ce que le doigt pouvait percevoir de la tumeur. En moins de quinze jours une guérison complète avait été ainsi obtenue. » (Valude.)

De ces observations nous pouvons tirer des enseignements pratiques qui nous guideront dans l'application du traitement électrolytique.

A. — *Les aiguilles.*

420. Les aiguilles en acier peuvent être employées au pôle négatif sans aucun inconvénient, les bases n'attaquant pas ce métal ; mais au pôle positif elles sont rapidement attaquées par le dégagement des acides et produisent un tatouage disgracieux.

Les aiguilles en or présentent des inconvénients analogues : si elles ne tatouent pas la peau, Nieden a observé qu'elles s'oxydent et perdent rapidement leur pointe.

Les aiguilles en platine sont exemptes de ces divers inconvénients.

B. — *Leur nombre.*

421. Selon le volume de la tumeur, on pourra enfoncer simultanément plusieurs aiguilles comme l'a fait Monoyer. Cette dernière méthode donnera des résultats plus rapides, et diminuera le nombre des séances.

Nieden emploie une seule aiguille positive, mais il déplace successivement l'aiguille négative qu'il laisse seulement une demi-minute à une minute et demie à la même place.

Après avoir retiré l'aiguille, Nieden recommande de presser sur la tumeur pour chasser les bulles de gaz restant dans la piqûre.

Quelquefois il se ramasse sous la peau des bulles gazeuses, mais elles sont facilement chassées par une légère pression.

Enfin, quand la tumeur est très volumineuse, Nieden conseille d'enfoncer plusieurs aiguilles négatives qu'on change fréquemment de place.

C. — *Place des pôles.*

422. Théoriquement on devrait employer l'électrolyse positive qui produit l'escarre dure et rétractile propre aux acides ; mais pratiquement on obtient la guérison même avec l'électrolyse négative. Si l'on emploie l'électrolyse bipolaire en mettant les deux

pôles sous forme d'aiguille dans la tumeur, l'action curatrice est plus rapide et l'on pourra faire des séances beaucoup plus courtes.

Si l'on place le pôle négatif sur le cou, la joue ou dans la main du patient, les séances devront être plus longues et plus répétées.

D. — *Intensité du courant.*

423. Tous les auteurs, sauf Valude, indiquent les appareils qu'ils emploient sans spécifier l'intensité du courant. Valude s'est servi d'un courant de 4 milliampères et demi, chaque séance durant cinq minutes.

Pourrait-on employer un courant plus fort? Je crois qu'on pourrait sans inconvénient arriver jusqu'à 8 ou 10 milliampères ainsi que l'a fait Parisotti dans le traitement électrolytique du trichiasis.

La seule précaution à prendre est de débuter par un courant très faible pour éviter le phosphène d'ouverture et d'augmenter progressivement l'intensité. De même à la fermeture, ne pas interrompre brusquement, mais diminuer peu à peu le courant.

E. — *Durée des séances.*

424. La durée de l'application variera essentiellement selon que l'on emploie l'électrolyse unipolaire ou l'électrolyse bipolaire, et selon l'intensité du courant.

Monoyer interrompait l'opération quand l'aréole

circulaire qui se forme autour de l'aiguille atteignait
1 1/2 millimètre de rayon. Martin poussait la cauté·
risation jusqu'à 3 millimètres.

F. — *Complications.*

425. Martin a signalé les vomissements qui se produisaient chez son sujet après de longues séances,
il voit là un phénomène d'excitation sympathique.

Les hémorragies se produisent quelquefois quand
on retire l'aiguille : elles sont petites. Souvent pour
les faire cesser, il suffit de renfoncer l'aiguille, de
faire passer le courant pendant quelques secondes,
puis de la retirer lentement sans interrompre la
communication avec la pile.

Je crois aussi inutile d'employer des courants très
forts et de faire de longues séances. Il vaut mieux
multiplier les piqûres, enfoncer à la fois plusieurs
aiguilles et faire des séances courtes, mais nombreuses. Par ce moyen on ne fera pas de cautérisations larges qui entraînent l'inflammation et peut-
être la suppuration.

Dans l'observation de René, où on avait employé
des courants faibles, des séances courtes, la guérison
se produit sans inflammation, sans suppuration. Ce
procédé a encore un avantage très important, c'est
qu'on n'a pas ces cicatrices disgracieuses qu'entraînent quelquefois les cautérisations larges et profondes.

Le courant faible produit l'effet électrolytique seul :
si l'on emploie un courant trop puissant, à l'action
chimique s'ajoute l'action thermique : celle-ci, nous

semble-t-il, est inutile et on doit chercher à l'éliminer.

Après et avant la cautérisation, on lave l'épiderme
avec une solution antiseptique et on applique ensuite
un pansement. Malgré ces précautions, ainsi que l'a
constaté Nieden, on observe souvent après quelques
séances la suppuration des piqûres ; cette suppuration semble indiquer un commencement de nécrose
de la tumeur et être nécessaire à son expulsion.
Nieden conseille dans ce cas, avant de faire de nouvelles piqûres, d'attendre la cicatrisation de ces
petits trajets fistuleux.

Bibliographie.

RENÉ. Traitement des tumeurs érectiles de la paupière et de la
conjonctive par l'électrolyse. *Gazette des hôpitaux*, 1880,
p. 85 et 92.

MONOYER. Tumeur érectile guérie par la galvano-caustique chimique. *Gazette médicale de Strasbourg*, 1871.

MARTIN. Nævus guéri par l'électrolyse. *Annales d'ocul.*, 1879,
t. LXXXII, p. 47.

LEPLAT. Angiome de la paupière guéri par l'électrolyse. *Annales
de la Société médico-chirurg. de Liège*, 1885.

NIEDEN. L'électrolyse dans la chirurgie oculaire, 1880. *Archiv
fur Augenheilkunde*, Bd. IX.

THOMPSON. Tumeur enkystée de l'orbite guérie par l'électrolyse,
1884. *Archiv fur Augenh.*, XIV, 2, p. 170.

VALUDE. Angiome kystique de l'orbite, électrolyse. *Annales
d'oculistique*, septembre 1895.

CHAPITRE V

LA DESTRUCTION PAR L'ÉLECTROLYSE
DES CILS DÉVIÉS

426. Nous connaissons les graves désordres causés par l'implantation vicieuse des cils venant frotter sur la cornée. On a employé pour remédier à cet inconvénient différents artifices : l'un des principaux consistait à détruire le bulbe pileux. On arrive à ce résultat en introduisant dans le bulbe une aiguille rougie à blanc.

Ce procédé incommode et douloureux est remplacé avantageusement par l'électrolyse chimique. La méthode d'épilation électrolytique est un procédé dans lequel on fait usage d'un caustique acide ou alcalin dont on limite l'action au point électrolysé.

427. Le docteur Michel, de Saint-Louis (États-Unis) eut, le premier, l'idée d'employer l'électrolyse pour détruire les poils dans le trichiasis.

Chisolm, en 1881, après avoir longtemps détruit les bulbes pileux par l'aiguille rougie, proclame la supériorité de la destruction électrolytique.

428. Brocq a employé l'électrolyse dans le traitement de l'hypertrichose ordinaire : il décrit son procédé avec de minutieux détails que nous pouvons lui

emprunter et appliquer à la cure des cils déviés du bord palpébral.

Brocq se sert d'une aiguille en platine montée sur un manche isolant et reliée au pôle négatif de la pile. Le pôle positif est mis dans la main du malade. Il emploie des aiguilles aussi fines que possible ayant 2 cent. 1/2 à 3 centimètres de longueur.

Avec ces aiguilles il est relativement facile de pénétrer le long du poil dans la logette du derme où il est en quelque sorte enchâssé. En opérant avec précaution, on peut atteindre une profondeur de 1 et même 2 millimètres sans que le malade éprouve la moindre sensation douloureuse de piqûre. Pour peu que l'instrument dévie de la vraie direction, il ressent au contraire une assez vive douleur.

Il ne s'agit donc pas d'enfoncer l'aiguille dans le derme à la base du poil, mais de faire le cathétérisme du follicule pileux.

Après avoir introduit l'aiguille dans le follicule, si l'on continue à l'enfoncer, on éprouve bientôt une légère sensation de résistance ; c'est qu'on est arrivé au bulbe du poil. A ce moment-là, je crois prudent de faire pénétrer l'aiguille encore un peu plus profondément, de façon à attaquer sûrement le bulbe pileux dans sa totalité. Lorsqu'il est détruit, le poil cède et vient sans que l'on exerce de forte traction.

429. A quelle profondeur exacte se trouvent les bulbes pileux dans le bord palpébral ? « Les follicules ciliaires, dit Donders [1], ont une profondeur de 2 millimètres environ, leur plus grande largeur est

---

[1] Donders. Recherches sur le développement et la reproduction des cils. *Arch. fur opht.*, t. IV, p. 286.

à la partie moyenne. » Il vaut mieux pécher par excès et enfoncer l'aiguille au moins à 3 millimètres. Il est facile de marquer ce point de repère sur l'aiguille, soit avec le cran d'arrêt qui lui est attaché, soit avec un peu de cire d'Espagne.

430. *Intensité du courant, durée de l'électrolyse.* — Pour éviter la secousse et le phosphène d'ouverture, il faut augmenter progressivement la force du courant et arriver rapidement, mais sans secousse, à l'intensité désirée. De même, ne pas cesser brusquement, mais diminuer graduellement l'intensité.

« Avec une intensité de 5 à 7 milliampères, dit Brocq, il faut 30 secondes à une minute pour détruire des poils un peu volumineux et la douleur, par sa continuité, est pénible pour le malade ; avec 6 à 10 milliampères l'opération dure de 20 à 50 secondes et est bien mieux tolérée ; avec 16 à 20 milliampères il me fallait 3 à 8 secondes pour déterminer la chute des poils fins, de 10 à 18 secondes pour les gros poils.

« Lorsqu'un poil a résisté plus de vingt secondes, j'augmente progressivement l'intensité du courant jusqu'à 22 ou 24 milliampères ; il est fort rare alors que le poil ne cède pas en quelques secondes. »

« Pendant que le courant passe, en voit presque toujours se dégager en pétillant autour de l'aiguille, de nombreuses petites bulles de gaz, qui forment avec les matières organiques un peu de mousse blanchâtre. Il ne faut pas croire que cette production de mousse soit l'indice de la destruction du bulbe. Elle peut se former bien avant qu'il soit détruit.

« Lorsque le poil s'est détaché, je laisse encore

l'aiguille en place pendant une ou deux secondes pour mieux déterminer la destruction du bulbe pileux. »

Tout autour de la piqûre, on voit une petite tache blanchâtre ou brunâtre avec une aréole érythémateuse périphérique. Dès que l'opération est terminée la douleur cesse presque complètement, il ne persiste qu'une légère sensation de cuisson.

Le courant produit une certaine anesthésie autour de l'aiguille surtout quand on emploie le pôle négatif. Quand on introduit l'aiguille à deux reprises, la douleur est bien moindre à la seconde (Plym. Hayes).

431. Comme anesthésiques locaux, chez les personnes pusillanimes, pour éviter la douleur de la piqûre, Plym. Hayes recommande soit des pulvérisations de chlorure d'éthyle, soit des onctions avec préparation suivante :

Chlorydrate de cocaïne	0 gr. 25
Menthol. . . . . ǀ āā	3 gr. 50
Hydrate de chloral . . . . ǀ	
Lanoline	10 gr.

Une antisepsie autre que la propreté n'est pas nécessaire pour cette petite opération. En effet, Plym. Hayes a fait l'expérience suivante : il introduisait l'aiguille dans le pus d'un bouton d'acné, puis sans nettoyer l'aiguille, cathétérisait un follicule. Le plus souvent aucune pustule ne s'est montrée après cette opération. C'est qu'en effet les caustiques dégagés à chaque pôle exerce une action antiseptique puissante.

432. En cas d'insuccès, soit que certaine disposition anatomique rende impossible l'accès de la

papille, soit qu'on ait détruit simplement la gaine du follicule en n'enfonçant pas assez profondément l'aiguille, le poil réapparaîtra après un temps variant de trois à six semaines.

Plym. S. Hayes résume sa pratique en matière d'épilation par les données suivantes qu'il intitule : *ce qu'il ne faut pas faire quand on pratique l'épilation électrolytique* :

1° Ne pas relier l'aiguille au pôle positif ;

2° Ne pas employer un courant trop énergique ;

3° Ne pas employer le courant assez longtemps pour donner lieu à une escarre étendue ;

4° Ne pas employer pour l'électrolyse le courant faradique ;

5° Ne pas établir et rompre le courant brusquement ;

6° Ne pas employer une aiguille d'acier au pôle positif.

Parisotti emploie un courant de 10 à 12 milliampères ; il recommande d'user d'aiguilles très minces il cautérise la papille avant d'arracher le cil, comme Brocq ; la facilité avec laquelle celui-ci se laisse arracher ensuite est la meilleure preuve qu'il ne conserve plus aucune adhérence.

Chibret, Petresco emploient l'aiguille négative avec un courant de 4 à 5 milliampères pendant huit à dix secondes (pôle positif dans la main du patient). On enfonce l'aiguille à 4 millimètres de profondeur se servant d'une loupe pour trouver l'orifice du follicule. Petresco a épilé jusqu'à 10 cils dans une même séance.

Bibliographie.

CHISOLM. Traitement de l'implantation vicieuse des cils par l'électrolyse. *Maryland medical Journal*, avril 1881. .

BROCQ. De la destruction des poils par l'électrolyse. *Société médicale des hôpitaux de Paris*, 1887.

PARISOTTI. Electrothérapie oculaire. *Société des Médecins de Rome*, séance du 7 janvier 1893.

BENSON. Le traitement du trichiasis partiel par l'électrolyse. *British med. Journal*, 16 décembre 1883.

CIARROCHI. Traitement du trichiasis. *Société des Médecins de Rome*, 7 janvier 1893.

CHIBRET. Bulletins et mémoires de la Société française d'ophtalmologie, 1889, p. 174.

PETRESCO. Traitement du trichiasis et du distichiasis par l'électrolyse. *Bulletin et mém. de la société française d'ophtalmologie*, 1893, p. 343.

S. HAYES. Technique pratique de l'épilation par l'électricité. *Archives d'électricité médicale*, 1893 et 1894.

CHAPITRE VI

TRAITEMENT ÉLECTROLYTIQUE
DE LA CONJONCTIVITE GRANULEUSE
ET DE LA CONJONCTIVITE FOLLICULEUSE

433. Les premières tentatives remontent à Ombini en 1877.

Récemment Malgat à de nouveau préconisé l'emploi de cette méthode.

434. Malgat met le pôle positif sur le bras du malade et le pôle négatif est relié à l'aiguille, Il ne donne pas l'intensité du courant : « La machine de Gaiffe a une force de 10 milliampères lorsqu'on emploie les 7 couples. Mais on n'a jamais besoin pour l'électrolyse des granulations palpébrales que de 4 ou 5 couples au plus, comme du reste pour la destruction des bulbes des poils. »

« Après cocaïnisation on renverse la paupière supérieure et on applique successivement pendant quelques secondes la pointe de l'aiguille sur chaque granulation, on fait la même opération sur la paupière inférieure. A chaque séance d'électrolyse, il faut détruire autant de granulations qu'on le peut sans fatiguer le malade. Du reste la douleur éprouvée par le patient est à peu près nulle.

« Après chaque séance l'œil rougit et se congestionne fortement, mais cet accident dure peu, car
au bout d'un quart d'heure ou d'une demi-heure au
plus tout est rentré dans l'ordre.

« Il est capital avant de commencer l'électrolyse
de faire l'excision des culs-de-sac supérieurs ou bien
d'enrouler la paupière supérieure pour découvrir
cette région à chaque séance nouvelle. »

Cette méthode lui a donné de bons résultats dans
les cas d'altération cornéenne. Au bout de quelques
semaines la conjonctive redevient souple, lisse, de
couleur normale et ne présente jamais de cicatrice.

Malgat pense que l'électrolyse agit de trois manières : 1° par son action chimique sur les granulations, 2° par son action antiseptique, 3° par l'action
du courant électrique lui-même comme modificateur
puissant des tissus malades.

Sans nier la valeur des faits relatés par Malgat je
fais remarquer que l'excision du cul-de-sac supérieur suffit souvent à amener une grande amélioration dans l'état des trachomateux. Dès lors il est
difficile de séparer dans ses observations la part qui
revient à cette nouvelle thérapeutique.

435. J'ai employé le traitement électrolytique chez
de nombreux granuleux rebelles au traitement. Un
de mes sujets avait subi il y a plus de six moins
l'excision des deux culs-de-sac supérieurs ; malgré
cela, la cornée de l'œil droit était restée panneuse.
Le traitement électrolytique m'a donné rapidement
un éclaircissement de la cornée : mais malgré huit à
dix séances, je ne suis pas arrivé à la guérison.
Comme intensité du courant je n'ai pas dépassé

4 milliampères, toutes les fois que j'ai voulu employer un courant plus fort, il n'a pas été supporté par le malade ; le nombre des piqûres varie selon la sensibilité du sujet, 10, 20, 30. Pendant l'opération il se produit un larmoiement considérable, un peu de rougeur après, et aucun phénomène douloureux ne suit cette intervention.

Mais malgré la cocaïne cette intervention est douloureuse : chez les enfants je n'ai pu l'employer sans le secours du chloroforme et, même chez les grandes personnes, je n'ai pu la faire supporter en tous les cas. Je dois ajouter que je suis peu en situation d'ailleurs de juger cette méthode en toute connaissance de cause, étant dans un pays où les granulations sont fort rares ; les quelques cas que l'on rencontre sont importés d'Algérie et guérissent généralement avec une étonnante facilité.

436. Morton a utilisé dans le traitement des granulations l'électrolyse métallique, la diffusion électrique des électrodes solubles. Cette méthode consiste à mettre en contact avec la muqueuse une électrode soluble, un métal attaquable par les produits de décomposition dégagés au pôle utilisé. En l'espèce Morton emploie le pôle positif où se forme un dégagement d'acides avec des électrodes en cuivre ou en zinc. L'acide dégagé réagit sur le métal formant un sel soluble de ce métal, et, par les propriétés du courant, ce sel est amené à pénétrer dans toutes les parties du tissu qui entoure l'électrode métallique : c'est pour cela que Gautier, le promoteur de cette méthode, l'avait appelée électrolyse interstitielle.

Comme électrode Morton emploie un fil de cuivre ou de zinc replié en ovale et doublé d'un fil de gutta isolateur sur une de ses faces. Cet isolement a pour but d'éviter l'action du courant sur la conjonctive bulbaire ; comme intensité il emploie de 1 à 5 milliampères.

« L'adhérence de l'électrode au tissu est une particularité et un danger. Même avec un courant de 2 à 4 milliampères, cette adhérence est perceptible. Donc, lors même qu'un faible courant est employé, on doit pendant toute la durée de l'application des surfaces métalliques sur la muqueuse donner à l'électrode un mouvement soit longitudinal, soit rotatoire. Il est essentiel de polir soigneusement chaque électrode immédiatement avant de s'en servir, au moyen d'un morceau de papier émeri très fin. »

« La manipulation réclame un très grand soin. Le globe oculaire, les conjonctives bulbaires doivent être protégés de l'action de l'électrolyse.

« L'électrode doit conserver des mouvements très lents ou bien elle adhérerait à la conjonctive et amènerait une légère déchirure lorsqu'on la retirerait, ou tout au moins obligerait l'opérateur à renverser le courant. On peut employer n'importe quel métal soluble, mais le cuivre et le zinc sont les meilleurs sans contredit. L'électrode sans courant cause une douleur, et avec le courant la douleur est plus grande. Avec la cocaïne on peut l'annuler. »

Voici quelques observations données par Morton.

CVIII. — 21 juillet 1893. P..., vingt et un ans, trachome seconde période, traité sans succès pendant un an. Ulcération extensive de la cornée.

Traitement. Diffusion électrique par l'électrode de cuivre à 3 milliampères.

24 juillet. Les phénomènes inflammatoires ont diminué plus de douleur.

Diffusion électrique par l'électrode de cuivre : 10 milliampères, de deux à trois minutes.

26 juillet. Plus d'œdème : la cornée est presque entièrement nettoyée.

31 juillet. Même traitement. Après la quatrième opération : plus de grains trachomateux, la cornée a repris sa transparence. Six autres traitements pareils complétèrent la guérison du malade, cependant une légère rougeur conjonctivale est demeurée ainsi qu'une certaine sensibilité à l'éclatante lumière du soleil.

CIX. — 23 mars 1894. M. B..., onze ans. Trachoma aigu. Paupières œdémateuses ; larmoiement, photophobie. Traitement : diffusion électrique au cuivre à 1 milliampère.

29 mars. Plus d'œdème ; les grains trachomateux ont disparu ; plus de douleur, ni photophobie. Les yeux sont clairs et brillants; nouvelle séance, 3 milliampères à chaque œil.

19 avril. Guérison.

CX. — Cas n° 2. Trachome aigu première période. Le 22 mars 1893, le malade âgé de onze ans avait les deux paupières trachomateuses. Traitement : diffusion électrique par l'électrode de cuivre, 2 milliampères, une minute à chaque paupière. A la suite de ce premier traitement, la photophobie cessa presque entièrement et les granulations diminuèrent de grosseur ; le malade reçut six applications et la guérison s'ensuivit.

Un an plus tard, le 29 avril 1894, l'état du malade était toujours excellent.

437. La conjonctivite granuleuse est rare dans ma région ; par contre le catarrhe folliculeux est assez fréquent.

J'ai employé la piqûre électrolytique dans le traitement de cette affection et m'en suis très bien trouvé ce procédé m'a paru hâter singulièrement la guérison et en quelques jours j'ai pu débarrasser de leur affection des sujets que plusieurs mois de traitement n'avaient que très peu améliorés.

Bibliographie.

Ombini. Le galvano-caustique chimique dans le traitement de la conjonctivite granuleuse. *Gazetta medica italiana*, 1877.

Morton. A propos de l'électrolyse métallique. *American electro-therapeutic association*, 26 septembre 1894.

Malgat. Du traitement des granulations conjonctivales par l'électrolyse. *Recueil d'ophtalmologie*, février 1895.

CHAPITRE VII

TRAITEMENT ÉLECTROLYTIQUE
DES AFFECTIONS DES VOIES LACRYMALES

438. Les premières tentatives, peu fructueuses d'ailleurs, furent faites par Tripier en 1863, à la clinique de Desmarres.

439. Gorecki reprit ces essais en 1874, il donne la préférence à l'électrolyse négative produisant une escarre molle, peu rétractile et n'ayant pas de tendance à provoquer derechef l'oblitération du canal.

Quant au pôle positif, il le met dans la narine correspondante sous forme d'une canule en platine. Ce dispositif a pour but d'éviter l'établissement de courants dérivés et leur action sur le cerveau (syncopes).

Le courant est fourni par 2 à 4 piles Leclanché modèle Gaiffe.

Le point lacrymal complètement incisé, Gorecki introduit une sonde de Bowmann reliée au pôle négatif de la pile.

A l'ouverture du courant le malade perçoit un éclair : « Le passage du courant devient parfois désagréable, mais non douloureux au bout de deux à trois minutes. Il se forme à l'orifice du canal autour de la sonde un bourrelet muqueux et un dégagement gazeux plus ou moins considérable selon l'intensité du courant.

« Le courant doit passer un laps de temps variant de deux à quatre minutes ; cinq minutes au plus.

« A la fin de l'opération la sonde qui était fortement serrée dans le canal y joue librement et sans douleur. On la retire avec la plus grande facilité, et l'engourdissement du canal est tel ainsi que son élargissement que, dans la plupart des cas, on peut introduire immédiatement et parfois sans que l'opéré s'en aperçoive une sonde n° 5 ou 6.

« Mais l'effet immédiat obtenu ne persiste pas intégralement. »

Gorecki recommande l'électrolyse quand on ne dispose pas du temps nécessaire pour l'application de la méthode de Bowman, ou bien dans les cas chroniques rebelles au traitement ordinaire. Dans ces derniers cas l'électrolyse peut être répétée à trois semaines d'intervalle.

440. D'après Steavenson un courant de 2 à 4 milliampères suffit pour triompher d'un rétrécissement du canal. Mais la résistance étant différente, la force du courant devra varier selon chaque individu. Steavenson n'incise pas le point lacrymal, il emploie une sonde en platine assez fine pour pouvoir pénétrer par le point.

Elle est reliée au pôle négatif. L'électrode positive consiste en une plaque métallique généralement placée sur la nuque.

Avec un courant de 4 milliampères l'élargissement ne demanderait que trente secondes.

Pendant l'opération quelques bulles de gaz sortent par le point lacrymal, et après, la sonde se meut aisément dans le canal.

Si par erreur on avait employé le pôle positif on s'en apercevrait à ce fait que la sonde resterait serrée dans le canal.

Kœmpfer recommande l'électrolyse surtout pour le traitement de la fistule lacrymale.

441. Lagrange a étudié cette question d'une façon plus spéciale : il pense que l'électrolyse ne doit pas être employée seule ; elle n'est bonne qu'à rendre la méthode de Bowmann plus complète et plus facile.

Il faut employer de faibles courants et seulement pendant deux à trois minutes. Les courants qui dépassent 6 à 8 milliampères entraînent des escarres et produisent ainsi plus tard des rétrécissements incoercibles, parfois une véritable occlusion des voies lacrymales.

Les courants faibles ramollissent la muqueuse et rendent facile l'introduction de sondes de fort calibre.

Pour les rétrécissements très étroits, plusieurs séances d'électrolyse sont nécessaires.

Outre cette action mécanique l'électrolyse exerce sur les infections du canal nasal une action antiseptique très énergique. Les expériences de Lagrange lui démontrent que les inoculations de bouillons de culture électrolysés dans des conditions expérimentales analogues à celles dans lesquelles on se trouve en clinique sont stériles.

Constatant d'autre part l'heureux effet de l'électrolyse dans les dacryocystites rebelles, il croit que l'action bactéricide est due à la décomposition chimique électrolytique et à l'influence directe des gaz ainsi produits sur les microorganismes. On sait en effet que l'électrolyse des voies lacrymales est accompagnée de la production d'une mousse abondante.

Lagrange conclut :

1° Que l'électrolyse est très utile pour préparer la muqueuse à se dilater sous l'influence du catéthérisme ;

2° Qu'elle est dangereuse lorsqu'on se propose d'obtenir une dilatation par l'action seule du courant électrique ; on crée des rétrécissements consécutifs redoutables ;

3° Qu'à son action mécanique l'électrolyse joint une action antiseptique très précieuse.

Comme manuel opératoire, Lagrange introduit une sonde de Bowmann, de petit calibre, dans le canal nasal ; cette sonde est mise en communication avec le pôle négatif de l'appareil à électrolyse, le pôle positif étant lui-même en communication avec un petit tampon de ouate imbibé d'eau salée, et introduit dans la narine du même côté.

Il ne faut pas exagérer la durée de l'électrolyse sous peine de voir se produire une escarre profonde provoquant l'apparition d'une cicatrice rétractile.

Lagrange conseille, au niveau des canalicules lacrymaux, d'enduire la sonde de gomme laque ou d'un vernis quelconque isolant permettant aux parois du canalicule de rester en dehors de l'action électrolytique.

Bibliographie.

GORECKI. L'électrolyse du canal nazal. *Bulletin de la société française d'ophtalmologie*, 1889, p. 164.

STEAVENSON et JESSER. Remarques sur l'électrolyse des obstructions lacrymales. *British medical Journal*, 24 décembre 1887.

KŒMPFER. Die Electrolyse in Augenheilkunde. *Deutsche medizinal Zeitung* 1891, n° 82.

LAGRANGE. L'action de l'électrolyse sur les cultures de staphylococques et de streptococques. *Journal de médecine de Bordeaux*, 20 août 1893.

LAGRANGE. Des avantages et des inconvénients de l'électrolyse dans le traitement des affections des voies lacrymales. *Congrès de Rome*, 1894.

LAGRANGE. Electrolyse des voies lacrymales. *Annales de la policlinique de Bordeaux*, mai 1894.

CHABANEIX. L'électrolyse dans le traitement des rétrécissements des voies lacrymales. Thèse, Bordeaux, 1894.

PESCHEL. Une nouvelle sonde galvano-caustique pour les voies lacrymales. *Centralb. f. p. Augenh.*, août 1894.

CHAPITRE VIII

TRAITEMENT ÉLECTROLYTIQUE
DU DÉCOLLEMENT DE LA RÉTINE

442. En 1881, Abadie avait essayé d'évacuer le liquide sous-rétinien et d'opérer le recollement de la rétine au moyen d'une ponction galvano caustique ; il eut quelques résultats satisfaisants (§ 495).

443. Dernièrement il a préconisé un mode de traitement qui paraît bien supérieur. C'est le traitement électrolytique. Nous citons textuellement l'auteur :

« J'ai fait fabriquer de petites tiges en platine iridé dont l'extrémité dans l'étendue de 8 millimètres représente la pointe d'un petit couteau à double tranchant, le reste de la tige étant garni d'un petit manchon en gutta-percha qui sert d'abord d'arrêt quand on pénètre dans l'œil, et puis d'isolateur pour concentrer l'action du courant sur la pointe en platine.

444. « Dans le cas de décollement myopique mécanique, je commence d'abord par appliquer une ou plusieurs ventouses scarifiées à la tempe, puis tous les deux jours je fais une injection sous-conjonctivale de sublimé à la dose d'une goutte d'une solution à 1/1000, et de plus une injection sous-cutanée

de 1 centigramme de pilocarpine. Il arrive presque toujours que ce traitement produit par lui-même une amélioration considérable qui est parfois même telle que les malades très satisfaits se considèrent comme guéris. Le champ visuel s'agrandit, l'acuité visuelle augmente et il est facile de constater à l'ophtalmoscope la réduction de l'étendue du décollement. Quand il s'agit d'un décollement d'origine choroïdienne, je fais tous les jours les injections conjonctivales de sublimé, mais je remplace les injections générales de pilocarpine par des injections sous-cutanées de sublimé à la dose de 1 centigramme tous les deux jours. Il est rare que ces traitements malgré l'amélioration immédiate qu'ils procurent aboutissent à la guérison complète. C'est alors que j'ai recours à l'électrolyse.

445. « J'applique une large plaque métallique recouverte de peau de chamois mouillée au bras du malade et je la mets en contact avec le pôle négatif d'un appareil à courants continus.

« Cela fait je pratique une ponction, avec l'extrémité effilée de la tige en platine iridié, au centre du décollement un peu en arrière de la région ciliaire. Je pénètre dans l'œil de 2 millimètres environ ; on fait alors passer le courant que l'on augmente progressivement jusqu'à la totalité des 9 ou 10 éléments de l'appareil de Gaiffe. L'intensité de ce courant ne dépasse pas 2 à 3 milliampères.

446. « Pendant combien de temps le courant doit-il passer? Quelques tâtonnements ont été nécessaires. En employant la dose d'électricité dont je viens de parler, il faut environ cinq minutes.

« Dès que le courant passe on voit au bout d'un instant la réaction chimique s'opérer à l'électrode positive et se manifester par le développement de petites bulles de gaz dont le nombre augmente à fur et à mesure que le courant passe.

« Au bout de cinq minutes on diminue rapidement le courant jusqu'à zéro et on retire l'instrument, il ne sort presque pas de liquide. On applique un bandeau compressif et l'opération est terminée.

« Dès le lendemain, en dilatant la pupille, on aperçoit au niveau du point où a été faite la ponction une plaque blanchâtre, ronde très nette, qui représente la zone attaquée par la réaction chimique accomplie au niveau du pôle positif. Cette zone est d'autant plus étendue, plus apparente et plus blanche que l'action du courant a été plus intense et plus prolongée.

« Du côté des enveloppes de l'œil il n'y a absolument aucune réaction, rien d'anormal non plus du côté du corps vitré.

447. « Dès le lendemain les troubles fonctionnels de la vision sont aussi notablement amendés, le champ visuel s'agrandit, l'acuité augmente et cette amélioration va s'accentuant rapidement les jours suivants. Ce traitement donne souvent d'emblée des guérisons définitives.

« D'autres fois si l'amélioration des premiers jours semble subir un temps d'arrêt, je reprends les injections sous-conjonctivales de sublimé et les injections de pilocarpine ou les injections générales de sublimé selon les cas. »

Abadie a vu des guérisons obtenues par ce moyen se maintenir depuis plus d'un an.

448. Schœler a employé l'électrolyse bipolaire du décollement. Il prend comme électrodes deux petits couteaux longs de 2 à 3 millimètres, larges de $1^{mm},5$ qu'il pique dans le globe l'un dans le méridien vertical, l'autre dans le méridien horizontal.

Il expérimenta ce procédé chez un malade âgé de dix-huit ans atteint de 10 à 12 d. de myopie présentant de nombreuses opacités du corps vitré gauche ainsi qu'un décollement de la moitié supérieure de la rétine.

Pendant le premier quart de minute, on fit circuler le courant d'un élément (batterie à immersion de Hirschmann); pendant le quart de minute suivant, celui de 2 éléments, et pendant vingt secondes le courant de 3 éléments.

Lorsque quatre jours après on changea le pansement, le décollement était complètement guéri.

Frank rapportant cette observation ajoute : « Malheureusement l'auteur ne dit pas si cet état a persisté », et Sulzer, analysant ce travail dans les annales d'oculistique constate que les injections de teinture d'iode, aujourd'hui complètement abandonnées, avaient donné à Schœler des résultats aussi splendides qu'aujourd'hui l'électrolyse.

Gillet de Grandmont, Terson ont obtenu par la méthode d'Abadie, par l'électrolyse unipolaire des guérisons complètes.

449. Nous allons rapporter les passages les plus intéressants du travail de Terson qui appuie son dire sur une série de 17 cas traités par cette méhode.

« J'ai cru devoir imiter le procédé opératoire employé par Gillet de Grandmont. Comme lui je me suis servi d'une assez forte aiguille en platine iridié. Cette aiguille est montée sur un tout petit manche métallique garni d'un pas de vis destiné à recevoir un manchon de gutta-percha, qui, comme celui d'Abadie, sert d'arrêt et en même temps d'isolateur pour concentrer l'action du courant sur la pointe en platine. Comme Abadie et Gillet de Grandmont, j'ai adopté l'*électrolyse positive* en appliquant au niveau du décollement un courant de 5 milliampères avec une durée précise d'une minute.

450. « Le changement que nous avons apporté à la pratique d'Abadie, au point de vue de la durée de l'application nous paraît assez important pour le malade et l'opérateur : il peut n'être pas sans inconvénient d'exercer pendant cinq minutes sur un œil hypotone une pression notable, sans laquelle l'instrument s'échapperait assez facilement. Dès mes premières opérations il me sembla que l'appareil de Gillet de Grandmont était par trop minuscule et pénétrait assez difficilement malgré les mouvements de rotation recommandés par l'auteur. J'ai fait fabriquer des aiguilles de divers modèles : les unes très fines, d'autres à pointes triangulaires, d'autres à pointe à double tranchant, s'adaptant sur le manche d'un porte-aiguille spécial, entouré d'un manchon de gutta-percha, qui isole très bien son extrémité et permet de la découvrir de 3, 4 ou 5 millimètres à volonté.

451. « L'expérience m'a démontré que les aiguilles trop fines se tordent à la surface de la sclérotique

au lieu de pénétrer dans l'œil. Celles dont la pointe est en forme de trocart pénètrent assez bien : mais un accident qui s'est produit à la suite d'une opération pratiquée ainsi m'a fait renoncer aux aiguilles triangulaires par la crainte que la forme de la plaie ne facilitât ultérieurement une filtration exagérée des liquides oculaires. La pointe lancéolaire très étroite pareille à celle de l'aiguille à discision de Bowmann pénètre assez bien, mais guère mieux que celle de Gillet de Grandmont. En somme il y a là encore une difficulté à surmonter. »

452. Terson a opéré ainsi dix-sept décollements de la rétine : dans quatre cas il considère l'opération comme trop récente pour pouvoir en tirer des conclusions certaines, dans un cas l'indocilité de la malade rendit l'intervention illusoire. Restent donc douze cas.

« Sur ces douze opérés, neuf avaient déjà perdu un œil par décollement de la rétine avec synéchies postérieures et opacité du cristallin ; chez ces malades le décollement du second œil datait de deux à huit semaines ; excepté chez l'un deux où il datait de plus de trois ans.

« Les huit opérés à décollement relativement peu ancien ont donné trois améliorations passagères et cinq améliorations plus durables dont deux après une deuxième intervention, leur permettant depuis de se diriger seuls au grand jour. Mais il persiste chez ces malades un certain degré de décollement.

« Chez le neuvième opéré, dont le décollement datait de deux à trois, ans il se produisit une iridochoroïdite douloureuse. Il est probable que le corps vitré liquéfié avait filtré en partie par la plaie opératoire. *Ce cas indique que les décollements anciens doivent être livrés à eux-mêmes*, quelque triste que soit pour le malade et le médecin une telle constatation.

« Sur les trois opérés dont un seul œil était atteint nous avons eu une amélioration passagère chez une jeune femme dont le décollement assez récent s'était produit sur un œil déjà frappé d'une lésion maculaire atrophique ancienne et étendue.

« Chez une autre malade l'électrolyse n'a rien modifié au décollement datant de trois mois avec une acuité au-dessous de 1/50.

« La troisième malade dont le décollement ne datait que de huit jours nous a donné un succès d'autant plus remarquable que son œil était en quelque sorte entièrement perdu. »

Après avoir fait entrevoir la possibilité d'introduire dans les cas de décollement étendu 2 aiguilles positives à une petite distance l'une de l'autre et exposé ses recherches sur les animaux, Terson conclut :

453. « 1° L'électrolyse *positive* doit être appliquée aux décollements rétiniens *récents*, et elle aura d'autant plus de chances de succès que l'opération sera plus rapprochée du début de l'accident;

« 2° Ce mode d'intervention ne gêne en rien l'emploi de tous les moyens médicaux commandés par des lésions d'origine diathésique et dont une longue expérience a démontré la valeur au point de vue *palliatif;*

« 3° L'observation clinique et les expériences sur

les animaux démontrent que les applications d'un courant de 5 milliampères de la durée d'une minute semblent inoffensives pour l'œil. »

CXI. — (Terson.) Marie O..., trente-quatre ans, entre à la clinique le 6 août 1894, disant que depuis huit jours elle a perdu la vue de l'œil droit. Vaste décollement sacciforme qui occupe plus d'un tiers de la rétine. On voit très vaguement la papille par suite d'un trouble généralisé du corps vitré. C'est à peine si dans les points correspondants aux parties non décollées de la rétine il existe une faible perception lumineuse.

L'œil gauche est myope de 7 D. avec acuité demi-faible.

Malgré cet état désespéré nous soumettons la malade à l'électrolyse. Nous avons une grande difficulté à faire pénétrer l'aiguille à cause de l'hypotonie de l'œil qui se laisse en quelque sorte écraser sous la pression.

Quarante-huit heures après, l'enlèvement du pansement est pour nous comme un coup de théâtre.

Le corps vitré redevenu transparent permet de voir des plaques d'atrophie choroïdienne disséminées, et une lésion maculaire. Il n'existe plus de trace de décollement de la rétine.

Voulant suivre l'expérience jusqu'au bout, nous ne prescrivons aucun traitement. Le sixième jour, acuité de 1/10 avec — 12 dioptries et champ visuel normal.

La malade quitte le service le quatorzième jour. Elle est restée couchée en tout quatre jours. Aucun traitement n'a été fait depuis. Nous avons revu la malade le 25 mars, l'acuité était toujours de 1/10, le champ visuel normal.

CXII. — (Gillet de Grandmont.) Il s'agissait d'un malade atteint de myopie forte progressive avec décollement de la rétine datant de quarante-huit heures.

Ponction avec le couteau et électrolyse avec un courant de 5 milliampères pendant une minute.

Le même traitement fut répété quatre jours après. Après la seconde séance d'électrolyse le décollement avait disparu.

Avant le décollement, V = 1/3.

Après le décollement, perception presque nulle.

Après le traitement, V = 1/6.

Bibliographie.

ABADIE. Traitement du décollement de la rétine par la galvano-puncture. *Gazette hebdomadaire*, 9 décembre 1881.

ABADIE. Nouveau traitement chirurgical du décollement de la rétine. *Société d'ophtalmologie*, 6 juin 1893.

GILLET DE GRANDMONT. Décollement de la rétine ; électrolyse. *Société d'ophtalmologie*, juin 1894 et *Archives d'ophtalmologie*, juin 1894.

SCHŒLER. Les altérations produites dans le tissu vivant par l'électrolyse à l'aide du courant galvanique. *Klin. Monatsbl. für Augenh.*, juin 1894.

TERSON. Quelques considérations sur l'application de l'électrolyse à douze cas de décollement de la rétine. *Annales d'oculistique*, juillet 1895.

CHAPITRE IX

L'ÉLECTROLYSE DIRECTE DU VITRÉ
DANS LES HYALITIS INTENSES

Nous avons vu (§ 246) les heureux effets des courants continus dans l'hyalitis, et admis qu'ils étaient dus à des phénomènes électrolytiques.

455. Abadie dans un cas d'hémorragie du vitré ancienne a pratiqué l'électrolyse directe en en ponctionnant le vitré avec une aiguille de platine et faisant passer le courant par cette électrode comme dans le décollement de la rétine.

« Le cas dont il s'agit est celui d'un homme dont le corps vitré des deux yeux se trouvait désorganisé à la suite d'hémorragies intra-oculaires remontant à dix-huit mois. Il existait seulement une perception quantitative de la lumière.

« Je fis pénétrer dans le corps vitré de l'œil gauche une fine aiguille en platine iridié de 8 millimètres de longueur. Cette aiguille fut mise en contact avec le pôle positif d'un appareil à courant continu dont le pôle négatif était appliqué au bras. Pendant cinq minutes on fit passer un courant d'environ 3 ou 4 milliampères. Le lendemain le malade commençait à compter les doigts, et le fond de l'œil jusqu'alors tout à fait obscur devenait éclairable à l'ophtalmoscope. Depuis un mois que cette opération a été faite, la vision a toujours étés 'améliorant ; ce malade se conduit tout seul, il voit le nom des rues, le numéro des maisons. Quant à l'œil droit, auquel on n'a pas encore touché, il est resté dans la même situation qu'auparavant, c'est-à-dire sans perception qualitative, le corps vitré étant trouble et opaque.

« J'ai appliqué depuis ce même traitement à un autre malade qui se trouvait dans des conditions analogues, ayant eu le corps vitré désorganisé par des hémorragies successives ; il a guéri également. »

Dans les décollements de la rétine nous voyons pareillement noté par Terson l'éclaircissement rapide de l'hyalitis sous l'influence de la ponction électrolytique.

Bibliographie.

Abadie. Désorganisation du corps vitré : électrolyse ; restitution de la vision. *Académie de médecine*, séance du 16 juillet 1895.

Terson. L'application de l'électrolyse à douze cas de décollement de la rétine. *Annales d'oculistique*, juillet 1895.

Résumé synoptique du traitement électrolytique.

Au pôle *positif* se produit un dégagement *acide*, qui donne une escarre *dure, rétractile*.

Au pôle *négatif* se rendent les *bases* donnant une escarre *molle, non rétractile*.

Donc n'employer au pôle *positif* que des aiguilles inattaquables par les *acides*, c'est-à-dire des aiguilles en platine.

On peut employer au pôle *négatif* des aiguilles en acier, en or.

	Pôle	Intensité du courant		Durée de la séance
Chalazion . . .	négatif	2 à 6	M.A.	q.q. secondes à 3 m.
Xanthélasma. .	indifférent	2 à 4	—	très courte
Tumeurs an-giomateuses.	positif	4 à 12	—	variable
Trichiasis. . .	négatif	4 à 12	—	10″ à 1 min.
Trachome. . .	négatif	2 à 6	—	très courte
Rétrécissement du canal la-crymal . . .	négatif	4 à 6	—	30″ à 3 min.
Décollement de la rétine. . .	positif	2 à 5	—	1 à 5 min.
Hémorragie du vitré	positif	3 à 4	—	5 minutes.

QUATRIÈME PARTIE

LA GALVANOCAUSTIQUE THERMIQUE

CHAPITRE PREMIER

LE GALVANOCAUTÈRE

456. *Le galvanocautère*. — La galvanocaustique thermique repose sur la propriété que possèdent les courants galvaniques de porter au rouge les conducteurs métalliques qu'ils traversent.

Tout appareil destiné à la cautérisation galvano-thermique comprend deux parties essentielles : le cautère proprement dit et la source électrique.

457. *Le cautère*. — Il comporte un manche isolateur terminé par une anse en fil de platine.

La forme de cette anse, destinée à entrer en incandescence, varie suivant le but qu'on se propose.

On donne la préférence au platine parce qu'étant un des métaux les moins bons conducteurs de l'électricité, il offre une plus grande résistance au passage du courant et par conséquent s'échauffe mieux. En outre le platine est difficilement fusible, et on peut le porter à l'incandescence sans risquer de le voir fondre.

458. Le fil de platine est fixé à un manche isolant qui sert à le manier et par l'intermédiaire duquel il est relié à la source d'électricité. Le manche isolant en bois ou en ivoire est disposé de façon à ce que, en pressant sur un bouton, on puisse ouvrir ou fermer le courant à volonté : il est traversé par deux fils de cuivre en rapport d'une part avec la pile, d'autre part avec le fil de platine.

459. La source d'électricité. — Nous pouvons avoir recours à des piles, à des accumulateurs, à l'électricité industrielle produite et distribuée pour l'éclairage.

A. *Les piles.* — Ce sont généralement des piles au bichromate de potasse dont la disposition varie suivant le fabricant.

Il importe de choisir des couples à grande surface et en petit nombre, car la résistance du circuit extérieur étant relativement peu considérable il faut diminuer autant que possible la résistance intérieure, en augmentant la surface des éléments et en associant les couples en batterie ou en quantité. De cette façon on obtient une grande quantité de courant et par suite un grand développement de chaleur.

Les piles au bichromate de potasse usent de grandes quantités de zinc. Pour bien fonctionner leur liquide doit être fréquemment renouvelé. Lorsque la pile est chargée à neuf, il faut la manier avec précaution sous peine de voir se produire brusquement un courant intense qui fond la pointe de l'instrument. Si le liquide de la pile est affaibli, l'instrument se refroidit trop vite au contact des tissus : il peut faire complètement défaut au cours de l'opération.

460. B. *Accumulateurs*. — Ils jouissent d'une vogue justifiée dans une certaine mesure. Leur emploi est commode et pratique dans les villes où l'on peut les faire porter à une station électrique pour renouveler la charge. Mais ils ne sont pas sans inconvénients. Ce sont des appareils capricieux, sujets à ne plus fonctionner pour des causes minimes et difficiles à découvrir. Le contact entre les lames dû à un peu d'oxydation par exemple, et d'autres causes peuvent entraver leur fonctionnement. En outre pour pouvoir les charger il ne suffit pas d'habiter une ville possédant une usine pour l'éclairage électrique, mais encore faut-il que le courant qui sert à l'éclairage soit un courant continu.

461. C. *Emploi des courants industriels*. — Employer directement l'électricité fournie pour l'éclairage pour la mise en action du galvanocautère paraissait une excellente idée. Seulement la tension (100 à 120 volts) et l'intensité du courant qui sert à l'éclairage ne permet pas de l'employer directement : si on le mettait directement en communication avec les conducteurs du galvanocautère le fil de platine serait immédiatement fondu. Il faut interposer des résistances, des rhéostats.

« Mais il faut savoir que diminué de la sorte, le courant qui servirait à rougir le galvanocautère continuerait à avoir une haute tension de 110 volts. Or les courants de haute tension sont difficilement maniables, à cause des secousses qu'ils provoquent dans les muscles chaque fois qu'ils les traversent. En maniant un galvanocautère traversé par un courant de 110 volts, on risquerait de recevoir, en touchant par inadvertance certains points de l'instrument, des décharges douloureuses et accompagnées de secousses musculaires. On conçoit combien pareil accident pourrait être fâcheux au cours de certaines opérations délicates. » (Deschamps.)

Deschamps a tourné la difficulté : il emploie le courant industriel de 110 volts non pas pour alimenter le galvanocautère, mais pour produire un courant dérivé qui alimentera l'instrument : « Le courant fourni par la compagnie d'éclairage est puisé de la même manière que celui destiné à alimenter une lampe portative. Il entre dans l'instrument par deux bornes à la tension ordinaire de 110 volts. A deux autres bornes on puise un courant transformé ayant une tension de 4 volts et une intensité suffisante pour rougir les plus gros galvanocautères.

« Je ne veux pas décrire en détail les dispositions de l'appareil qui m'a été construit à cet effet par Gaiffe. Il me suffira de dire qu'il est constitué par deux bobines : une première à fil fin et long, dans laquelle passe le courant à haute tension, et une seconde bobine à fil court et gros dans laquelle prend naissance par induction un courant de faible tension dont l'intensité et le voltage peuvent être calculés d'après le nombre de spires.

« L'appareil est en somme une bobine de Rhumkhorf renversée.

« Pour régler l'intensité[1] lorsqu'on emploie des cautères de faible dimension, on a intercalé sur le trajet du courant de sortie (celui qui doit être utilisé

___
[1] Il serait aussi simple de dériver le courant avec un shunt de résistance variable.

dans le galvanocautère) une résistance composée d'une petite bobine dans l'intérieur de laquelle on peut engager plus ou moins profondément un faisceau de fil de fer doux.

« L'appareil que je possède fonctionne admirablement bien. Il fait rougir avec une constance remarquable et sans qu'il se produise le moindre à-coup tous les cautères qu'on utilise en médecine. L'appareil ne demande absolument aucun entretien, est toujours prêt à fonctionner, et ne s'use pas en fonctionnant. »

Bibliographie.

Deschamps. Un nouvel appareil destiné à remplacer la pile du galvanocautère. *Annales d'ocul.*, 1893, t. CIX, p. 270.
Tripier. Applications de l'électricité à la chirurgie, 1874.
Imbert. Physique médicale, 1895.

CHAPITRE II

TUMEURS DES PAUPIÈRES ET DE L'ŒIL

462. Bernard, en 1852, raconte qu'il a traité un nœvus de la paupière au moyen d'un fil de platine chauffé au rouge par le galvanisme ; il plaça en croix dans la tumeur deux fils de platine, les chauffa au rouge, puis les retira après une demi-minute. Il s'ensuivit une diminution considérable du nœvus. Six mois après, il renouvela l'opération qui aboutit à la guérison complète de la tumeur.

463. Samelshon, Valériani, ont employé le galvanocautère au lieu du bistouri pour enlever de petits cancroïdes des paupières.

« J'ai employé une fois, dit Samelsohn, le galvanocautère pour enlever un cancroïde de l'angle interne à une dame à qui le bistouri inspirait une répulsion insurmontable. Mais je ne veux pas ériger ce cas isolé en méthode thérapeutique. »

Frohlich recommande le galvanocautère pour attaquer, surtout après le raclage, les néoplasmes tels que épithéliome, sarcome et autres, qui peuvent siéger sur les bords libres des paupières ou les angles de l'œil.

464. J'ai employé le galvanocautère pour cauté-

riser après ablation la surface d'implantation d'épithéliomes scléro-cornéens. Mais je ne vois pas dans ces cas quelle est la supériorité du galvanocautère sur le thermocautère, si ce n'est qu'il est plus facile à manier.

Bibliographie.

BERNARD. Nævus de la paupière guéri au moyen d'un fil de platine chauffé au rouge par le galvanisme. *Medical Times and Gazette*, 1852.

VALERIANI. Epithéliome de l'angle interne de l'œil guéri par le galvano-cautère. *Annali di ollalm.*, 1874.

FROHLICH. A propos de la galvanocaustique. *Archiv fur Augenheilkunde*, XVI.

MARTIN. Des applications du galvanocautère en chirurgie. *Congrès international de Londres*, 1881.

SAMELSOHN. Die Galvanokaustik in der Ophtalmochirurgie. *Knapps und Moos Archiv f. Augen. und Ohrenh*, III, 123.

ALT. Cas d'épithéliome récidivé enlevés par le galvanocautère *American Journal of ophtal.*, juin 1883.

CHAPITRE III

BLÉPHARITE

465. « Dans la blépharite ciliaire avec ulcérations, j'ai employé le galvanocautère, et ai par ce moyen obtenu des guérisons plus rapides qu'avec les caustiques chimiques ; la douleur était également bien moindre qu'avec tout autre moyen. » (Samelsohn.)

466. De même, Fieuzal, dans les ulcérations du bord ciliaire consécutives aux blépharites, préfère un léger attouchement avec le galvanocautère à l'emploi du nitrate d'argent ; l'opération est moins douloureuse, la réaction inflammatoire moins considérable et la guérison plus rapide.

CHAPITRE IV

CONJONCTIVITE ET KÉRATITE PHLYCTÉNULAIRE

467. Legroux cautérise la phlyctène conjonctivale ou kératique avec une fine pointe de galvanocautère. Il se sert comme source d'électricité d'un accumulateur Planté. Il approche le cautère à froid de l'œil du patient qui n'est nullement effrayé ; au moment où il touche la conjonctive, en pressant le bouton fixé au manche, il établit le courant : instantanément le fil de platine devient rouge et cautérise la phlyctène.

Après l'attouchement douche d'eau froide sur le point opéré.

CHAPITRE V

CONJONCTIVITE FOLLICULAIRE

468. Reich et Burchardt auraient employé avec succès la galvanocaustique dans cette affection si voisine du trachome que Michel, se fondant sur ses recherches bactériologiques, veut l'identifier à celle-ci.

Reich, avec un galvanocautère fin et pointu, fait la piqûre des follicules. Avec la cocaïne, cette intervention est presque indolore ; elle n'occasionne aucune réaction, si les piqûres ne sont pas très nombreuses. A l'endroit des piqûres on obtient des cicatrices qui sont très peu visibles même avec la loupe. Reich recommande de faire les cautérisations superficielles et peu nombreuses. Dans les cas aigus ou subaigus, la galvanocaustic doit être employée avec précaution. Dans les cas d'infiltration diffuse de la conjonctive avec symptômes inflammatoires, ceux-ci doivent être préalablement combattus. Après la cautérisation Reich fait un lavage au sublimé à 1/5000. Dans onze cas où il l'a employée, la galvanocaustique lui a donné de beaux résultats ; et cette méthode thérapeutique lui paraît la plus efficace de toutes celles qu'il a expérimentées.

Bibliographie.

SIMI. Expériences sur l'électricité dans les maladies conjonctivales. *Annali di ottalmologia*, 1877.

LEGROUX. Traitement de la phlyctène conjonctivale et kératique par la cautérisation galvanique. *Annales d'ocul.*, 1879, t. LXXXI, p. 181.

REICH. La galvano-caustique dans la conjonctivite folliculaire. *Klin. Monatsbl. de Zehender*, 1888.

BURCHARD. Guérison de la conjonctivite folliculaire par la galvano-caustique. *Deuts. militararz. Zeitsch*, 1889, n° 4.

CHAPITRE VI

DU TRAITEMENT GALVANOCAUSTIQUE
DES GRANULATIONS

469. Ce serait Korn de Breslau qui, le premier, aurait employé cette méthode. Quoiqu'il prône les résultats qu'il a obtenus comme excellents, il n'a pas exposé sa méthode en détail. D'ailleurs Korn employait la galvanocaustie plutôt comme complément du traitement habituel, et il se défend de l'intention de vouloir par ce moyen détruire le tissu conjonctival : il cherche tout au plus à exciter la régénération de l'épithélium.

470. Samelsohn, en 1872, emploie, au contraire, la pointe galvanocaustique pour détruire mécaniquement les grains trachomateux. Voici son procédé exposé dans une observation :

CXIII. — Une fille de dix-neuf ans, blonde et frêle, vient me trouver le 10 septembre 1870, avec une conjonctivite granuleuse de l'œil droit, dont elle souffre depuis dix ans.

De temps en temps elle a des poussées irritatives à la suite desquelles, chaque fois, la vue est un peu plus trouble. Les conjonctives tarsales sont épaissies et couvertes de granulations blanchâtres et gélatineuses. La malade avait déjà été soignée par tous les moyens usités et était restée cinq mois dans un hôpital.

Je me décidai à employer la destruction galvanocaustique des grains trachomateux.

Le premier jour je cautérise seulement deux grains dans lesquels je plonge la fine pointe du galvanocautère. La malade très timorée fut étonnée du peu de douleur causée par cette brûlure, alors que les douleurs que lui avaient causées d'autres cautérisations, comme celles du cuivre, étaient intolérables. Cette absence de douleur était pour moi la preuve que le galvanocautère avait seulement atteint le grain trachomateux. La réaction inflammatoire fut nulle. Une semaine après les deux grains cautérisés étaient complètement affaissés, et la cicatrice punctiforme à peine visible. Dans une seconde séance je cautérisai huit grains trachomateux, sans réaction inflammatoire. Espaçant mes cautérisations de huit jours en huit jours, j'arrivais ainsi en quatre mois à une guérison complète. Les granulations avaient disparu ; les cicatrices punctiformes qui en résultaient n'avaient nullement altéré la forme des cartilages tarses. Le résultat se maintient à cette heure, et de par l'éclaircissement de la cornée la vision est remontée à 1/2.

Dans cinq cas traités par ce procédé, Samelhson a obtenu des résultats analogues. Il se félicite surtout d'obtenir la guérison de granulations très volumineuses avec des cicatrices à peine visibles et sans déformation des cartilages. C'est là, pour lui, la supériorité de ce procédé et pour rendre celle-ci plus apparente, il rapproche ces paroles de Wecker :
« Le pronostic sera tout autre si la conjonctive est hérissée de véritables granulations. Il ne nous sera alors possible de rendre la conjonctive à son état

normal qu'après un traitement excessivement long, et nous ne pourrons que très rarement remédier à la production d'une foule de cicatrices qui sont la conséquence des véritables granulations. »

471. Hirschmann, en 1875, a publié ses expériences portant sur plus de cent cinquante cas. Il a trouvé que la cautérisation des grains trachomateux dans les cas invétérés, est souvent très utile, en abrégeant la durée du traitement. En général, cependant, les cautérisations galvanothermiques ne suffisent pas à amener une guérison complète, principalement lorsqu'il y a prédominance des excroissances papillaires de la conjonctive. En tout cas, ce traitement ne préserve pas des exacerbations.

472. Unterharsncheidt, qui a employé comme Hirschmann, la galvanocaustique dans le traitement des granulations, ne donne pas grande supériorité à cette méthode : la réaction, dit-il, est parfois moindre que celle qui suit la cautérisation avec une solution de nitrate d'argent, à 1 p. 100, et la douleur est momentanée.

473. Wicherkiewicz (congrès de Copenhague, 1884, séance du 16 août) trouve que la galvanocaustique est douloureuse à appliquer dans le trachome ; lorsque les grains trachomateux sont nombreux, il tient cette méthode pour peu avantageuse et a obtenu de meilleurs résultats par l'écrasement et l'expression du contenu des granulations.

Bibliographie.

Samelnson. Die Galvano-kaustik in der Ophtalmo-chirurgie. *Knapp et Moos Archiv für Augen. und Ohrenheilkunde,* III, 125.

HIRSCHMANN. Traitement galvano-caustique du trachome, 1875, en russe, *in Annales d'ocul.*, t. LXXVII, p. 263.

SIMPSON. Traitement galvano-caustique du trachome. *Edimburg medical journal*, avril 1883.

UNTERHARNSCHEIDT. Traitement du trachome par la galvanocaustique. *Klin. Monatsbl. fur Augenh.*, 1883.

FIEUZAL. De la galvanocaustique dans les granulations conjonctivales et les infiltrations de la cornée. *Bulletin des Quinze-Vingts*, 1887, p. 155.

CHAPITRE VII

TRAITEMENT GALVANOCAUSTIQUE
DES AFFECTIONS DES VOIES LACRYMALES

I. — Rétrécissements et dacryocystites

474. Constatant l'inefficacité trop fréquente des différentes manières de traiter l'oblitération du canal nasal, Restelli, en 1858, décrit un nouveau procédé qui consiste dans la cautérisation au moyen d'un fil de platine rougi par le courant électrique.

Restelli ouvre le sac lacrymal, dilate le canal et par l'orifice opératoire introduit profondément dans le canal un fil de platine qu'il porte à l'incandescence. Au bout de deux jours il enlève le fil qui entraine avec lui une escarre. Il fait ensuite des injections et des dilatations

Trois dacryocystites traitées par ce moyen ont guéri rapidement sans récidives.

475. Tavignot, en 1860, emploie la galvanocaustie pour obtenir l'oblitération complète des canaux lacrymaux.

Il explique la formation des tumeurs lacrymales par un désaccord survenu entre les propriétés chimiques des larmes et les propriétés physiologiques de la muqueuse naso-lacrymale : la muqueuse lacrymale cesse de tolérer le contact des larmes. Il propose donc, comme traitement, l'oblitération ou l'occlusion des conduits lacrymaux.

Cette occlusion, il l'obtient en faisant pénétrer deux stylets, l'un par le point supérieur, l'autre par le point inférieur jusque dans le sac où ils se mettent en contact. On les porte au rouge par un courant galvanique et le travail cicatriciel oblitère le conduit.

A la suite de cette opération, les tumeurs lacrymales disparaissent. Tavignot assure que le larmoiement disparaît aussi. J'avoue que je suis peu convaincu de la vérité de cette dernière assertion, surtout quand je le vois dire dans une publication ultérieure (1873) : « Le larmoiement est toujours moins prononcé qu'avant l'opération ; ce n'est que par un temps froid et humide que l'on constate un défaut d'équilibre entre la sécrétion et l'évaporation. »

476. De Wecker, dans la première édition de son traité (IIIe fascicule, paru en 1864) donne le dessin de deux petites pièces, l'une en forme de boule, l'autre se terminant en pointe, s'adaptant aux rhéophores d'une pile et destinées à la cautérisation du sac lacrymal et à l'oblitération des conduits lacrymaux : « L'emploi de cet instrument, est-il dit, est, sans contredit, préférable sous bien des rapports à celui du fer rouge ; en effet, l'instrument peut être introduit à froid dans la plaie, et les apprêts de l'opération n'ont en eux-mêmes rien d'effrayant pour le malade. Pourquoi donc la galvanocaustique, malgré sa supériorité incontestable, n'est-elle pas encore en faveur auprès des chirurgiens. »

477. Samelhson, en 1872, ignorant les travaux de Tavignot et de Wecker en France, emploie un procédé absolument identique pour le traitement des différentes affections lacrymales, l'oblitération des canalicules lacrymaux.

« La plus grande difficulté de l'opération, dont dépend tout le succès, consiste dans l'oblitération complète du canalicule conduisant au sac lacrymal. Que l'on oblitère l'orifice conjonctival, ou l'orifice inférieur s'abouchant dans le sac, cela ne me paraît pas avoir des conséquences différentes. Mais on arrivera mieux à l'oblitération du sac quand on oblitérera les conduits dans toute leur étendue ainsi que l'a fait Pagenstecher. L'anse galvanocaustique est le meilleur instrument à employer dans ces cas. On introduit le fil à travers le point lacrymal légèrement élargi jusque dans le sac et on le porte au rouge. Dans deux cas où j'employai ce procédé, je m'en trouvai très bien.

« S'il existe déjà une fistule lacrymale, on l'élargit un peu pour introduire dans l'intérieur du sac le fil de platine qu'on porte au rouge. La fistule est alors suffisante pour donner issue au pus qui se formera à la suite de la cautérisation. Mais si les canalicules lacrymaux sont déjà, comme habituellement, incisés et ouverts, on procédera plus sûrement en faisant pénétrer le fil de platine par la fistule et allant ensuite, au moyen d'une pince introduite dans le sac, l'attirer jusqu'à l'entrée du canal que l'on cautérise ainsi. Dans quatre cas j'ai employé ce procédé pour oblitérer le sac, et suis arrivé au but sans difficulté.

« Avant de me déterminer à entreprendre cette opération et à courir le risque de remplacer une inflammation périodique par un larmoiement continu, j'ai parcouru quelques observations de de Græfe qui ratifient l'emploi de ce procédé. Il enseigne qu'on peut avant l'opération, d'après la conformation du visage, présager avec vraisemblance des résultats de l'intervention. Chez un sujet à visage aplati, avec cavités orbitaires petites et très distantes l'une de l'autre, avec racine du nez peu saillante, l'oblitération du sac larymal entraînera une sécrétion de la glande lacrymale moindre que chez l'individu à figure étroite, à traits accentués ; aussi chez celui-ci, ne devra-t-on avoir recours à cette opération qu'en cas de nécessité absolue. Pour me convaincre de la réalité de ces faits chez un individu à figure étroite, à traits saillants, atteints de dacryocystite double avec sécrétion abondante et fistule lacrymale, j'ai pratiqué d'un seul côté l'oblitération du canal. Le larmoiement qui s'ensuivit fut tel que le patient se déclara très satisfait de la guérison seule de la fistule, de l'autre côté et préféra de beaucoup être astreint à exprimer fréquemment le contenu du sac qu'à essuyer continuellement les larmes. »

Ces tentatives diverses me paraissent n'avoir plus aujourd'hui qu'un intérêt historique.

II. — Fistule lacrymale.

478. Au contraire, le traitement galvanocaustique de la fistule lacrymale, tel que le décrit Samelsohn, est encore une chose d'actualité.

« La galvanocaustique permet au cautère de suivre toutes les sinuosités de la fistule, de la cautériser dans toute son étendue, tout en n'ayant qu'une action localisée. Quant à l'objection que le fil rougi peut engendrer une inflammation de voisinage, elle perd toute sa valeur, si on considère la minime étendue de la surface cautérisée. Avec l'emploi du galvanocautère, je n'ai jamais observé ces phlegmons qui ont été signalés à la suite de l'emploi du simple fer rouge.

479. « Quant au mode d'emploi, on commence par introduire une sonde (habituellement le n° 6 de Bowmann), pour tendre la paroi du sac. Ensuite, on enfonce le fil de platine dans la fistule par son ouverture externe jusqu'à ce que sa pointe vienne heurter la sonde. On fait passer le courant : un cri du patient et l'issue de quelques bulbes à l'ouverture de la fistule nous indiquent l'incandescence du fil. On interrompt alors le courant et on enlève le fil. La douleur est supportable et comparable à celle que produit l'introduction de la sonde de Bowmann. La croûte qui se forme tombe au bout de quelques jours, et après deux semaines au plus, on a une complète cicatrisation. Habituellement une seule cautérisation a suffi; exceptionnellement, et toujours dans des cas de fistule capillaire j'ai dû avoir recours quelque temps après à une seconde intervention. Cette opération n'entraîne aucune complication du côté des parois du sac, pas d'ectropion du point lacrymal inférieur, et semble diminuer l'écoulement muco-purulent du canal. »

III. — La cautérisation des canalicules de la glande lacrymale.

480. Bettremieux s'adresse directement à l'organe sécréteur : par l'oblitération d'une partie de ses canaux la glande doit perdre une partie de sa vitalité et l'excrétion lacrymale doit donc être diminuée.

Après cocaïnisation, la paupière inférieure étant bien renversée, et le patient dirigeant son regard fortement en bas et en dedans, on pratique dans la partie externe du cul-de-sac supérieur, à la surface de la glande lacrymale un certain nombre de cautérisations ponctuées superficielles.

Le malade accuse peu de douleur et dans les heures suivantes souffre d'une façon insignifiante. Ces cautérisations peuvent et doivent être faites à plusieurs reprises à intervalles de quelques jours.

Bettremieux croit que ces cautérisations, par le processus cicatriciel qu'elles provoquent, doivent entraîner l'obstruction ou du moins l'atrésie d'un certain nombre de canalicules excréteurs de la glande lacrymale, ce qui doit porter obstacle à l'écoulement du liquide lacrymal et déterminer secondairement une certaine atrophie de la glande, comme on a vu le fait se produire après des brûlures accidentelles ou par suite du processus cicatriciel qui succède à certaines conjonctivites granuleuses ou à des lésions diphtéritiques.

Bibliographie.

RESTELLI. Cure de l'oblitération du canal nasal au moyen de la cautérisation par la chaleur électrique. *Giornale d'oftalmologia Italiano*, 1858.

TAVIGNOT. La méthode galvanocaustique appliquée à la cure de la tumeur et de la fistule lacrymale. *Gazette des hôpitaux*, 1861, p. 42, 1862, p. 490, 1863, p. 22.

SAMELHSON. Die Galvano-kaustik in der Ophtalmo-chirurgie. *Knapp und Moos archiv f. Augen und ofrenh.*, III, 129.

BETTREMIEUX. Traitement du larmoiement par la galvanocautérisation des conduits excréteurs de la glande lacrymale à leur émergence dans le cul-de-sac conjonctival. *Journal d'oculistique du Nord de la France*, février 1893.

CHAPITRE VIII

LE GALVANOCAUTÈRE
DANS L'OPÉRATION DU PTÉRYGION

481. Hobbs vante l'emploi du galvanocautère dans le traitement opératoire du ptérygion. Il sectionne le ptérygion avec le galvanocautère ou cautérise avec le galvano la section faite au bistouri.

« Les échecs dans les opérations du ptérygion sont dus habituellement au rétablissement de la circulation artérielle.

« Le but des différentes opérations est d'empêcher l'apport sanguin à la tête cornéenne du ptérygion et d'amener ainsi son atrophie; on doit atteindre ce but tout en respectant, autant que possible, la conjonctive. Privée de ses vaisseaux propres, et se nourrissant seulement par imbibition sur la cornée, la tête du ptérygion ne peut conserver longtemps sa vitalité.

« La section du ptérygion au bistouri laisse quelquefois persister des petits vaisseaux assez nombreux pour assurer la nutrition de la tête sur la cornée où elle constituera une tache envahissante. Avec la section faite au galvanocautère, je n'ai jamais observé cette complication, si difficile à prévenir avec la section au bistouri ou aux ciseaux.

« Dans quelques cas, le mieux sera de combiner les deux méthodes comme je l'ai fait chez deux malades atteints de ptérygions très vasculaires et membraneux ; je sectionnai au bistouri comme à l'ordinaire et cautérisai ensuite au galvanocautère les lèvres de la plaie.

« ... Pour la section au galvanocautère on soulève le ptérygion avec une pince ou un crochet et on le sectionne complètement ; si l'adhérence à la sclérotique ne permet pas d'agir ainsi, on touche le corps du ptérygion avec la pointe chauffée à blanc, la retirant instantanément et répétant cette manœuvre jusqu'à section complète.

« Si la tête du ptérygion sur la cornée est large et étendue, on peut la cautériser comme s'il s'agissait d'une ulcération cornéenne sans craindre d'augmenter l'étendue de la cicatrice leucomateuse.

« J'ai fait quatorze fois cette opération et lui trouve les avantages suivants : elle est plus facile, n'entraîne aucune hémorragie, n'occasionne pas d'ecchymose, la plaie se cicatrise plus rapidement, ne cause presque pas de douleur et ne nécessite pas le port d'un bandage. »

Bibliographie.

Arthur Hobbs. The treatment of pterygia with the galvano cautery. Ophtalmic Record, juin 1894.

CHAPITRE IX

TRAITEMENT GALVANOCAUSTIQUE
DES STAPHYLOMES
CORNÉENS OU SCLÉRO-CORNÉENS

I. — Kératocone.

482. Critchett a traité avec succès plusieurs cas de
staphylomes pellucides par une méthode personnelle.
Celle-ci consiste à appliquer sur les points les plus
saillants du cône cornéen un galvanocautère chauffé
à une température basse *en évitant toute* perforation
de la cornée.

Il commence par mettre en contact avec la cornée
pendant cinq minutes environ, un cautère à peine
incandescent. Ce cautère est remplacé ensuite par
un autre dont la température est un peu plus élevée et qu'on laisse agir pendant deux minutes. Ce
traitement est peu douloureux. Il a pour effet de
transformer la pointe du kératocone en une excavation. Il se produit à la suite une espèce de ratatine-
ment de la cornée dû probablement à l'évaporation
de l'eau contenue dans ses cellules.

483. Elschnig recommande la cautérisation galvanique dans le kératocone en faisant, à partir du

centre une strie de cautérisation jusqu'au bord de la cornée afin de provoquer plus vite la néoformation des vaisseaux.

II. — Buphtalmos.

484. Rappelons que, dans les cas de buphtalmie incurable, de Wecker a employé la ponction galvanique pour amener la phtisie de l'organe et éviter ainsi d'être obligé de pratiquer l'énucléation.

III. — Staphylome scléral traumatique.

485. A la suite de la déchirure sous-conjonctivale de la sclérotique, il se produit une tumeur staphylomateuse grisâtre ou bleuâtre dans laquelle généralement est inclus l'iris et quelquefois le cristallin.

La suture immédiate des lèvres de la plaie paraît donner de bons résultats ; mais souvent on a affaire à de vieilles déchirures avec staphylomes volumineux. Schirmer dans ces cas-là a employé la galvanopuncture de l'ectasie scléroticale ; les résultats qu'il a obtenus, paraissent supérieurs à ceux donnés par toute autre méthode.

Ce procédé se recommande encore par sa simplicité, son innocuité et la facilité d'application.

Voici deux observations de Schirmer rapportées dans les thèses de Behme et de Wahlstabe.

CXIV. — En 1885, une jeune fille de vingt-trois ans reçut sur l'œil droit un morceau de bois. Quand elle se présenta à la clinique on constatait un staphylome à la partie antérieure de la sclérotique avec engagement et proéminence de l'iris dans l'intérieur de la tumeur. L'ouverture du staphylome et l'excision de l'iris n'amenèrent aucune amélioration. Le professeur Schirmer fit alors des cautérisations au galvanocautère ; elles furent répétées douze fois et amenèrent la disparition du staphylome. La guérison fut durable, puisque, revue trois ans après, la jeune fille ne portait pas de trace de tumeur.

CXV. — Homme de soixante-cinq ans, jardinier, précédemment tailleur de pierre, perdit en 1883, la vue de l'œil droit à la suite d'une blessure à l'œil par un fragment de pierre. Occlusion pupillaire complète.

En novembre 1888, il se heurte l'œil gauche avec violence ; hémorragie, syncope et perte absolue de la vision pendant huit semaines. Ultérieurement revint la perception lumineuse.

29 janvier 1889. O. D., leucome traumatique adhérent.

O. G., du côté interne en dessus de la cornée la conjonctive bulbaire forme une tumeur en forme de poire, qui s'étend obliquement en dessus du bord supérieur de la cornée sur une longueur de 8 millimètres. Une strie noirâtre traverse cette tumeur et paraît être la choroïde. La conjonctive bulbaire est rouge dans sa partie qui recouvre la tumeur.

La partie de la cornée avoisinante est légèrement trouble. Coloboma irien supéro-interne, irido-donésis. Pas de lésions ophtalmoscopiques, trouble dans le quart inférieur du fond de l'œil où peut-être se trouve le cristallin luxé.

V O. D. $= 0$; V O. G. $=$ compte les doigts à 0,25. Pas d'amélioration par $+$ 13.

L'atropine, le pansement compressif avec décubitus dorsal amènent une amélioration. Le 18 février, le malade compte avec $+$ 13 les doigts à 2 mètres. La tumeur a plutôt grossi que diminué, elle a 8 millimètres de lon-

gueur, 7 de largeur, et 6 en hauteur. On fait la paracenthèse du staphylome, et on excise une partie des lèvres
de la plaie que l'on réunit par une suture.

20 février. Cette opération n'a donné aucun résultat.

26. Première cautérisation galvanocaustique avec le fil
de platine : elle est faite, après instillation de cocaïne,
large et peu profonde ; occlusion et repos au lit.

1er mars. Pas de réaction inflammatoire, ni de douleur.

5 mars. Nouvelle cautérisation plus profonde.

10 mars. Le staphylome a bien diminué ; il ne mesure
que 3 millimètres de hauteur. Pas de réaction inflammatoire.

Le patient compte les doigts à 0,50, et avec + 13 à
5 mètres.

13 mars. Troisième cautérisation.

19. Quatrième cautérisation.

29. Le malade, qui jusque-là a gardé le lit, se lève. Une
escarre à peine plus élevée que le reste de la sclérotique
couvre la place où se trouvait le staphylome.

15 avril. Plus de trace de staphylome, il ne reste qu'une
cicatrice blanchâtre.

Avec + 12 le malade lit à 10 mètres le n° 60 de Jæger ;
avec + 18 il lit à 0,25 le n° 18 de Jæger.

Bibliographie.

CRITCHETT. Traitement du kératocone par la galvanocautérisation. *Société ophtalmologique du R.-Uni*, séance du 9 novembre 1883.

BEHME. Sur l'emploi de la galvanocaustique dans le staphylome partiel. Thèse, Greisfwald, 1886.

WAHLSTABE. Sur le traitement du staphylome scléral partiel
par la galvano-caustique. Thèse, Greisfwald, 1888.

ELSCHNIG. Du kératocone. *Klin. Monatsbl. f. p. Augenh.*, février
1884.

KNAPP. Cinq cas de kératocone traités par le galvanocautère.
Archiv of ophtalmology, octobre 1892.

CHAPITRE X

LA GALVANOCAUSTIQUE DANS LE TRAITEMENT
DES KÉRATITES

I. — Kératite vasculaire, pannus.

486. — Le galvanocautère pourra servir à faire la péritomie ignée. Battesti, qui rapporte plusieurs cas de pannus granuleux ou scrofuleux traités avec succès par la péritomie ignée, fait valoir combien cette opération est simplifiée et rendue facile par l'emploi du galvanocautère.

« Nous pensons que la galvanocaustique trouvera un large emploi dans les cas de pannus de la cornée et remplacera avantageusement l'abrasion conjonctivale. Dans cette circonstance, on peut se servir du fil incandescent à la manière d'un couteau en l'insinuant sous la conjonctive que l'on soulève à l'aide d'une pince. »

II. — Kératite ulcéreuse.

487. « Dans les affections ulcéreuses et indolentes de la cornée, surtout lorsqu'elles se compliquent

dans leur période de réparation partielle, d'une pul·
lulation notable de la couche épithéliale sur l'un des
bords de l'ulcère, un attouchement rapide avec la
pointe galvanique, peut notablement abréger la
marche traînante de l'affection.

« Dans les cas d'ulcères rongeants, non compliqués d'hypopion, un arrêt dans les progrès du mal
peut être obtenu au moyen de la cautérisation galvanique. Toutefois, s'il s'agit d'un véritable ulcus
rodens, résultant de l'infection d'une lésion cornéenne avec complications d'hypopion, nous préfé-
rons de beaucoup la kératomie. Ce n'est que lorsque
l'opération de Sœmisch a dû être exécutée très am-
plement, et qu'en dépit de la réouverture de la plaie
et du pansement antiseptique on voit que l'infiltration purulente de la cornée continue sa marche progressive, qu'on procède à une nouvelle ouverture de
la section cornéenne au moyen du petit couteau
galvanique qu'on promène dans toute l'étendue de
la plaie laissée par la kératomie sans pénétration
dans la chambre antérieure. » (De Wecker et Masselon.)

488. Nieden proclame la supériorité de la galvanocaustique dans les ulcères de la cornée : « Elle
procure la désinfection d'une manière parfaite, ce
qui est prouvé par le nettoyage du fond de l'ulcère,
et favorise la réparation qui se montre presque immédiatement après l'opération (humeur aqueuse
plus claire, dilatation de l'iris, résorption de l'hypopion).

« Elle remplace dans la plupart des cas, la kératotomie. Si cela est nécessaire, l'anse incandescente

peut opérer l'ouverture de la chambre antérieure à travers le fond de l'ulcère. L'opération n'est presque pas douloureuse, se fait sans narcose, sans écarteur des paupières, sans assistance. »

Les expériences sur lesquelles Nieden se fonde comprennent les 100 premiers cas d'ulcère qu'il a traités par la galvanocaustique. Il y avait là 83 ulcères graves, dont 3 rongeants, avec 68 p. 100 d'hypopion. 82 fois une séance unique de cautérisation a suffi ; 12 fois il a fallu recommencer, et dans 6 cas on a dû recourir de 3 à 6 fois à la cautérisation ignée avant d'arrêter le processus.

« La névralgie ciliaire disparaît rapidement. La guérison s'obtient dans un espace de temps de moitié plus rapide que par n'importe quelle autre méthode et avec des opacités bien moins prononcées. 93 fois une macule cornéenne a persisté, 7 fois un leucome. Aucun œil ne s'est perdu par phtisie. La durée du traitement a été en moyenne de treize jours. »

489. Frohlich s'appuyant sur ses observations cliniques et sur ses expériences sur les animaux, déclare que la galvanocaustique n'engendre pas d'inflammation, mais est, au contraire, un puissant stimulant pour les processus de réparation et de régénération de la cornée.

490. Le galvanocautère est-il supérieur au simple ferrum candescens ? *That is the question.* Je ne me charge pas de la résoudre. Dans les ulcères de la cornée, de préférence je déterge la plaie avec la pointe du galvanocautère ; j'ai souvent aussi employé et vu employer le fer rouge. Le galvanocautère est pré-

férable surtout parce qu'il ne s'éteint pas rapidement au contact de la plaie et que la cautérisation est plus rapide, plus profonde, plus régulière.

Bibliographic.

NIEDEN. La galvanocaustique dans la thérapeutique oculaire. *Congrès de Copenhague*, 1884.

NIEDEN. De l'emploi de la galvanocaustique en thérapeutique oculaire spécialement dans les cas de processus destructif de la cornée. *Archiv fur Augenheilkunde*, t. XIV, p. 336.

NIEDEN. Du rôle de la fluoroscéine dans l'application du galvanocautère. *Cent. fur p. Augenheilkunden*, mai 1891.

FROHLICH. A propos de la galvanocaustique. *Archiv fur Augenheilkunde*, XVI.

DE WECKER et MASSELON. Emploi de la galvanocaustique en chirurgie oculaire. *Annales d'oculistique*, 1882, t. LXXXVII, p. 39.

CHAPITRE XI

OPÉRATIONS PRATIQUÉES SUR L'IRIS AU MOYEN
DU GALVANOCAUTÈRE

491. Tavignot avait proposé d'opérer l'iridectomie par la galvanocaustique : dans ce but, il avait fait construire un galvanocautère dont la pointe seule n'était pas recouverte de substance isolatrice : on pouvait donc agir sur l'iris sans blesser la cornée. Il voyait dans ce procédé l'avantage de ne pas avoir d'hémorragie et de ne pas ébranler le cristallin, dans les cas de synéchies, par des tiraillements exercés sur l'iris. Il décrit son procédé, mais ne donne aucune observation.

Je crois ce procédé inapplicable dans les cas où le cristallin est en place, car indubitablement la capsule antérieure serait lésée par la pointe du galvanocautère.

492. Martin pense que cette méthode pourra donner des résultats dans les occlusions pupillaires consécutives à l'extraction de la cataracte : « Des expériences nombreuses sur les animaux font espérer que le cautère introduit dans la chambre antérieure et porté au rouge parviendra à créer une pupille artificielle suffisamment large, sans tendance

à une occlusion consécutive, par exemple après extraction de cataracte avec fermeture de l'ouverture irienne et lorsque les masses exsudatives épaisses font craindre une iritomie sans résultat. Le galvano-cautère brûle l'iris sans atteindre la cornée et ne provoque aucune irritation du corps vitré qui ne se coagule pas. »

493. L'emploi du galvanocautère sera très utile dans les hernies ou enclavements iriens ; on évitera par ce moyen de tirailler sur l'iris et on atteindra l'enclavement aussi petit qu'il soit.

Bibliographie.

TAVIGNOT. De l'opération de la pupille artificielle à l'aide de la cautérisation galvanique. *Moniteur des hôpitaux*, 1857, p. 950.

MARTIN. Perfectionnement du galvanocautère et de ses applications en chirurgie oculaire. *Congrès périodique international des sciences médicales.* Londres, 1881.

CHAPITRE XII

TRAITEMENT GALVANOCAUSTIQUE DU DÉCOLLEMENT
DE LA RÉTINE

494. En 1881, de Wecker et Masselon firent des expériences pour connaître le degré de réaction des membranes oculaires aux piqûres du galvanocautère.

Leurs essais démontrèrent que, suivant la largeur de l'instrument employé, on obtient une fistule qui peut persister de six à dix jours, que la guérison de ces fistules (pratiquées en arrière) laisse voir à l'ophtalmoscope une cicatrice analogue aux ruptures choroïdiennes, et qu'enfin dans aucun cas des hémorragies intra-oculaires ne se produisent à la suite de la galvanopuncture.

De Wecker employait un couteau ou un fil de platine chauffé au rouge cerise : la piqûre doit être faite à 1 centimètre au moins du bord cornéen et au-dessous du bord inférieur du droit externe. On a ainsi le double avantage : 1º de pénétrer dans l'intérieur de l'œil assez loin du corps ciliaire pour ne pas avoir à craindre de le blesser ; 2º d'enfoncer la pointe dans un endroit dépourvu de tissu cellulo-graisseux qui diminuerait l'incandescence.

26

495. Partant de ces recherches Abadie essaya, en produisant des adhérences artificielles, de fixer la rétine décollée aux membranes sous-jacentes. Pour arriver à ce résultat il ponctionnait la sclérotique et la choroïde, en arrière de la région ciliaire, avec un couteau étroit de platine qu'il porte au rouge par la pile. Il perfore ainsi les enveloppes de l'œil, le liquide sous-rétinien s'échappe et au niveau de la perforation une inflammation adhésive se produit qui maintient la rétine en place.

Dans six cas où il s'agissait de décollements anciens très étendus, il n'y eut qu'une amélioration passagère, mais dans deux cas où le décollement était limité il y eut résultat satisfaisant qui s'est maintenu.

Bibliographie.

Abadie. Traitement du décollement de la rétine par la galvano-puncture. *Gazette hebdomadaire*, 9 décembre 1881.

de Wecker et Masselon. Emploi de la galvanocaustique en chirurgie oculaire. *Annales d'oculistique* 1882, t. LXXXVII.

CINQUIÈME PARTIE
L'AIMANT EN CHIRURGIE OCULAIRE

CHAPITRE PREMIER
LES INSTRUMENTS

496. Les aimants naturels sont aujourd'hui complètement abandonnés pour l'extraction des corps étrangers de fer ou d'acier implantés dans l'œil.

497. Les aimants artificiels employés peuvent être rangés en trois groupes : les petits aimants, type le bâton aimanté de Collin ; les électroaimants facilement maniables, type, l'électro-aimant d'Hirschberg ; les aimants fixes volumineux, type, l'électroaimant de Haab.

A. — *Les petits aimants.*

498. Le type est le bâton aimanté de Collin.

Il se compose d'un petit cylindre aimanté long de 2 centimètres, large de 2 à 3 millimètres ; il est d'un prix peu élevé, d'un transport facile. Il serait assez puissant pour pouvoir attirer toutes les particules métalliques contenues dans l'intérieur de l'œil : « Nous avons constaté en effet à plusieurs reprises qu'il pouvait facilement soulever des morceaux de fer pesant 2 grammes, puissance bien suffisante pour les besoins de la pratique ophtalmologique (Yvert). »

B. — *Les électro-aimants facilement maniables.*

499. Nous décrirons les différents modèles de Hirschberg, Snell, Frohlich, Sulzer. Ils se ressemblent beaucoup, sauf celui de Sulzer qui présente la particularité d'agir à la fois par ses deux pôles.

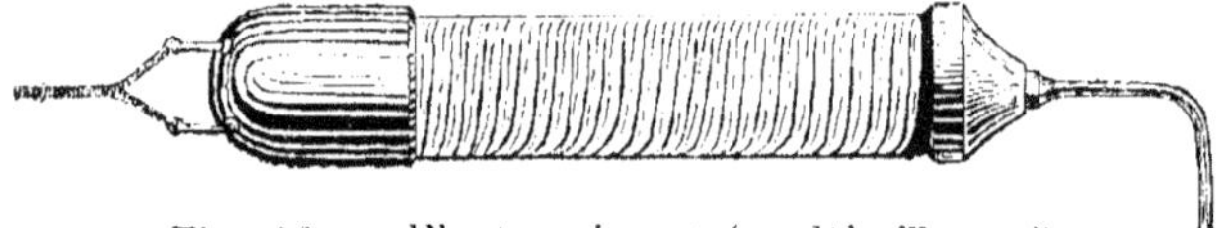

Fig. 16. — Électro-aimant (modèle Trouvé).

L'électro-aimant de Snell consiste en un noyau de fer doux environné par des spires de fil de cuivre et enfermé dans un manche en bois. A l'une des extrémités sont fixées deux poupées recevant les fils de la pile. L'autre extrémité est effilée et peut recevoir des pièces en forme d'aiguilles droites ou courbes, qui se vissent sur le noyau de fer doux. Mis en action par une batterie au bichromate de potasse avec une aiguille de 2 pouces il porte 175 grammes, avec une aiguille de 3 à 5 trentièmes de pouce sur 1/2 de largeur il porte de 11 à 20 onces; appliqué sans aiguille directement sur l'œil, il agit comme aimant ordinaire.

500. L'électro-aimant de Frohlich est un cylindre

de fer doux de 7 millimètres de diamètre, sur 13 centimètres de long. Le noyau, isolé au moyen de résine, est entouré d'une quadruple couche de fil de cuivre roulé en spirale (500 tours). Les deux bouts de la spirale sont en communication à l'une des extrémités du noyau avec les fils conducteurs aboutissant aux pôles d'une pile au bichromate. On arme l'autre extrémité d'une aiguille nickelée droite ou courbe dont la pointe a une force de sustentation de 40 grammes.

501. Dans l'instrument de Hirschberg le courant est fourni par une pile de Grenet de 1 litre 1/2 de contenance.

« Le fil qui entoure en cinq à six couches la pièce de fer doux ne doit pas être trop fin pour ne pas opposer trop de résistance au passage du courant. Les deux extrémités du noyau sont courbées pour qu'il soit plus facile de les introduire dans l'œil : l'une a 2 millimètres 1/2, l'autre 1 millimètre 1/2 d'épaisseur. Habituellement on se servira de la pointe la plus épaisse. Exceptionnellement, quand il s'agira par exemple d'opérer dans le cristallin, on emploiera la fine pointe.

« L'appareil est toujours essayé avant l'opération : les pointes sont rendues aseptiques.

« Cet appareil porte un poids de 150 à 200 grammes; c'est plus que suffisant pour extraire des éclats métalliques de 10 à 30 milligrammes en moyenne, exceptionnellement ils peuvent atteindre 150 ou même 500 milligrammes.

« Dans mes premières expériences, alors que j'employais un électro-aimant portant seulement

50 grammes, j'ai pu me convaincre que cette force magnétique était suffisante pour attirer des éclats de fer ou d'acier de 1 à 5 millimètres de longueur placés à une distance de 5 millimètres et au delà,

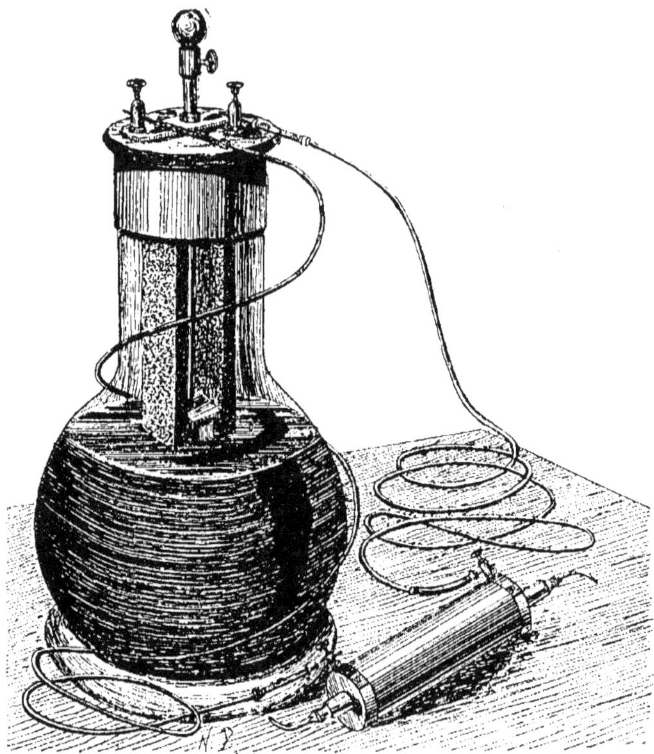

Fig. 17. — L'électro-aimant d'Hirschberg.

même lorsqu'ils étaient plongés dans une solution de gomme ou d'albumine de consistance égale à celle du vitré.

« Cet électro-aimant pèse 250 grammes, il est long

de 7^{cm},5, large de 1^{cm},5, et par conséquent facilement maniable.

« J'ai fait cependant construire un nouveau modèle dans lequel l'électricité est fournie par une batterie de 5 éléments et qui supporte des poids de 570 grammes; des pointes de différentes formes et grosseurs pouvant se visser à ses extrémités complètent l'arsenal.

502. On a fait ressortir, ajoute Hirschberg, qu'un éclat de fer dans l'intérieur de l'œil peut devenir magnétique, et être repoussé au lieu d'être attiré, lorsqu'on approche par exemple le pôle nord de l'aimant, du pôle nord de l'éclat. Cette idée me paraît erronée. On prend un petit morceau de fer martelé, qu'on aura par exemple extrait de l'intérieur de l'œil, une plume d'acier, ou un débris analogue; on le magnétise en le mettant en contact avec l'extrémité de l'aimant : cependant l'autre extrémité de l'aimant l'attire. »

Malgré cette assertion, pour éviter la possibilité d'un pareil inconvénient, Sulzer donne au noyau de fer doux de l'électro-aimant la forme d'un fer à cheval à branches rapprochées. La pointe qui forme les deux pôles est composée de deux parties soudées et séparées magnétiquement par du cuivre. Du côté opposé, elles s'écartent en forme de fourche dont les deux dents s'emboîtent dans les branches du noyau.

C. — *Electro-aimants fixes.*

503. Hirschberg n'est pas partisan des aimants colossaux, tels que celui employé par Voltolini pour

extraire un corps étranger de la trachée et qui soulevait 20 livres. De tels instruments peuvent produire des désordres graves dans l'œil.

Schmitt-Rimpler, Haab, recommandent au contraire l'emploi du grand aimant placé devant l'œil ; le procédé a réussi à Schmitt-Rimpler, dans la moitié des cas ; il a réussi 15 fois sur 21 entre les mains de Haab.

Cependant Schmitt-Rimpler signale qu'avec ces aimants il lui est arrivé de voir une fois le corps étranger sortant de l'œil arracher un segment de l'iris, et consécutivement la perte de l'organe fut complète.

504. L'électro-aimant de Haab consiste en une barre cylindrique de fer doux de $0^m,60$ de longueur et de $0^m,10$ d'épaisseur, qui se termine des deux côtés en un bout conique qu'on peut dévisser et stériliser. Ce noyau de fer est entouré de 2 bobines de $0^m,23$ de diamètre parcourues par un courant de 50 à 60 volts de tension avec 6 à 7 ampères d'intensité. Le courant est fourni par une dynamo.

Cet aimant qui pèse 138 kilogrammes est mobile autour d'un axe vertical sur un support en bois de 1 mètre de hauteur. En rapprochant le bout conique de cet aimant de la porte d'entrée du corps étranger ou en l'enfonçant même légèrement dans la plaie, on peut extraire du vitré ou de la rétine, ou du moins attirer jusque derrière l'iris des parcelles métalliques de $0^{gr},02$. Une fois là, on peut les extraire complètement par une incision cornéenne en introduisant la petite pointe de l'aimant d'Hirschberg. On évite ainsi la nécessité de fouiller le corps vitré à l'aveuglette avec l'électro-aimant.

CHAPITRE II

CORPS ÉTRANGERS MÉTALLIQUES
DES VOIES LACRYMALES

505. Magawly, de Saint-Pétersbourg, raconte que deux fois il lui est arrivé de briser la lame du couteau de Weber dans le canal lacrymal. Dans le premier cas, la pointe seule était brisée ; elle resta dans le canal sans occasionner aucun trouble. Mais dans le second cas, il resta dans le canal un morceau d'acier de 3 millimètres de longueur qu'il ne put extraire avec des pinces. Ce corps étranger occasionna une dacryocystite et une fistule et il fallut recourir à une intervention opératoire. Ne trouvant pas le corps étranger, Magawly employa l'aimant avec lequel il parvint à l'extraire à travers la plaie cutanée. La fistule guérit alors rapidement.

506. Le même accident est arrivé à Ammundsen. La pointe du couteau de Weber se brisa et resta dans le canal où elle occasionna une violente dacryocystite.

Ammundsen fendit largement le point lacrymal, et introduisit la pointe de l'électro-aimant avec laquelle il put retirer la pointe d'acier.

CHAPITRE III

CORPS ÉTRANGERS MÉTALLIQUES DE LA CORNÉE

507. L'extraction des corps étrangers de la cornée se fait généralement soit avec l'aiguille à cataracte, soit avec la gouge. Mais quand on a affaire à des débris de fer ou d'acier un peu volumineux et enfoncés profondément dans le parenchyme cornéen, ce procédé peut devenir dangereux, car si on attaque le corps étranger par son extrémité antérieure au lieu de le dégager, on risque de le faire tomber dans la chambre antérieure. Aller l'attaquer par sa face postérieure en faisant une contre-ponction dans la chambre antérieure, de façon à le repousser d'avant en arrière, est une opération peu commode et inutile. En effet, dans ces cas, l'emploi de l'électro-aimant simplifiera considérablement la besogne de l'opérateur en même temps qu'il fera courir moins de risque à l'organe blessé.

508. Voici quelques observations d'Hirschberg montrant l'avantage de ce mode opératoire.

CXVI. — Un ouvrier de vingt-six ans, a reçu la veille un éclat d'acier dans l'œil gauche en martelant sur l'enclume. Il se présente le 29 décembre 1882 : la vision est intacte, mais l'œil un peu enflammé. Dans la partie inférieure de la cornée, un peu en dedans se trouve implanté un morceau d'acier de 2 millimètres. Son extrémité antérieure enfoncée dans le parenchyme ne peut être saisie avec des pinces ; son extrémité postérieure fait saillie dans la chambre antérieure. Après fixation de l'œil, légère incision de la cornée sur le corps étranger, et application de la pointe de l'aimant qui entraine avec elle le corps du délit. Celui-ci pesait 1 milligr. 3, et avait 2ᵐ,3 de longueur sur 1ᵐ, 5 de largeur. La guérison fut rapide et il ne resta qu'un léger albugo au siège du traumatisme.

CXVII.—L..., trente ans, vient me voir le 26 juillet 1883. Son médecin avait essayé sans résultat à 25 reprises différentes de lui extraire un morceau d'acier implanté dans la cornée ; celui-ci triangulaire est profondément enfoncé et fait saillie dans la chambre antérieure. L'œil fixé avec une pince, légère incision des couches superficielles de la cornée en dessus du corps étranger et application de l'aimant. Le débris d'acier ainsi extrait pesait 3 milligrammes. Le malade rentra chez lui le même jour.

CXVIII. — Jeune homme de dix-sept ans, vient me voir le 18 octobre 1884, souffrant depuis trois semaines d'une inflammation de l'œil survenue à la suite d'une blessure faite par un morceau d'acier détaché du marteau pendant le martelage.

La vision est intacte ; iritis intense. Au bord scléro-cornéen du méridien horizontal, trainée cicatricielle blanchâtre. A l'éclairage oblique, on voit dans le parenchyme scléro-cornéen, un débris d'acier noirâtre dont une des extrémités fait saillie dans la chambre antérieure et vient toucher et irriter l'iris ou le corps ciliaire.

Le 19 octobre, après narcose, on applique l'électro-aimant; l'issue ayant été facilitée par une légère incision des lames de la cornée, on retire le corps étranger avec l'aimant sans vider la chambre antérieure. Guérison en

trois jours. Le corps du délit avait 2 millimètres de long,
0,5 de large et pesait 4,5 milligrammes.

509. L'emploi des électro-aimants puissants pour
l'extraction des corps métalliques de la cornée
serait une pratique extra-médicale employée depuis
longtemps.

« Me promenant un jour dans une grande manu-
facture de câbles télégraphiques, l'idée me vint de
demander à quoi pouvaient servir de puissants électro-aimants que j'aperçus. J'appris alors que les
employés, quand ils avaient un œil blessé par un
éclat de fer ou d'acier, au lieu de recourir à une
intervention étrangère, avaient l'habitude d'écarter
les paupières et d'approcher l'œil blessé du pôle
d'un puissant électro-aimant avec ce résultat constant que le morceau, si petit qu'il fût, abandonnait
immédiatement la cornée. » (Mac-Hardy, *British
med. journal*, mai 1881.)

510. L'emploi de l'électro-aimant permet souvent
de pratiquer l'extraction sans vider la chambre antérieure, quoique le corps étranger ait traversé la
cornée de part en part.

511. Les paillettes de fer ou d'acier dans la cornée
s'entourent rapidement d'une couche de rouille, en
sorte que si, après l'extraction du corps étranger,
on n'enlève pas par grattage le dépôt d'oxyde de fer,
on pourra avoir un tatonage de la cornée.

D'après les expériences de Gruber[1] sur les animaux, le fer complètement oxydé sous forme de

---

[1] GRUBER. Dépôts de rouille dans la cornée; *Graefes Archiv*,
1894, XXX, 2, p. 154.

sesquioxyde serait parfaitement supporté par la cornée à cause de son insolubilité dans les liquides organiques. Ainsi s'expliquerait la tolérance de l'œil pour l'anneau de rouille qui reste dans la cornée après l'extraction d'un éclat de fer.

Autour d'une paillette de fer dans la cornée, la rouille se dépose en couches concentriques, et cela rapidement, puisque Gruber a pu constater la présence de l'anneau de rouille cinq minutes après la pénétration du corps étranger.

CHAPITRE IV

CORPS ÉTRANGERS MÉTALLIQUES[1] DANS LA CHAMBRE ANTÉRIEURE

512. « La meilleure indication de l'emploi de l'électro-aimant en pareil cas, nous dit Hirschsberg, c'est que, tandis que le corps étranger est visible dans la chambre antérieure pleine, souvent il n'est plus visible quand la cornée est ouverte et l'humeur aqueuse évacuée. »

Voici deux cas rapportés par lui :

CXIX. — Le 22 octobre 1879, vient me trouver un forgeron qui avait perdu la vue de l'œil gauche à la suite d'une blessure remontant à l'année précédente. La veille un nouveau traumatisme avait atteint cet œil. Au fond de la chambre antérieure était un corps étranger volumineux : trouble du cristallin de date ancienne ; légère inflammation de l'œil. Je fais à la cornée à son bord inférieur une incision comprenant environ 1/4 du grand cercle. Après avoir tenté inutilement de saisir le corps métallique avec les pinces, j'introduis la pointe de l'électro-aimant, et tenant le lambeau cornéen légèrement soulevé j'extrais un morceau de fer de 20 milligrammes. Guérison rapide.

---

[1] Par corps métalliques qu'il soit entendu que nous désignons seulement les débris de fer, de fonte ou d'acier.

Dans le second cas, il s'agissait d'un corps métallique qui était resté trente-deux ans dans la chambre antérieure.

CXX. — H..., conducteur de train, vient me voir pour la première fois le 6 décembre 1883. Je découvre dans son œil droit, qui ne compte les doigts qu'à deux pieds, un morceau de fer au fond de la chambre antérieure. Inflammation périkératique, légère cicatrice cornéenne avec synéchie antérieure et cataracte. Le patient avait déjà consulté plusieurs spécialistes ; aucun n'avait remarqué la présence du corps étranger. En l'interrogeant, je finis par découvrir que trente-deux ans plus tôt, alors qu'il exerçait la profession de serrurier, il reçut un débris d'acier dans l'œil droit. A la suite de cet accident, l'œil resta enflammé un certain temps.

Le 10 décembre, opération sans narcose ; incision cornéenne inférieure ; après avoir détaché la synéchie, j'introduis l'aimant sans résultat. Iridectomie et nouvelle introduction de l'aimant, la concavité dirigée en bas et en arrière : j'arrive alors à extraire le débris d'acier enfoncé dans le vitré (il pesait 10 milligrammes). Au moment de l'extraction le malade accuse la douleur caractéristique. Le vitré n'était pas ouvert, mais vraisemblablement le corps étranger avait déchiré le ligament suspenseur de la lentille dans la partie inférieure. La guérison se fit rapidement, mais la chambre antérieure, dans sa portion inférieure, était plus étroite. Malheureusement le malade pour ne pas perdre ses droits à la retraite et reprendre ses fonctions hâta mon intervention, et le 29 décembre, je lui enlevai son cristallin par une incision inférieure, je n'obtins pas une pupille nette. Je dus lui faire ultérieurement une iridectomie interne avec capsulotomie. Avec un verre de 4 pouces, il comptait, quand il partit, les doigts à 4 pieds ; depuis sa vue s'est améliorée.

513. L'emploi de l'électro-aimant est encore indiqué lorsque avec la pince on ne parvient pas à saisir la paillette métallique, ou lorsque celle-ci, enclavée au pourtour de la chambre antérieure, glisse entre les mors de la pince et exigerait, pour son extraction, des manœuvres longues et difficiles.

CXXI. — A. D..., vingt-six ans, a reçu huit jours auparavant dans l'œil gauche un éclat de fonte qu'il ne suppose pas être resté dans l'œil.

Depuis quarante-huit heures, rougeur et douleur.

En regardant l'œil obliquement on découvre la cause de cette inflammation consistant en une petite paillette de fer de 2 millimètres, incrustée en haut entre la cornée et l'iris à 2 millimètres du diamètre vertical de la cornée. Elle paraît engagée par son extrémité antérieure dans les lamelles profondes de la cornée tandis que l'autre extrémité est en contact avec l'iris.

La cornée incisée on saisit avec la pince à iridectomie le corps étranger ; mais l'extraction ne peut réussir, soit que la parcelle métallique ne puisse être assez fortement saisie, soit qu'elle échappe aux mors de la pince.

On introduit alors l'électro-aimant, qui à peine introduit entre les lèvres de la plaie cornéenne attire la paillette métallique. Guérison sans incident. (Dujardin, citée par Dubuis.)

CHAPITRE V

CORPS ÉTRANGERS MÉTALLIQUES DE L'IRIS

514. Les corps étrangers de l'iris, surtout quand ils sont petits, seront très souvent extraits en excisant la portion de l'iris où ils sont implantés. Mais, dans d'autres cas, soit qu'on veuille éviter l'iridectomie, soit que le volume du corps étranger rende le résultat de l'opération douteux, on aura recours à l'électroaimant.

CXXII. — Un homme de vingt-neuf ans, frappant de l'acier sur de l'acier, reçoit le 29 février 1882, un débris métallique dans l'œil droit. Il continue à travailler, mais le soir son œil était très enflammé. Il vient me trouver le 2 mars. La vision est réduite à 1/20 ; sur la cornée, un peu en haut, trace du passage du corps étranger sous forme de cicatrice blanche. L'iris est enflammé ; un flocon de pus occupe le fond de la chambre antérieure. Un peu en dessus de la partie supéro-interne du bord pupillaire est enfoncée dans l'iris une paillette d'acier de 5 millimètres de long. Son extrémité libre a un éclat métallique ; toute la partie de l'iris avoisinant le point d'implantation est recouverte d'un exsudat. Pas de troubles cristalliniens.

Le malade ne pouvant rester à la clinique ce jour-là, je fis un simple pansement. La pupille fut ensuite dilatée par l'atropine afin de savoir si le corps étranger avait blessé la capsule du cristallin, et si la formation d'une cataracte n'était pas à craindre.

Le lendemain 3 mars, soit soixante-dix heures après l'accident, je procédai à l'opération. L'inflammation, le trouble de la chambre antérieure avaient augmenté ; l'hypopion était comme la veille. Le corps étranger semblait entouré d'un flocon purulent.

Incision cornéenne supéro-interne de 8 millimètres de longueur ; introduction de l'aimant qui ramène le corps étranger. Une légère portion de l'iris qui s'était engagée dans la plaie est excisée. La guérison fut rapidement obtenue. Le cristallin est resté transparent ; le malade lit de petits caractères. La parcelle métallique avait 5 millimètres de long sur 1 de large ; elle pesait 15 milligrammes. (Hirschberg.)

515. Dans deux cas analogues, Rothmund et Mac Hardy employèrent des électro-aimants très forts pouvant porter plusieurs livres : par leur action on faisait tomber le corps étranger de l'iris dans la chambre antérieure, d'où il fut ensuite extrait. Dans les deux cas, soit que la capsule ait été ouverte par le corps étranger, soit par suite de la violence magnétique exercée, il y eut cataracte. Aussi Hirshberg repousse-t-il l'emploi de ces aimants colossaux et s'en tient-il aux petits modèles.

CHAPITRE VI

CORPS ÉTRANGERS MÉTALLIQUES DU CRISTALLIN

516. Dans les cas où une parcelle de fer s'est logée
dans le cristallin, si l'on emploie un fort aimant, on
peut faire tomber le corps étranger dans la chambre
antérieure d'où il sera extrait ainsi que nous l'avons
indiqué. L'emploi d'un aimant volumineux agissant
appliqué sur l'œil est préférable lorsque la parcelle
métallique est profondément implantée ou cachée
dans les masses cristalliniennes déjà opacifiées. On
pourra l'essayer même dans les cas douteux, lorsqu'on ne sera pas certain de la présence de la paillette de fer dans le cristallin.

Si l'on emploie l'électro-aimant d'Hirschberg ou
tout autre modèle analogue, on fait d'abord une
incision cornéenne à travers laquelle on amène la
pointe aimantée en contact avec le cristallin.

L'opacification cristallinienne est la suite inévi-
table de ces accidents.

CXXIII. — Le 28 décembre 1882, un ouvrier, âgé de
trente ans, se présente accusant depuis quelques jours
une diminution de la vision de l'œil gauche. Cet œil
compte à peine les doigts. Le cristallin est opaque surtout
dans sa portion interne ; on aperçoit dans la capsule an-

térieure vers le bord inféro-externe de la pupille un morceau de fer que la pupille recouvre quand elle se contracte. En dessus du corps étranger, cicatrice cornéenne
blanchâtre, linéaire.

30 décembre, opération. Il s'agissait d'éviter toute
hémorragie qui aurait pu cacher le corps étranger, et de
parachever l'opération avec le même instrument de façon
que la chambre antérieure ne se vide pas. Je magnétise
donc un couteau à cataracte en l'approchant de la pointe
de l'électro-aimant, et je ponctionne en haut et en dedans vers le bord de la pupille dilatée. A travers la capsule, je dirige la pointe de l'instrument vers le corps
étranger. Celui-ci est immédiatement attiré par la lame
magnétique et extrait avec quelques masses cristalliniennes à travers la porte d'entrée un peu agrandie. Soit
par massage à travers les paupières, soit par la curette de
Græfe, je fis sortir les masses cristallines ; j'obtins une
pupille noire et un excellent résultat visuel. (Hirschberg.)

517. Dans un autre cas analogue, Hirschberg laissa
le cristallin en place, comptant sur sa résorption.
Quarante-huit heures après, des phénomènes d'irido-
cyclite intenses l'obligèrent à extraire les masses
cristalliniennes rapidement imbibées et gonflées par
l'humeur aqueuse. Il en résulta un exsudat intra-
pupillaire épais, laissant douteuse la possibilité
d'obtenir une pupille nette.

CHAPITRE VII

CORPS ÉTRANGERS MÉTALLIQUES DANS LE VITRÉ

518. C'est Mac-Keown qui, le premier, en 1874, introduisit dans l'œil, à travers une plaie faite aux enveloppes, l'extrémité de l'électro-aimant pour extraire les particules de fer ou d'acier du vitré. Cette nouvelle conquête de la chirurgie, que la pratique antiseptique a simplifiée, paraît appelée à jouer un grand rôle dans les traumatismes de l'œil.

« La période du sourire est passée, dit Dufour, on ne peut plus douter que de l'essai heureux de Mac Keown n'ait découlé une amélioration notable de notre thérapeutique. Déjà bien des globes ont été conservés, qui, il y a quelques années, eussent été irrémédiablement perdus. »

519. Hirschberg, dans sa monographie, a donné de cette intervention opératoire une description si détaillée que nous ne pouvons mieux faire que de la reproduire intégralement.

520. *Les modes opératoires.* — « Pour arriver à l'état de fer plongé dans le vitré, on peut se frayer un passage :

1° En pratiquant dans la sclérotique, au niveau de l'équateur du bulbe, une section méridionale ;

2° En pratiquant une ouverture à la limite scléro-cornéenne et en enlevant le cristallin, ou bien, en cas d'absence de celui-ci, en faisant une simple capsulotomie.

3° Si la voie d'introduction du corps étranger est encore ouverte et facilement praticable avec l'électro-aimant par l'ouverture de la plaie, on procède au sondage du corps vitré.

α *L'opération primaire* se fait avant l'apparition de tous phénomènes inflammatoires, c'est-à-dire dans les douze ou vingt-quatre heures qui suivent l'accident.

β *L'opération secondaire.* Au début de l'état inflammatoire provoqué par la pénétration du corps étranger et même à l'apparition de la suppuration circonscrite ou diffuse du corps vitré.

δ *L'opération tertiaire.* Lorsque l'œil a parcouru toutes les phases de l'inflammation ou qu'après plusieurs mois ou plusieurs années, le corps étranger devient à nouveau, en raison de sa mobilité, la cause d'une nouvelle inflammation.

521. *Le volume du corps étranger.* — « Un éclat de fer est dit *petit* lorsqu'il ne dépasse pas 25 ou 30 milligrammes. L'opération peut donner alors de bons résultats, même entreprise un temps assez long après le traumatisme.

L'éclat de fer est de *moyenne grandeur* lorsqu'il pèse de 50 à 150 milligrammes. L'opération primaire pourra, dans ce cas, donner un plein succès, c'est-à-dire aboutir à la conservation d'une bonne acuité visuelle.

Le morceau de fer est dit avoir des *proportions*

énormes lorsque son poids varie entre 200 et 500 milligrammes et au delà. Dans ces cas, une opération primaire immédiate ne laisse plus espérer la conservation d'une acuité visuelle quelconque ; la conservation du globe devient même très problématique.

Un éclat de fer dans le vitré détermine par son oxydation une inflammation pouvant aboutir à une suppuration circonscrite. Il arrive quelquefois aussi qu'un éclat de fer petit (de 3^{mg},5 dans un cas) détermine, en infectant la plaie, une suppuration complète du corps vitré en deux ou trois jours.

522. *Le manuel opératoire*. — « Il est difficile de tracer des règles fixes pour une opération qui, dans chaque cas, peut réclamer une technique spéciale. Le malade se présente avec un éclat de fer petit ou de moyenne grosseur : le corps étranger est visible à l'ophtalmoscope, soit avec, soit sans dilatation atropinique. On procède immédiatement à l'opération. Ces cas sont les plus heureux. Si la porte d'entrée est dans la cornée ou le limbe scléro-cornéen, on pratique une incision dans la sclérotique, le long d'un méridien. L'extraction par une ouverture dans la cornée à travers le cristallin, qu'on doit extraire au préalable, offre moins de chances de succès.

Si la porte d'entrée est située dans la sclérotique même, à quelque distance du bord de la cornée, et si la paillette de fer est reconnaissable à son éclat métallique particulier, on introduit l'électro-aimant par cette voie que parfois on est obligé d'agrandir.

Extraction par incision sclérolicale.—« Une anesthésie complète est nécessaire pour cette opération.

Quant au choix du méridien suivant lequel sera faite l'incision scléroticale, on prend ordinairement celui qui se dirige en dehors et en bas, ou bien en dedans et en bas.

Une dissection préalable d'un lambeau conjonctival n'est pas indispensable. Il est facile, une fois l'opération terminée, de disséquer la conjonctive, de la réunir par des points de suture pour recouvrir la plaie pratiquée dans la sclérotique. La section de la coque oculaire doit être faite en arrière de la région dangereuse du corps ciliaire, au niveau de l'équateur et suivant une direction méridionale.

On mesure avec le compas partant du milieu du bord scléro-cornéen une longueur de 8 millimètres. A ce point, qui correspond à celui où devra être pratiquée l'incision, on saisit la conjonctive et on la coupe, pendant qu'avec une pince à fixation un aide tient le globe immobile et fortement attiré en haut. On enfonce le couteau de Græfe ou tout autre instrument analogue dans le globe, à une profondeur de quelques millimètres, sur une largeur d'environ 6 millimètres.

On enfonce la pointe de l'aimant qu'on laisse en place cinq à dix secondes, et si le diagnostic était exact, en le retirant, on trouve le corps étranger accolé vers la pointe. On suture et on fait un lavage et pansement antiseptique qu'on ne renouvelle qu'au bout de vingt-quatre heures. Les points de suture peuvent rester en place cinq à six jours et même davantage.

La guérison se fait sans incident ; toute la difficulté réside dans le diagnostic.

Si le corps étranger a pénétré à travers la cornée, on constate une blessure plus ou moins irrégulière de la cornée, une cicatrice ou une déchirure de l'iris, une plaie de la capsule avec troubles du cristallin et souvent du vitré. Quelquefois, au fond de ce trajet, on aperçoit le scintillement de la paillette métallique. Si le corps étranger a pénétré par la région scléro-cornéenne, on constate une plaie de cette région avec parfois le vitré faisant hernie à travers les lèvres de la plaie, du sang dans la chambre anté-rieure, et dans le vitré l'éclat métallique du corps étranger. Mais une bulle d'air peut donner lieu à un phénomène analogue et être prise pour une paillette métallique.

523. *Localisation du corps du délit. Sondage magnétique.* — « La plus grande difficulté consiste à déterminer le siège du corps étranger lorsqu'il n'est point visible.

D'après mon expérience personnelle, le corps étranger ne traverse pas la paroi postérieure du globe, à moins qu'il ne soit projeté par une explosion de poudre ou tout autre corps analogue. Mais il peut se fixer sur la paroi postérieure de la coque oculaire ou rebondir contre elle et retomber dans le vitré. Le pronostic favorable dans le premier cas, est défavorable dans le second. Dans le premier cas, on a quelque chance d'obtenir la guérison intégrale, on n'a aucune chance de succès dans le second.

Dans un cas pareil où le malade se présente très tôt, où on ne peut localiser le siège du corps étran-ger, et lorsque la blessure cornéenne ou scléro-cor-

néenne est petite et permettrait difficilement un
sondage magnétique, l'expectative simple est préférable. On attendra jusqu'à ce qu'apparaissent des
phénomènes inflammatoires ou septiques, ou jusqu'à
ce qu'on soit mieux renseigné sur le siège exact du
corps étranger.

Un sondage malencontreux voue l'organe à sa
perte. C'est ce qui ressort des nombreuses observations publiées. Un sondage fait avec précaution et
antisepsie est sans danger pour l'organe. Aussi doit-
on le conseiller toutes les fois que la porte d'entrée
est sur la sclérotique, lorsque le siège du corps du
délit n'est pas connu.

Mais habituellement les malades ne viennent pas
dans ce premier stade. Ils nous arrivent à la seconde
période, avec un abcès circonscrit ou généralisé du
vitré. Là, on doit opérer encore aussitôt que c'est
possible, attendant cependant le temps nécessaire
pour que l'atropine agisse et permette d'explorer le
fond de l'œil.

Même lorsque le diagnostic a été fait exactement
et l'opération heureusement pratiquée, les résultats
seront naturellement modestes si le corps vitré était
le siège d'un abcès même circonscrit.

De telles complications sont funestes pour la vue.
Lorsque, par une rapide extraction, on a pu éviter
l'inflammation et conserver la forme du globe, on
aura une vision utile. Nous sommes d'ailleurs
encouragés par les cas où le malade, venant dans le
troisième stade plus de douze heures après l'accident, avec cataracte et irido-cyclite l'intervention
opératoire coupe court aux phénomènes inflamma-

toires ; souvent alors, après extraction du cristallin, le malade peut lire de fins caractères.

Remarquables sont les cas où le corps étranger laisse une longue période de repos ; tel celui que j'ai vu, dans lequel, seize ans après son entrée, l'éclat d'acier tomba de la rétine où il était implanté et causa une nouvelle inflammation qui aboutit à l'énucléation.

524. *L'extraction sclérale est-elle préférable à l'extraction cornéenne ?* — « Dans l'extraction d'un corps étranger du vitré, vaut-il mieux choisir l'incision sclérale le long d'un méridien, ou l'incision cornéenne linéaire ou à lambeau ?

Je distingue deux catégories de cas :

1° Chez un individu jeune, le corps étranger a pénétré à travers la lentille, peu profondément dans le vitré. On peut alors extraire la lentille pour arriver au corps étranger.

Le cristallin n'existe plus, soit qu'il ait été enlevé dans une opération antérieure, soit qu'il ait été résorbé à la suite d'une autre blessure, ou qu'il ne reste qu'une cataracte capsulaire. On doit alors avec un couteau lancéolaire faire la capsulotomie et aller ensuite avec l'aimant pêcher le corps étranger dans le vitré ;

2° Mais la lentille n'a été que partiellement troublée par un corps étranger petit ou moyen, et le malade vient dans le premier ou le second stade ; je fais alors une incision scléroticale pour extraire le corps étranger, et plus tard j'enlève la cataracte par une incision cornéenne. *J'évite ainsi l'issue du vitré.*

Avec le sondage magnétique j'ai obtenu une fois

un succès partiel avec un morceau de fer de 180 milligrammes.

Le malade vient avec une large blessure sclérologicale ou cornéenne (de 6 à 10 millimètres et plus), dépression du globe, hémorragie interne ; on retire avec l'électro-aimant un éclat de fer de 200 à 500 milligrammes, c'est le triomphe de cette intervention ; mais, même après guérison complète, la vision est perdue.

525. *Les complications.* — « Généralement les phénomènes sympathiques sont peu à craindre. Cependant dans la plupart des cas j'ai énucléé le globe. Mais j'avais surtout en vue d'éviter à l'ouvrier une longue incapacité de travail résultant de l'inflammation et des douleurs du globe.

Je suis peu enthousiaste de la névrotomie ; j'en dirai autant de l'exentération ; avec l'énucléation sur plus de 500 cas je n'ai eu aucune complication.

J'ai réussi à conserver le globe chez un individu qui m'arrivait avec début de panophtalmie, après avoir retiré de l'œil un morceau de fer de 31 milligrammes.

Une autre fois, j'ai tenté la conservation du globe après avoir extrait un morceau de fer de 1020 milligrammes.

Il s'agissait d'un chaudronnier de cinquante-quatre ans qui vint me trouver vingt minutes après qu'une tête de rivet lui avait endommagé l'œil droit. Entre les lèvres de la plaie, située au bord scléro-cornéen inférieur, apparaît une pointe de l'éclat de fer. Je le saisis avec une pince et l'enlève sans difficulté. Il avait 26 millimètres de long sur 4 de large.

Il en résulta peu d'inflammation. Trois mois plus tard, cet œil était mou, le cristallin opacifié. Quelques semaines après, des phénomènes inflammatoires m'obligèrent à l'enlever.

Le corps étranger est-il resté dans l'œil ? La névrotomie optico-ciliaire n'est d'aucun secours, et un patient qui l'avait subie dut être énucléé par moi dans le cours de l'année.

526. *Que devient un corps métallique dans l'œil ?* —

« On peut objecter que dans les cas où l'extraction magnétique nous a donné d'excellents résultats, peut-être le corps étranger se serait spontanément enkysté.

Ceci est inadmissible, du moins pour deux de nos succès : dans l'un il s'agissait en effet d'une opération tertiaire, où l'œil était en instance d'énucléation ; dans l'autre, l'éclat de fer pesait 180 milligrammes. D'ailleurs dans le corps vitré on ne doit point attendre la guérison par l'enkystement.

J'ai vu peut-être là deux fois un corps étranger enkysté dans le vitré ; dans la rétine au contraire plus de quinze fois.

L'extraction est donc toujours indiquée dans les cas de corps étranger du vitré.

Au point de vue de l'infection des milieux oculaires par le corps étranger, voici les résultats des recherches expérimentales de Leber :

1° La présence dans l'œil d'un corps étranger aseptique et inoxydable n'engendre aucune inflammation.

2° La présence dans l'œil de corps étrangers métalliques aseptiques mais oxydables, ne donne pas naissance à du pus, mais peut avoir des résultats funestes en engendrant l'hyalitis ou des troubles rétiniens.

3° Les manifestations septiques produites par un corps étranger dans l'œil indiquent qu'il avait entraîné des germes. La purulence peut aussi être due à une action caustique chimique ; mais ces cas ne se présentent pas en dehors de l'expérimentation.

4° L'inflammation purulente produite par la présence dans l'œil de microorganismes inférieurs est due aux substances chimiques sécrétées par ces organismes ; tels les cysticerques.

Ces données théoriques, quelque intéressantes qu'elles soient, ne représentent pas exactement les difficultés de la pratique.

D'après mon expérience personnelle il est des cas où, traversant la cornée, le corps étranger se fixe dans l'iris, occasionnant un abcès seulement dans cette dernière membrane. D'autres fois, le corps du délit pénètre jusqu'à la rétine où il occasionne une inflammation purulente profonde, pendant que la blessure qui lui a servi de porte d'entrée n'est le siège d'aucune infection. On doit aussi considérer les cas où une intervention malencontreuse et inhabile infecte secondairement la blessure.

On peut admettre que le corps étranger passe à travers la coque oculaire entraînant avec lui des germes infectieux dont la virulence se manifestera seulement dans l'intérieur de l'œil où ils auront été introduits. Mais dans bien des cas aussi on peut admettre l'explication suivante : que l'oxydation du corps étranger produit des abcès purulents, sans présence de microbes dans le pus. A l'appui de cette théorie vient un travail récent de Leber (Archiv fur Opht., XXX, I, 243, 1884) où il conclue : « que le fer peut être considéré comme produisant dans l'œil humain une inflammation directe. C'est ainsi que dans un cas de suppuration de la chambre antérieure d'où avait été extrait un éclat de fer, l'examen microscopique montra de la fibrine, des cellules lymphoïdes, mais pas de microorganismes ».

527. Ceci est la pratique d'Hirschberg avec son électro-aimant de volume moyen dont la pointe est introduite directement dans le vitré.

Voici ce que dit Hurzeler de l'emploi d'électro-aimants volumineux (tel celui de Haab) pour l'extraction des corps étrangers du vitré :

« On peut à l'aide d'un fort électro-aimant attirer en avant, éventuellement jusque dans la chambre antérieure, ou même sortir complètement de l'œil, non seulement des éclats de fer mobiles dans le corps vitré, mais aussi des paillettes de ce métal implantées dans la rétine pourvu qu'elles ne soient pas entourées d'un tissu néoformé.

« Le corps étranger ne suit pas toujours en sortant la voie d'entrée, mais il peut se montrer à un autre endroit de la chambre antérieure ou du globe si on ne manie pas l'électro-aimant avec précaution. En effet, Haab a démontré expérimentalement que les morceaux de fer attirés par l'aimant ne traversent jamais le cristallin en ligne droite, mais le contournent. C'est tout au plus s'ils passent par le bord du cristallin tout près de l'équateur. Cela explique pourquoi on ne peut pas toujours prévoir l'endroit de l'iris ou de la chambre antérieure où le corps étranger va apparaître.

« Il faut essayer d'extraire l'éclat de fer par sa voie d'entrée en rapprochant l'électro-aimant de l'œil exactement dans la direction de cette voie.

« Cette opération doit être pratiquée le plus vite possible, la présence dans le vitré du corps métallique pouvant amener sinon la suppuration, du moins une altération de la macula. »

528. Yvert prône l'emploi du petit bâton aimanté : « Si la blessure accidentelle est trop étroite pour permettre l'introduction de l'aimant, il ne faut pas hésiter à pratiquer une incision de la conjonctive et de la sclérotique : on doit toujours donner la préférence à l'incision méridienne.

« On se servira pour aller à la recherche du corps étranger du bâton aimanté. Celui-ci se compose d'un petit cylindre aimanté, long de 2 centimètres, large de 3 millimètres environ ; il est d'un prix peu élevé, et assez puissant pour attirer toutes les particules métalliques contenues dans l'intérieur du globe de l'œil.

« Afin d'éviter l'arrêt de la particule métallique au niveau des lèvres de l'incision scléroticale, on aura bien soin de donner à cette dernière une étendue suffisante et d'en maintenir les bords écartés à l'aide de deux petits crochets mousses.

« Aussitôt après l'extraction du corps étranger, on appliquera un ou deux points de suture comprenant non seulement la conjonctive, mais la plus grande épaisseur de la sclérotique. »

Résultats opératoires.

529. « Quant aux résultats que j'ai obtenus par l'extraction magnétique des corps étrangers métalliques du vitré, dit Hirschberg, voici quelques chiffres : deux fois j'ai obtenu la conservation intégrale de la vision, une fois un reste de vision, deux fois j'ai pu conserver le globe au point de vue esthétique. Ces résultats obtenus dans ces cinq dernières années, je suis en droit d'en faire rejaillir l'honneur sur l'emploi de l'électro-aimant, puisque dans les dix premières années de ma pratique, alors que j'employais l'extraction mécanique, il ne m'est jamais arrivé, dans les cas de corps étranger du vitré, de réussir à avoir un reste de vision. »

Wurdemann s'exprime en des termes analogues :

« Le pronostic des corps étrangers dans le vitré est, d'après notre statistique, assez mauvais. Les débris de fer échappés des instruments aratoires sont entre tous d'un pronostic funeste. L'emploi de l'électro-aimant a cependant diminué la gravité de ces blessures : voici à ce sujet quelques chiffres tirés de notre pratique hospitalière : de 1877 à 1880, soient quatre années, pendant lesquelles n'étaient pas encore en usage l'extraction magnétique, sur 24 cas nous avons eu 24 pertes complètes de l'œil, soit 100 p. 100; dans la période de quatre années s'étendant de 1883 à 1887, avec l'emploi de l'électro-aimant sur 37 cas nous avons eu seulement 24 fois la perte de l'organe, c'est-à-dire 68 p. 100. »

C'est également le pronostic que portaient les auteurs avant l'emploi de l'électro-aimant.

Zander et Geissler (*Monographie uber Verletzungen des Anges*, 1864, p. 213) s'expriment ainsi : « Un corps étranger introduit dans le vitré est justifiable seulement de l'intervention chirurgicale : on est presque toujours obligé de l'abandonner à son destin. »

Power (*St-Barthol. Hosp. Report*, XI, p. 181, et X, p. 155) rapporte, en 1875, 39 cas de blessures oculaires et soutient que toutes les fois où l'on se trouve en présence d'un corps étranger du vitré, dans la classe ouvrière, on doit recourir à l'énucléation.

Lawson (*Lancet*, march 27, 1875) pense que toutes les fois qu'un corps étranger introduit dans l'intérieur de l'œil ne peut en être extrait on doit recourir à l'énucléation, malgré la conservation d'un reste de vision.

530. Additionnant les différentes statistiques de Hirschberg, Hildebrand, Hurzeler, Neese, Hubbel et quelques autres, nous arrivons au total de 377 tentatives d'extraction. Dans 203 cas seulement, soit 66,85 p. 100, on réussit à extraire le corps du délit.

Dans 125 cas, soit 33,16 p. 100, toute tentative d'extraction resta infructueuse et la perte de l'organe fut complète.

L'acuité visuelle a été conservée dans 103 cas, soit 27, 32 p. 100 de toutes les tentatives ou 40, 87 p. 100 des extractions.

Le globe fut conservé sans vision dans 45 cas, soit 12 p. 100 de toutes les opérations ou 17,9 p. 100 des tentatives suivies d'extraction.

Dans 109 cas, le résultat de l'intervention fut nul, soit un pourcentage de 28,86 p. 100 ou 43,3 p. 100.

Sur cent opérations nous avons donc :

Insuccès.   61
Conservation de l'œil   12
Conservation de la vision.   27

Et nous croyons pouvoir conclure avec Hildebrand. « Pour ce qui est des indications d'extraction avec l'aimant, on peut dire, en se basant sur l'observation des cas de présence de corps étrangers dans l'œil, que cette intervention est indiquée toutes les fois que la présence dans l'œil d'un éclat de fer a été constatée. »

CHAPITRE VIII

CORPS ÉTRANGERS DE LA RÉTINE

531. Les cas où on a pu entreprendre l'extraction de paillettes de fer implantées dans la rétine sont assez rares. Je n'en connais que trois observations. Dans la première, quoiqu'on connût parfaitement le siège du corps étranger, l'extraction magnétique n'aboutit pas.

532. Il s'agissait d'un homme de vingt-cinq ans, qui vint trouver Hirschberg quelques heures après l'accident. On constata dans l'œil gauche une plaie scléro-cornéenne inférieure de 3 millimètres avec un épanchement sanguin considérable du vitré, où scintillaient superposées trois bulles d'air. Six jours après l'accident, on constatait en bas un exsudat hémorragique ayant la forme d'une pyramide dont la base correspondait à la porte d'entrée du corps étranger et le sommet était dirigé vers la papille.

Le 7 janvier 1882, soit quinze jours après l'accident, on aperçoit en bas dans le fond de l'œil un point ayant un éclat métallique. « Mais, dit Hirschberg, ceux qui connaissent la difficulté de ces diagnostics ne s'étonneront pas de mes hésitations. J'attendis jusqu'au 19 novembre 1882. » Les milieux étant éclaircis, Hirschberg put constater que le corps étranger ayant passé sous le bord inférieur du cristallin était venu rebondir en dessus de la papille et retombant s'était planté à la portion inférieure de la rétine. L'opération ne fut tentée que le 18 juin 1883, l'œil étant en pleine irido-cyclite. L'extraction magnétique ne donna aucun résultat et on dut énucléer le globe où on trouva le corps du délit pesant 28 milligrammes.

533. Galezowski a publié un cas plus heureux. Le corps étranger avait pénétré à travers la cornée et la partie inférieure du cristallin : il était venu se fixer sur la rétine laissant parfaitement transparente une grande partie du cristallin. Incisant la sclérotique entre les muscles droit supérieur et droit externe et introduisant une sonde aimantée dans l'œil, Galezowski put attirer le morceau d'acier au dehors. La guérison se fit très bien, le champ visuel restant libre, sauf en dedans et en bas dans une portion très limitée. Au bout de quelques mois, le cristallin s'opacifia : la cataracte fut extraite avec plein succès ; acuité bonne avec verres correcteurs malgré un scotome correspondant à une plaque exsudative de la région temporale du fond de l'œil, à l'endroit où se trouvait le fragment.

534. Un troisième cas a été publié par Thompson : le malade fut amené à l'hôpital quarante-huit heures après l'accident. La vision de l'œil traumatisé était réduite à 2/12; l'œil droit étant normal. La porte d'entrée de la paillette de fer était à la partie interne en arrière de la zone ciliaire. A l'examen ophtalmoscopique, on voyait dans le vitré de légères stries

longitudinales ; le corps étranger était implanté dans la rétine à la partie supéro-externe. Sa base d'implantation était recouverte d'un exsudat blanchâtre, son extrémité libre restant nettement visible. Traces d'hémorragies tout autour. Après narcose on incisa la sclérotique au niveau de la voie d'introduction, et à la seconde introduction de la pointe de l'électro-aimant on retira la paillette de fer. Un mois après l'opération, la vision de cet œil était de 20/30, plus d'opacités dans le vitré ; plaques d'atrophie au point d'implantation de la paillette dans la rétine et à la portion de cette membrane correspondant à l'incision avec scotomes correspondant dans le champ visuel. Le poids de la paillette était de 0^{gr},0096.

Le diagnostic est rendu difficile par les troubles soit cristalliniens, soit vitréens, qui accompagnent ces blessures, et ne laissent souvent d'autre alternative que l'expectative.

535. En présence d'un corps étranger métallique de la rétine, doit-on intervenir chirurgicalement dans tous les cas? Voici l'opinion d'Hirschberg :

« Ou bien la suppuration qui suit la blessure oblige à une prompte énucléation, ou bien l'éclat de fer est petit, s'enkyste, et la vision se rétablit intégrale ou presque intégrale avec un scotome correspondant au siège du corps étranger. Une opération est donc inutile. Dans d'autres cas l'éclat de fer traverse la lentille en produisant une cataracte. Après l'extraction de celle-ci la vision se rétablit et avec des verres appropriés le sujet lit de petits caractères. Il est alors préférable de laisser tranquille le corps du délit en le lieu difficilement accessible où il s'est implanté. Sans doute, les choses ne se passent pas toujours ainsi, et après une ou plusieurs années le corps étranger peut tomber dans le vitré occasionnant des troubles profonds.

« Il est enfin des cas où l'éclat de fer aseptique mais assez volumineux produit une réaction inflammatoire et des troubles visuels tels qu'il vaut mieux courir les risques d'une intervention dont les résultats seront douteux, qu'attendre que la perte de la vue de l'œil blessé soit complète, ou qu'il demeure un danger pour l'œil sain. »

CHAPITRE IX

LE DIAGNOSTIC DU SIÈGE ET DE LA PRÉSENCE
DES CORPS MÉTALLIQUES DANS L'ŒIL

536. Une paillette de fer étant vue à l'ophtalmoscope dans la rétine, il faut trouver avec quelque exactitude à quel point de la coque oculaire correspond le corps étranger, de façon à ne faire qu'une incision aussi petite que possible et aussi voisine que possible du siège du mal.

537. Hirschsberg indique le procédé campimétrique :

« On reconnaîtra d'abord à l'aide de la campimétrie la situation dans le champ visuel du scotome dû à la présence du corps étranger. Pour les parties de la rétine, situées entre le bord nasal de la cornée et le bord nasal du nerf optique, Donders a établi la relation suivante entre la distance d'un point donné de la rétine au bord temporal de la cornée et le point du champ visuel, qui correspond à ce point de la rétine.

Situation du scotome dans le champ visuel (moitié temporale).	Distance du point correspondant de la rétine (moitié nasale) au bord nasal de la cornée.	
90 degrés	8	millimètres.
80 —	9,5	—
70 —	11,5	—
65 —	12	— (équateur du globe).
60 —	13,5	—
50 —	15,5	—
40 —	16,5	—
20 —	19	—
0 —	24,5	— (Tache jaune.)

Moitié nasale.	Moitié temporale ; distance au bord temporal de la cornée.	
65 degrés	12	millimètres (équateur).
40 —	17	—
20 —	18	—
0 —	21	—

« Après avoir déterminé le lieu du scotome dans le champ visuel, on peut trouver l'endroit correspondant de la sclérotique à l'aide du compas en tenant compte de ce tableau. Toutefois il faut bien considérer que la grandeur relative du scotome surpasse ordinairement les dimensions du corps étranger. »

538. Un dessin fidèle du fond de l'œil facilite la localisation du corps étranger. L'unité de mesure est le diamètre apparent de la papille qui mesure en réalité $1^{mm},5$. La distance entre le bord temporal de la cornée et le bord temporal du nerf optique mesurée par la corde est de 22 millimètres. Du côté nasal ces mêmes points sont séparés par une distance de $19^{mm},5$. Un point donné du fond qui est séparé du disque papillaire par une distance égale à 5 diamètres papillaires est situé à $7^{mm},5$ en avant du bord du disque et par conséquent à $14^{mm},5$ en arrière du

bord temporal de la cornée, quand il se trouve dans la moitié temporale du globe. Dans sa moitié nasale sa distance au bord cornéen serait de 12 millimètres.

539. Un problème plus difficile est celui qui consiste à acquérir la certitude de la présence dans l'œil d'une paillette de fer non visible à l'ophtalmoscope.

540. Un premier procédé consiste à approcher brusquement de l'œil un aimant assez fort, le malade accuse une douleur qu'accompagne un mouvement de retrait de la tête. Ce phénomène est dû au déplacement brusque de la parcelle métallique dans l'intérieur du vitré.

541. Pooley emploie l'aiguille aimantée pour déceler la présence et le siège de corps métalliques dans l'œil.

Son procédé consiste à approcher de l'œil une aiguille aimantée libre autour de son axe. Au préalable, on a rendu magnétique le débris de fer qui pouvait se trouver dans l'œil, soit en dirigeant un courant galvanique sur l'œil, soit par induction en approchant un fort aimant. De ses recherches Pooley conclut : 1° l'intensité des mouvements oscillatoires de l'aiguille peut renseigner sur la profondeur de la région emprisonnant le corps métallique; 2° l'observation minutieuse des changements de déviation de l'aiguille peut renseigner sur le changement de position du corps métallique.

Wulner (cité par Hirschberg), qui a répété ces expériences sur les animaux, pense que l'aiguille aimantée pourra être utile pour signaler la présence d'un corps étranger métallique dans l'œil, surtout

quand on a eu la précaution de le rendre magnétique
mais il ne croit pas qu'elle puisse nous renseigner
sur le siège exact du corps étranger.

542. Un appareil beaucoup plus précis fondé sur
le même principe est le magnétomètre de Gérard.

« Le magnétomètre de Gérard se compose d'un
pied avec trois vis calantes, supportant une barre
horizontale de cuivre de 40 centimètres de longueur;
à l'une des extrémités se trouve l'équipage mobile
magnétique, à l'autre une lunette et une règle graduée en millimètres. L'équipage mobile se trouve à
l'intérieur d'une petite cage réduite aux dimensions
du globe oculaire, elle est formée par une pièce
cylindrique fermée en avant et en arrière par une
lame de verre ; la lame postérieure est concave. La
cage est surmontée d'une colonne en verre terminée
par le système de suspension de l'équipage mobile,
qui se compose d'un bouton molleté permettant de
faire tourner l'axe de suspension et portant une
petite poulie sur laquelle est enroulé un fil de cocon.
La poulie permet de relever ou d'abaisser l'équipage
mobile pour la mise au point.

L'équipage mobile se compose d'un petit aimant
de 6 à 7 centimètres, ou bien de deux aimants formant un système astatique ; il porte un miroir
réflecteur plan de 6 millimètres de diamètre.

Le système optique se compose d'une petite lunette
munie d'un réticule ; au-dessus se trouve une règle
divisée dont les graduations réfléchies par le miroir
de l'équipage mobile sont lues à travers la lunette.
J'ai fait au moyen de cet appareil la détermination
du poids minimum de fer, de fonte et d'acier don-

nant une déviation sensible. Avec un poids d'un demi-milligramme d'acier, 0,6 de milligramme de fonte, 0,05 de milligramme de fer, on obtient encore une déviation d'une division de la règle.

Quant au *modus faciendi*, la première chose à faire c'est de débarrasser le blessé des objets métalliques qu'il porte sur lui ; clefs, boutons de col, porte-monnaie, cravate à ressort, etc. ; le plus sûr sera de lui faire enlever jaquette, gilet, et de ne lui laisser que la chemise et le pantalon ; il faut également examiner si le malade ne porte pas de bandage herniaire. J'ai soin de me débarrasser moi-même des objets métalliques que je porte sur moi ; et tous ceux qui approchent de l'appareil doivent agir de même, sous peine d'arriver à des déterminations inexactes. Je place le malade derrière l'appareil en lui ordonnant d'en approcher l'œil au commandement. Je regarde par la lunette à quelle division de la règle correspond le réticule. Puis le patient met l'œil près de la paroi postérieure concave de la chambre magnétique Si l'œil ne contient pas de corps étranger magnétique, ou si ce corps est trop petit et non aimanté, il n'y a pas de trouble dans le système ; tout reste au repos. Si, au contraire, il y a un corps magnétique, l'aiguille se meut, le miroir se déplace et réfléchit une autre division de la règle ; je suis alors certain de la présence d'un corps étranger susceptible d'être attiré par l'électro-aimant.

Si cette première détermination est négative, je procède à l'aimantation de l'œil ; je fais une série de passes sur les paupières avec un des pôles d'un électro-aimant dans le but d'aimanter le corps qui pourrait se trouver dans l'œil. Il m'est arrivé plusieurs fois de trouver alors des corps dont l'existence n'avait pas été reconnue auparavant.

D'autre part, s'il y a eu déviation elle deviendra plus forte après l'aimantation. La recherche ne doit pas se borner seulement à déterminer l'existence d'un corps étranger ; le magnétomètre nous fournit encore d'autres indications précieuses. La déviation de l'aiguille magnétique est en raison directe de la masse, et en raison inverse du carré de la distance. Le degré de la déviation nous dira donc si le fragment est volumineux ou de petite dimension, s'il est placé fort en arrière ou s'il est logé dans le segment antérieur, s'il est situé en dedans ou en dehors, en haut ou en bas. En effet il est évident que si la déviation augmente lorsque l'œil regarde en haut, cela veut dire que le corps étranger se rapproche de l'aiguille ; il sera par conséquent placé en bas ; s'il regarde en dehors et que le corps se trouve en dedans la déviation augmentera également. Je commande donc au malade de porter l'œil en haut, en bas, à droite et à gauche, en observant suivant quel sens se produit le maximum de déviation.

Si la déviation est énorme, j'augmente la distance entre l'appareil et l'œil du malade et je note la distance maxima pour laquelle j'obtiens encore une déviation. J'ai constaté que, lorsque le corps étranger est situé très en avant, l'aiguille se déplace rapidement pour le moindre mouvement de l'œil ; « elle est comme affolée. »

On obtient par ce moyen des données approximatives sur la grandeur du corps étranger et sa situation. Gallemaertz avait espéré pouvoir établir une table donnant le poids du corps métallique correspondant à une déviation donnée à distance fixe, mais trop de circonstances influent sur la déviation pour qu'il ait pu arriver à un résultat satisfaisant.

Le magnétomètre de Gérard lui a permis de déceler dans l'œil des corps métalliques de 0,8 de milligramme : il paraît donc pouvoir éviter bien des mécomptes et lever les incertitudes que laissent souvent l'examen clinique et les commémoratifs du malade.

Bibliographie.

1843. Himly. Die Krankheiten und Missbildungen des Auges, Berlin, II, p. 95.

1852. Jany. Extraction d'une paillette d'acier du vitré. *Deuts. mediz. Woch*, n° 52.

1858. Dixon. Extraction magnétique d'un corps étranger logé dans la chambre de l'humeur vitrée. *Opht. hospital reports*, p. 282.

1859. White-Cooper. On wounds and injuries of the eye. London et *Lancet*, I, p. 388.

1876. Mac-Keown. Des aimants, dans l'extraction des paillettes d'acier ou de fer, introduits dans l'œil. *The Dublin journal of medical science*, septembre, et *British med. journal*, mai 1878.

1878. Mac-Hardy. De l'emploi des aimants pour l'extraction des corps étrangers métalliques de l'œil. *British med. journal*, 13 avril.

1880. Burgl. Enlèvement d'une pointe d'acier du bord du cristallin par l'électro-aimant. *Berliner Klin. Woch.*, n° 44.

Knapp. Extraction de paillettes de fer par l'électroaimant. *Archiv fur Augenh.*, VIII et X.

Pooley. La démonstration et la localisation des particules d'acier et de fer dans l'œil au moyen de l'aiguille aimantée. *Archiv fur Augenh.*, X.

Samelsohn. Enlèvement d'une pointe de fer du bord du cristallin par l'électro-aimant. Berlin. *Klin. Woch.*, n° 44.

WOLFE. Leçons cliniques sur la cataracte traumatique et autres traumatismes de l'œil. *Brit. med. journal*, 7 février.

1881. ALEXANDER. Extraction de paillettes de fer du vitré avec l'électro-aimant. *Hirschberg's Cent. f. Augenh.*, novembre.

BROUNNER et APPLEZARD. Corps étranger de l'œil extrait à l'aide de l'électro-aimant. *Brit. med. journal*.

FRÖHLICH. Un électro-aimant. *Klin. Monatsbl. für Augenh.*

HARDY. Des services que peuvent rendre les électro-aimants dans le diagnostic et le traitement des corps étrangers de l'œil. *Boston med. and surg. journal*.

KNIES. Extraction de corps étrangers invisibles au moyen de l'électro-aimant. *Klin. Monatsbl. für Augenh.*, janvier.

PAGENSTECHER. Deux cas d'extraction de paillettes de fer du vitré avec remarques. *Archiv f. Augenh.*, X, 2.

SCHIESS-GEMUSSEUS. Deux cas d'extraction de corps étrangers avec l'électro-aimant. *Zehenders Monats. für Augenh.*, décembre.

SNELL. De l'emploi des aimants et électro-aimants pour les paillettes de fer et d'acier de l'intérieur de l'œil. *Brit. med. journal*, mai.

1882. HILLGRIFFIN. Cas divers d'extraction de corps étrangers par l'aimant. *Ophtalmic review*, juillet.

ST-JOHN. Extraction d'une paillette de fer de la lentille à l'aide de l'aimant. *Trans. of the am. opht. society*.

YVERT. De l'extraction des corps étrangers de l'œil au moyen de l'électro-aimant. *Recueil d'opht.*, septembre.

1883. FRAENKEL. Extraction d'un éclat de fer du vitré à l'aide d'une incision de la sclérotique et de l'usage de l'aimant. *Centr. f. p. Augenh.*, p. 493.

HIRSCHBERG. Sur l'extraction par l'aimant des particules de fer dans l'intérieur de l'œil. *Berlin, Klin. Woch.*, n° 5.

HOWE. De l'emploi de l'électro-aimant dans l'extraction des paillettes de fer de l'œil. *Buffalo Med. and. ch. journal*.

KLEIN. Extraction d'un éclat de fer logé dans le corps vitré à l'aide d'un électro-aimant. *Clinique du Dr Jany à Breslau*.

MAGAWLY. Uber Trauenfistel operation. *Cent. für Augenh.*, p. 318.

Snell. The electromagnet and its employment in ophtalmic surgery. *London.*

Voltalini. L'électromagnétisme dans la thérapeutique oculaire. *Deuts. med. Woch.*, n° 20.

Werry. Extraction d'un fragment d'acier par l'électro-aimant. *Brit. med. journal*, 6 janvier.

Weiss. Extraction par l'électro-aimant d'un éclat de fer logé dans le sphincter irien. *Klin. Monatsbl. f. p. Augenh.*

Zahl. Sur l'utilité de l'emploi du magnétisme pour l'extraction des particules de fer du globe oculaire. Thèse, *Greifswald.*

1884. Ammundsen. Un corps étranger du sac lacrymal extrait au moyen de l'électro-aimant. *Hospital Tidende.*

Chisolm. Extraction partielle de fer du vitré par l'électro-aimant. *Trans. of Faculty of Maryland.*

Dickmann. Sur l'heureux emploi de l'électro-aimant dans l'extraction des débris de fer dans l'intérieur du globe. Thèse, Munchen.

Kruckow. Extraction d'une aiguille de l'œil par l'électro-aimant. *Westnik opht.*, novembre-décembre.

Mules. Extraction avec l'électro-aimant d'un gros morceau d'acier à travers une incision scléroticale avec conservation de la vision. *British. med. journal*, 23 août.

Schiess-Gemusseus. 20° Jaresberich. Basel.

1885. Begue. Parcelle d'acier dans l'iris, extraction avec la pince aimantée. *Bulletin dès Quinze-Vingts*, n° 3.

Dujardin. Eclat de fer dans la chambre antérieure. Extraction par l'électro-aimant. *J. des sciences méd. de Lille*, n° 1.

Fröhlich. Extraction à l'aide de l'électro-aimant d'un éclat de fer du vitré. *Klin. Monatsbl. fur Augenh.*

Galezowski. Extraction au moyen de l'aimant d'une tige de fer fixée dans la rétine. *France médicale*, n° 19.

Galezowski. Extraction de corps étrangers de l'œil par l'électro-aimant. *Recueil d'ophtalmologie.*

Hirschberg. Der electromagnet in der Augenheilkunde. Leipzig.

Meyer. Eclat métallique du vitré extrait par l'électro-aimant. *Société française d'opht.*

Nettleship. Extraction de corps étranger par l'électro-aimant : décollement rétinien consécutif. *Société opht. du Royau me-Uni.*

Pierd'Houy. Un cas d'insuccès de l'électro-aimant. *Gazetta delli hospitali.*

Snell. L'électro-aimant dans la chirurgie oculaire. *British. med. journal*, 2 mai.

1887. Dufour. De l'aimant en thérapeutique oculaire. *Revue med. de la Suisse romande*, n°s 7 et 9.

Mellinger. Des extractions au moyen de l'électro-aimant à la clinique ophtalmologique de Bâle. Thèse.

Sachs. Extraction d'un éclat de fer du vitré par l'électro-aimant; guérison complète. *Klin. Monats. f. Augenh.*

1888. Dubuis. Emploi de l'électro-aimant dans la chirurgie oculaire. Thèse, Paris.

Pflueger. Des indications de l'opération de l'électro-aimant. *Klin. Monatsh. de Zehender.*

1889. Neese. Contribution à l'emploi de l'aimant. *Archiv für Augenh.*, XVIII.

1890. Hirschberg. 100 Fälle von Splitterextraktionen. *Graefes Archiv*, XXXVI, 3.

de Lapersonne. Extraction de corps étrangers intra-oculaire. *Compte rendu de la clinique opht. de Lille.*

1891. Hildebrand. 66 Magnetoperationen mit erfolgreichen Extraction von 53 Eisensplittern aus der Augeninnern. *Archiv für Augenh.*, XXXVII, p. 278.

Hirschberg. L'évaluation des incisions dans les parties postérieures de la sclérotique. *Centralbl. f. p. Augenh.*, novembre.

Thompson. Extraction par l'électro-aimant d'un fragment d'acier implanté dans la rétine. *Lancet*, 24 octobre.

Wood. Heureuse extraction avec l'électro-aimant d'un éclat d'acier de 17 millimètres dans l'humeur vitrée de l'œil. *American journal opht.*

1892. Ferri. Extraction d'un éclat de fer dans l'œil par la pince électromagnétique. *Annali di ottalm.*, XX.

Haab. Emploi de l'électro-aimant fort à l'extraction des corps étrangers d'acier. *Société opht. d'Heidelberg*, 7 août 1892.

Hubbel. Extraction de corps étrangers d'acier de l'intérieur de l'œil avec l'électro-aimant. *Associat. méd. de New-York*, 15 novembre.

Meyer (de Lisbonne). Contribution au diagnotic de la présence du fer dans l'œil. *Annales d'ocul.*, CVII, p. 189.

Theobald. Extraction d'un fragment d'acier du vitré à

l'aide de l'électro-aimant. Guérison avec acuité normale. *Am. journal of ophtalm.*, mai.

1893. Burck. Résultats de l'emploi de l'électro-aimant dans l'extraction des corps étrangers de l'œil. *Annal. of opht. and ol.*

Holt. Extraction de corps d'acier du vitré par l'électro-aimant. *Société opht. américaine.*

Hubbel. Extraction de fragments d'acier à l'aide de l'électro-aimant. *Opht. Record.*

Johnson. Un aimant permanent pour enlever les corps étrangers de l'œil. *Am. journal of ophtalm.*, septembre.

Zieminski. Deux cas d'extraction de corps étranger à l'aide de l'électro-aimant. *Prezk. lekarski.*

1894. Deutschmann. Extraction du vitré d'un éclat de fer au moyen d'un fort électro-aimant, *Deutschmanns Beitrag.*, XIII, 97.

Gallemaertz. Recherche des corps étrangers de l'œil au moyen du magnétomètre. *Société franc. d'opht.*

Haab. Nouvel électro-aimant pour l'extraction des éclats de fer de l'intérieur de l'œil. *Deutschmanns Beitrag*, XIII, p. 68.

Hurzeler. L'application de l'électro-aimant dans les blessures de l'œil produites par des éclats de fer. *Deutsmänns Beitrag.*, XVI, 20.

Sulzer. Remarques sur l'adaptation de l'électro-aimant à l'extraction des éclats de fer logés dans l'œil. *Congrès international de Rome.*

TABLE DES MATIÈRES

CHAPITRE II

HISTOIRE DE L'ÉLECTRICITÉ STATIQUE

CHAPITRE III

LE GALVANISME ET LE FARADISME

DEUXIÈME PARTIE

ÉLECTROTHÉRAPEUTIQUE

CHAPITRE PREMIER
NOTIONS GÉNÉRALES

I. — L'ÉLECTRICITÉ STATIQUE

II. — L'ÉLECTRICITÉ GALVANIQUE

CHAPITRE II

ÉLECTRO-PHYSIOLOGIE OCULAIRE

CHAPITRE III

LA RÉACTION ÉLECTRIQUE

I. — LE PHOSPHÈNE ÉLECTRIQUE

CHAPITRE IV

LES AMBLYOPIES

I. — DE L'ANESTHÉSIE DE LA RÉTINE

II. — ANESTHÉSIE TRAUMATIQUE DE LA RÉTINE

III. — L'AMBLYOPIE HYSTÉRIQUE

I. — DIMINUTION DE L'ACUITÉ

II. — TROUBLES DU CHAMP VISUEL

III. — TROUBLES CHROMATIQUES

IV. — TROUBLES DE LA PERCEPTION

V. — EXAMEN OPHTHALMOSCOPIQUE

CHAPITRE V

HÉMÉRALOPIE

CHAPITRE VI

ATROPHIE DU NERF OPTIQUE

PROCÉDÉS OPÉRATOIRES

CHAPITRE VII

AFFECTIONS DE LA RÉTINE : RÉTINITES, NEURO-RÉTINITES CHORIO-RÉTINITES

I. — RÉTINITE PIGMENTAIRE

II. — NEURO-RÉTINITE SYPHILITIQUE

III. — NEURO-RÉTINITES SYMPTOMATIQUES

IV. — NEURO-RÉTINITES EXSUDATIVE ET HÉMORRAGIQUE

V. — CHORIO-RÉTINITE

VI. — PROCÉDÉS OPÉRATOIRES

CHAPITRE VIII

LES TROUBLES DU VITRÉ

CHAPITRE IX

IRITIS ET IRIDO-CHOROÏDITE

A. — IRITIS ET IRIDO-CHOROÏDITE PLASTIQUE AIGUË

B. — IRITIS ET IRIDO-CHOROÏDITE SÉREUSE

C. — IRITIS ANCIENNES AVEC SYNÉCHIES

CHAPITRE X

AFFECTIONS GLAUCOMATEUSES

CHAPITRE XI

BLESSURES DE LA ZONE CILIAIRE

CHAPITRE XII

CATARACTE   209

CHAPITRE XIII

KÉRATITES

I. — KÉRATITE PARENCHYMATEUSE

II. — KÉRATITE NEURO-PARALYTIQUE

III. — KÉRATITE ULCÉREUSE

CHAPITRE XIV

LEUCOMES

CHAPITRE XV

TRACHOME

CHAPITRE XVI

PARALYSIES DES MUSCLES OCULAIRES

I. — LES PARALYSIES DES MUSCLES DE L'ŒIL

II. — TRAITEMENT FARADIQUE

III. — TRAITEMENT GALVANIQUE

IV. — PRONOSTIC ET DURÉE DU TRAITEMENT

V. — PARALYSIE DE LA 6ᵉ PAIRE

VI. — PARALYSIE DE LA 3ᵉ PAIRE

VII. — PARALYSIE DE LA PUPILLE

VIII. — PARALYSIE DE L'ACCOMMODATION

CHAPITRE XVII

L'ASTHÉNOPIE MUSCULAIRE

CHAPITRE XVIII

CONTRACTURES DES MUSCLES OCULAIRES

I. — BLÉPHAROSPASME

II. — STRABISME SPASTIQUE HYSTÉRIQUE

III. — CONTRACTURE DE L'ACCOMMODATION

IV. — NYSTAGMUS

CHAPITRE XIX

ZONA OPHTALMIQUE

CHAPITRE XX

DOULEURS NÉVRALGIQUES (COPIOPIE, OPHTALMODYNIE)

CHAPITRE XXI

GOITRE EXOPHTALMIQUE

CHAPITRE XXII

LE BAIN HYDRO-ÉLECTRIQUE SIMPLE ET LE BAIN HYDRO-ÉLECTRIQUE MÉDICAMENTEUX EN OCULISTIQUE

CHAPITRE XXIII

DES DANGERS DE L'ÉLECTRISATION

TROISIÈME PARTIE

LE GALVANOCAUSTIQUE CHIMIQUE. ÉLECTROLYSE

CHAPITRE PREMIER

ÉLECTROLYSE : GÉNÉRALITÉS

CHAPITRE II

CHAPITRE III

TRAITEMENT ÉLECTROLYTIQUE DU XANTHÉLASMA 321

CHAPITRE IV

TRAITEMENT ÉLECTROLYTIQUE DES TUMEURS ANGIOMATEUSES DES PAUPIÈRES ET DE L'ORBITE

CHAPITRE V

LA DESTRUCTION PAR L'ÉLECTROLYSE DES CILS DÉVIÉS

CHAPITRE VI

TRAITEMENT ÉLECTROLYTIQUE DE LA CONJONCTIVITE FOLLICULEUSE ET TRACHOMATEUSE

CHAPITRE VII

TRAITEMENT ÉLECTROLITIQUE DES AFFECTIONS DES VOIES LACRYMALES

CHAPITRE VIII

TRAITEMENT ÉLECTROLYTIQUE DU DÉCOLLEMENT DE LA RÉTINE

CHAPITRE IX

L'ÉLECTROLYSE DIRECTE DU VITRÉ DANS LES HYALITIS INTENSES

QUATRIÈME PARTIE
LE GALVANOCAUSTIQUE THERMIQUE

CHAPITRE PREMIER
LE GALVANOCAUTÈRE

CHAPITRE II
LE GALVANOCAUTÈRE DANS L'EXCISION DES TUMEURS DES PAUPIÈRES ET DE L'ŒIL

CHAPITRE III
EMPLOI DU GALVANOCAUTÈRE DANS LE TRAITEMENT DE LA BLÉPHARITE

CHAPITRE IV
EMPLOI DU GALVANOCAUTÈRE DANS LE TRAITEMENT DE LA KÉRATO-CONJONCTIVITE PHLYCTÉNULAIRE

CHAPITRE V
EMPLOI DU GALVANOCAUTÈRE DANS LE TRAITEMENT DE LA CONJONCTIVITE FOLLICULEUSE

CHAPITRE VI
DU TRAITEMENT GALVANOCAUSTIQUE DES GRANULATIONS

CHAPITRE VII

TRAITEMENT GALVANOCAUSTIQUE DES AFFECTIONS DES VOIES LACRYMALES

I. — RÉTRÉCISSEMENT ET DACRYOCYSTITE

II. — FISTULE LACRYMALE

III. — LA CAUTÉRISATION DES CANALICULES DE LA GLANDE LACRYMALE

CHAPITRE VIII

TRAITEMENT GALVANOCAUSTIQUE DU PTÉRYGION

CHAPITRE IX

TRAITEMENT GALVANOCAUSTIQUE DES STAPHYLOMES CORNÉENS OU SCLÉRO-CORNÉENS

CHAPITRE X

LA GALVANOCAUSTIQUE DANS LE TRAITEMENT DES KÉRATITES

CHAPITRE XI

OPÉRATIONS PRATIQUÉES SUR L'IRIS AU MOYEN DU GALVANOCAUTÈRE

CHAPITRE XII

TRAITEMENT GALVANOCAUSTIQUE DU DÉCOLLEMENT DE LA RÉTINE

CINQUIÈME PARTIE

L'AIMANT EN CHIRURGIE OCULAIRE

CHAPITRE PREMIER

LES INSTRUMENTS

CHAPITRE II

EXTRACTION MAGNÉTIQUE DES CORPS ÉTRANGERS DES VOIES LACRYMALES

CHAPITRE III

EXTRACTION MAGNÉTIQUE DES CORPS ÉTRANGERS DE LA CORNÉE

CHAPITRE IV

EXTRACTION MAGNÉTIQUE DES CORPS ÉTRANGERS DE LA CHAMBRE ANTÉRIEURE

CHAPITRE V

EXTRACTION MAGNÉTIQUE DES CORPS ÉTRANGERS DE L'IRIS

CHAPITRE VI

EXTRACTION MAGNÉTIQUE DES CORPS ÉTRANGERS DU CRISTALLIN

CHAPITRE VII

L'EXTRACTION MAGNÉTIQUE DES CORPS ÉTRANGERS DU VITRÉ

CHAPITRE VIII

EXTRACTION MAGNÉTIQUE DES CORPS ÉTRANGERS IMPLANTÉS DANS LA RÉTINE

CHAPITRE IX

LE DIAGNOSTIC DU SIÈGE ET DE LA PRÉSENCE DES CORPS ÉTRANGERS MÉTALLIQUES DANS L'ŒIL

TABLE ALPHABÉTIQUE

ÉVREUX, IMPRIMERIE DE CHARLES HÉRISSEY

LIBRAIRIE A. MALOINE

21-23-25, PLACE ET RUE DE L'ÉCOLE-DE-MÉDECINE, PARIS

ANNALES D'OCULISTIQUE

Fondées par FLORENT CUNIER et continuées par WARLOMONT.
Publiées à Paris par les docteurs D.-E. SULZER et E. VALUDE.
59° année, 1896.

Prix de l'abonnement : 20 fr. pour la France et l'étranger.

Les *Annales d'oculistique* paraissent régulièrement tous les mois en un fascicule de 64 à 80 pages et forment par an deux volumes, ensemble de 1000 pages.

En vente les années 1891 (2 semestres) à 1895, chaque année   20 fr.

TRUC et VALUDE. **Nouveaux éléments d'ophtalmologie.** Deux vol. in-8°, avec figures, 1896. 20 fr.

VIGNES. — **Technique de l'exploration oculaire** (*Introduction à l'étude de l'ophtalmologie*). Un vol. in-8°, avec 213 figures. 1896 . . . . 8 fr.

PANSIER (d'Avignon). — **Traité de l'œil artificiel.** In-18 avec figures. 1895 . . . . 4 fr.

COURTADE. — **Manuel pratique du traitement des maladies de l'oreille.** Un vol. in-18. 1895. . . . . 4 fr.

BERNHEIM. — **Formulaire clinique** (*Formules pratiques recueillies à la policlinique de Vienne*). Traduit sur la 15° édition et augmenté de nombreux travaux originaux. Un vol. in-18. 1896 . . . . 4 fr.

LEVILLAIN. — **Essais de Neurologie clinique neurasthénie de Beard et états neurasthéniformes. Les procédés neurothérapiques.** Un vol. in-18. 1896. . . . . 4 fr.

CHÂTELAIN. — **Précis Iconographique des maladies de la peau.** Ouvrage accompagné de 50 *planches hors texte en couleur*, reproduites d'après nature, par FÉLIX MÉHEUX, dessinateur des services de l'*Hôpital Saint-Louis*. Un fort volume grand in-8°. 1896. Relié toile . . . . 25 fr.

ITZEROTT et NIEMANN. — **Atlas microphotographique des bactéries.** 21 planches comprenant 126 figures, texte traduit par le D' S. BERNHEIM. Un vol. in-4°, 1895. Relié . . . . 20 fr.

ÉVREUX, IMPRIMERIE DE CHARLES HÉRISSEY

www.ingramcontent.com/pod-product-compliance
Lightning Source LLC
LaVergne TN
LVHW010609180726
843502LV00001B/196